中等职业教育规划教材

供护理、助产专业使用

中医护理基础

主　编　伍利民
副主编　吴　恒　李位昌　林柳艺
编　者　（按姓氏汉语拼音排序）
杜艳丽　黑龙江省林业卫生学校
侯世文　辽宁省沈阳市中医药学校
李　微　内蒙古鄂尔多斯市卫生学校
李位昌　广西玉林市卫生学校
林柳艺　广西梧州市卫生学校
吴　恒　上海市公共卫生学校
伍利民　广西桂林市卫生学校
闫　芳　广西桂林市中医医院
张　瑾　山东省青岛市卫生学校
张钧伟　广东省惠州卫生职业技术学院
赵曲溪　贵州省毕节医学高等专科学校

科　学　出　版　社
北　京

内 容 简 介

本书是中等职业教育规划教材之一。全书内容共分10章,包括绪论、阴阳五行学说、脏象、经络与腧穴、病因病机、诊法与辨证、中医养生与防治(护理)原则、中药与方剂、中医基础护理、中医护理技术(针灸与推拿)。主要论述了中医护理基础理论,诊法与辨证、中药与方剂、中医护理技术(针灸与推拿)等的基本理论、基础知识和基本技能。本书的特点是内容简要,版式新颖,图文并茂。书后附有主要参考文献、实训指导、《中医护理基础》教学大纲、自测题选择题参考答案,便于指导教学和学生学习、参加护士执业考试。在编写体例方面,本书通过引言、情境案例、知识拓展/临床链接/护考链接、考点/教学重点、漫画和临床情景化任务等方式,注重培养学生独立思考问题的能力和创新意识。

本书适合于中等卫生职业院校护理、助产专业学生使用。

图书在版编目(CIP)数据

中医护理基础/伍利民主编.—北京:科学出版社,2016.1
中等职业教育规划教材
ISBN 978-7-03-046459-0

Ⅰ.中…　Ⅱ.伍…　Ⅲ.中医学-护理学-中等专业学校-教材　Ⅳ.R248

中国版本图书馆CIP数据核字(2015)第282061号

责任编辑:丁海燕/责任校对:胡小洁
责任印制:徐晓晨/封面设计:金舵手世纪

科学出版社　出版
北京东黄城根北街16号
邮政编码:100717
http://www.sciencep.com
北京虎彩文化传播有限公司　印刷
科学出版社发行　各地新华书店经销
*
2016年1月第　一　版　开本:787×1092　1/16
2020年12月第三次印刷　印张:9　1/4
字数:219 000
定价:38.00元
(如有印装质量问题,我社负责调换)

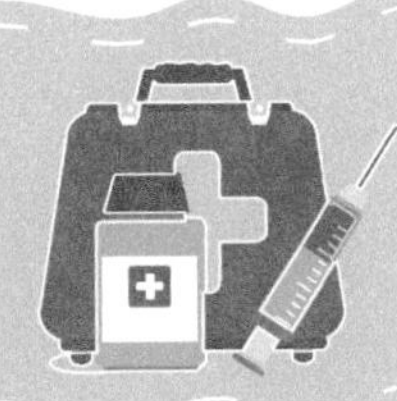

前　言

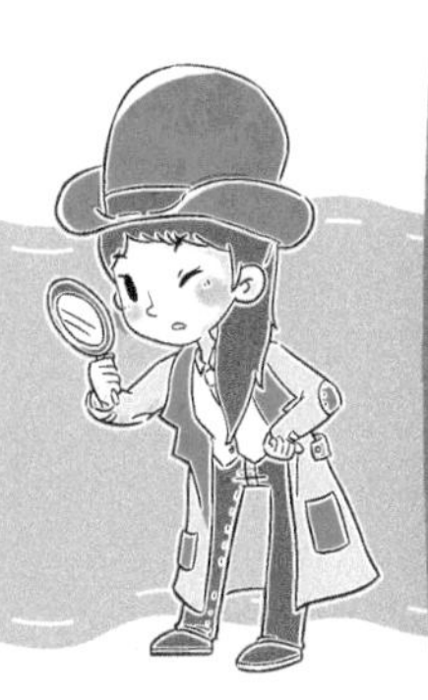

本书为中等职业教育规划教材之一。全书内容共分10章，包括绪论、阴阳五行学说、脏象、经络与腧穴、病因病机、诊法与辨证、中医养生与防治(护理)原则、中药与方剂、中医基础护理、中医护理技术(针灸与推拿)。主要论述了中医护理基础理论，诊法与辨证、中药与方剂、中医护理技术(针灸与推拿)等的基本理论、基础知识和基本技能等内容。

随着中等职业教育“以服务为宗旨，以市场为导向，以职业为本位”理念的不断深化，为了使教材紧跟教育教学改革发展的前沿，与护考改革同步，提高中等职业教育护理专业教材的编写品质，促进教学效果的提高，体现教材的实用性，我们根据2014年教育部《中等职业学校专业教学标准(试行)》中护理、助产专业的培养目标、课程设置、教学大纲编写了这本教材，本教材具有以下特点：

(1) 坚持“贴近学生、贴近临床、贴近社会”的基本原则，根据目前护理、助产专业在校学生的特点，努力做到教材编写的科学性、思想性和实用性。

(2) 编写中注意内容简要、版式新颖、图文并茂，尽可能通过图表、漫画等形式进行表述，让教材通俗易懂、生动活泼。

(3) 在编写体例方面，每章节都有引言、情境案例、知识拓展/临床链接/护考链接、考点/教学重点、漫画和临床情境化任务等，以增加教材的知识性和趣味性，培养学生独立思考问题的能力和创新意识。

(4) 为满足护士执业资格考试的需求，设置了“护考链接、考点(近年护考中《中医护理基础》的内容已经延伸，本教材对原考试大纲不是考试内容但近年护考已经出现的内容以‘教学重点’的形式进行标注)”等，并按护士执业资格考试大纲对中医部分的要求，逐章逐节，严格、认真、细致地出题，除每章有自测题，考虑到中医考试内容还是以记忆概念性题为主，习题集以A_1型题为主。

(5) 为了使教材突出“中医”、“护理”、“技能”，强化学生的动手能力，突出“做中学、学中做”的职业教育特色，编写了“实训指导”内容，特别是编写了“实训操作评分标准”，让学生实训操作考试更规范化。

(6) 本课程计划课时42学时，主要供中等职业教育护理、助产专业使用。

本书的编写分工：第1章绪论由吴恒老师编写；第2章阴阳五行学说由林柳艺老师编写；第3章脏象由伍利民、吴恒老师编写；第4章经络与腧穴由伍利民老师编写；第5章病因病机由侯世文老师编写；第6章诊法与辨证由张瑾老师编写；第7章中医养生与防治(护理)原则由李徽老师编写；第8章中药与方剂由闫芳老师编写；第9章中医基础护理由杜艳丽、赵曲溪老师编写；第10章中医护理技术

（针灸与推拿）由张钧伟、李位昌老师编写。全书在筹划、编写、审定的过程中，得到了各参编学校的大力支持和帮助，在此一并表示衷心的感谢！

由于编者水平有限，时间紧迫，人员分散，教材中疏漏之处在所难免，敬请各位读者在使用中提出宝贵的意见，以利于进一步修订完善。

编　者

2015年2月

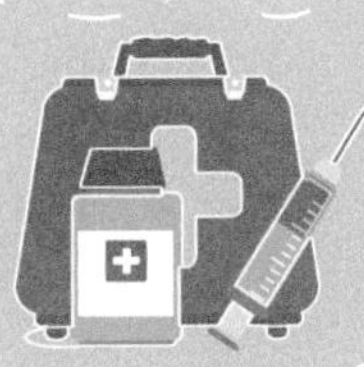

目　录

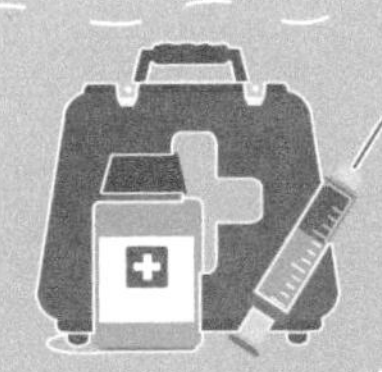

第1章 绪　论

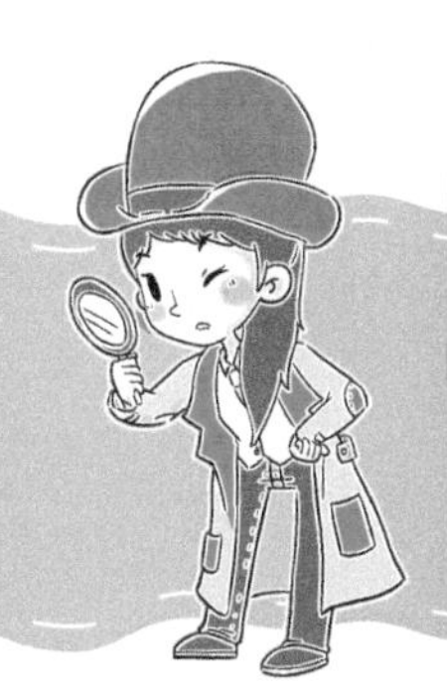

引言：随着现代医学的快速发展，原来许多危害人类健康的烈性传染病如天花，以及许多危急重证已被征服或能治愈，但许多慢性疾病、癌症、精神疾病等的发病率却逐年增高，成为威胁人类健康的新“杀手”。面对现状，追求顺应自然、返璞归真的人们将目光投向了中国传统医学，世界医学界也越来越关注中国传统医学。什么是中医学？什么是中医护理学？中医是如何诊治和护理疾病的？又是如何指导养生保健的？本书将系统地逐一介绍。

第1节　中医学发展简史

中医学即中国传统医药学，是在阴阳五行学说的影响下，以整体观念为主导思想，以脏腑经络的生理和病理为基础，以辨证论治（施护）为诊疗、护理特点的医学理论体系。

中医护理学是中医学的重要组成部分，它以中医学理论为指导，运用中医理论和技术，结合预防、保健、康复等医事活动，对老、弱、病、残实施护理，是保障人民健康的一门应用学科。由于历史和社会的原因，古代中医护理没有成为一门独立的学科，也没有形成专门的护理队伍，在相当长的时期内，中医学是医、药、护不分家，历代许多医家集医、药、护三方面的知识、经验于一身。因此，中医护理是随着中医学的发展而发展的。

考点：中医学、中医护理学的概念。

一、中医学的起源和形成——远古至秦汉时期

中华文明历史悠久，早在远古时期，就有人类从事医药卫生工作的传说和记载。传说中的伏羲氏、神农氏和黄帝既是中华民族的祖先，也是中医药最早的创始者，伏羲氏尝味百药而制九针，发明了早期的针灸；黄帝常与雷公、岐伯等说医论药，所谓“岐黄之术”就是指中医学。

夏商时代，人们有了洗脸、洗手、洗澡的习惯，商代的甲骨文有关于疾病和医药卫生的记载，周代出现了食医（营养医）、疾医（内科）、疡医（外伤科）和兽医等分科，并有了除虫灭鼠和改善环境卫生等防病活动。

大约在战国至秦汉时期，医家们以岐黄的名义编写了我国现存最早的医学著作《黄帝内经》，该书分为《素问》、《灵枢》两部分，共18卷162篇，它总结了春秋战国以前的医学成就，内容包括脏象、经络、病机、诊法、辨证、治则及针灸和汤液治疗等，系统地阐述了生理、病理、诊断、治疗、护理和预防问题，奠定了中医学的理论基础。《黄帝内经》从不同侧面论述了中医护理各个方面的理论和技术，在具体内容上，有起居护理、饮食护理、服药治疗护理、康复护理和情志护理等内容；在中医护理技术操作方面，该书提出了针刺、灸法、推拿、导引、热熨等护理操作技术，这些技术至今仍在临床上应用。

在《黄帝内经》成书的同时代，传说有位名医扁鹊，擅长用不同的方法治疗多种疾病，尤对脉诊颇有研究，后人借扁鹊之名撰写了一部与《黄帝内经》相媲美的医书——《难经》，该书补充了《黄帝内经》的不足，与《黄帝内经》一样，成为后世指导临床实践的理论基础。

知识拓展

神医扁鹊

扁鹊,姓秦,名越人,春秋战国时期渤海郡鄚州(今河北任丘)人。青年时替贵族管理客馆,结拜了名医长桑君,得其真传,开始行医生涯。他天资聪颖,逐步掌握了多种治疗方法,医术达到了炉火纯青的地步,随之巡诊列国,为民解除痛苦。扁鹊总结出望(看气色)、闻(听声音)、问(问病情)、切(按脉搏)的诊断疾病的方法,尤擅长望诊和切诊,由于扁鹊医道高明,为百姓治好了许多疾病,赵国人民送他"扁鹊"称号。扁鹊看病有"六不治":依仗权势,骄横跋扈的人不治;贪图钱财,不顾性命的人不治;暴饮暴食,饮食无常的人不治;病深不早求医的人不治;身体虚弱不能服药的人不治;相信巫术不相信医道的人不治。

两汉时期,有人托神农氏的名字撰写了我国现存最早的药物学专著《神农本草经》。此书也是世界上最早记载药物功效的专著,书中总结了汉以前的药物知识,载药365种,所记载的许多药物疗效确切。

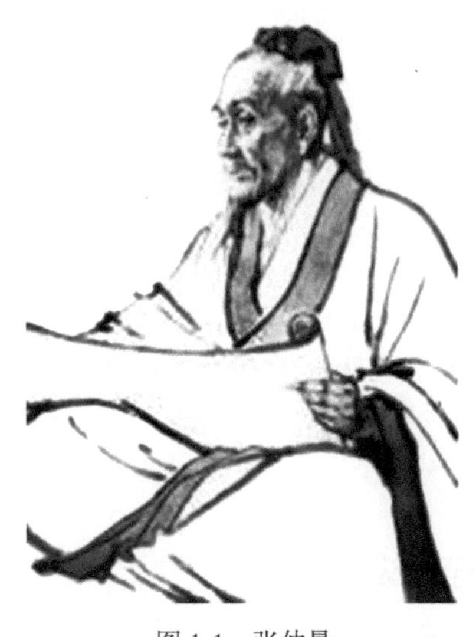
图1-1　张仲景

东汉末年,天下大乱。战乱、饥荒加上传染病夺走了很多人的生命,"白骨露于野,千里无鸡鸣"。张仲景(图1-1)家族原有200多口人,不到10年,有2/3的人生病死去,其中7/10的人死于伤寒。基于此,张仲景"勤求古训,博采众方",在前人的基础上结合自己的临床经验,撰写了《伤寒杂病论》,后世分为《伤寒论》和《金匮要略》两册。《伤寒论》确立了六经辨证的纲领,《金匮要略》确立了脏腑辨证的纲领,完善和发展了辨证论治的理论体系。同时该书论述了很多中医护理方面的内容。在服药方面,对煎药方法,服药注意事项,观察服药后的不同反应、处理方法,以及饮食宜忌等都有详细的论述;在操作技术上,作者论述了多种给药及护理方法,如熏洗法、烟熏法、点烙法、坐药法、滴法、药物灌肠法等;在急救护理方面,书中记载了许多急救护理的具体措施,如救溺死法、救猝死法及自缢者的抢救方法;在饮食护理方面,提出了五脏病食忌、四时食忌、冷热食忌、妊娠食忌及合食禁忌等。

与张仲景同时代的名医华佗,首用"麻沸散"进行全身麻醉,施行剖腹等手术,这是世界医学史上最早记载的外科手术疗法;他还编创了一套模仿动物动作的独特锻炼方法——"五禽戏",为第一位提出运动医学和保健护理的医家。

以上四部医书被称为中医学四大经典著作,标志着中医学理论体系的形成。

考点:中医学四大经典著作。

二、中医学的全面发展——魏晋至明清时期

魏晋至明清时期是中医学全面发展的时期,中医护理学也得到了进一步的充实和完善。

晋代皇甫谧所著的《针灸甲乙经》,为我国现存最早的针灸学专著;晋代王叔和所著的《脉经》,为我国第一部脉学专著;南北朝时期雷斅所著的《雷公炮炙论》,为我国最早的制药学专著;《颅囟经》为最早的小儿科专著;唐代昝殷所著的《经效产宝》为最早的产科专著;隋代巢元方所著的《诸病源候论》,是我国第一部病因病机证候学专著;唐代孙思邈所著的《备急千金要方》,涉及中医临床各科和针灸按摩等各方面的内容,堪称我国现存最早的医学百科全书。以上这些医家和医书,在发展中医理论和实践中,也不同程度地发展了中医护理学,如孙思邈所著的《备急千金要方·膀胱脏》中详细论述了葱管导尿的方法,是世界医学史上最早的导尿方法,比法国医生发明的橡皮管导尿术要早1200多年,此外,他在医书中介绍了蜡疗法、热熨法、疮疡切开引流术、井水和空气消毒技术及换药术等护

理操作技术。

知识拓展

大医精诚(唐代孙思邈《备急千金要方》)

凡大医治病,必当安神定志,无欲无求,先发大慈恻隐之心,誓愿普救含灵之苦。若有疾厄来求救者,不得问其贵贱贫富,长幼妍蚩,怨亲善友,华夷愚智,普同一等,皆如至亲之想。亦不得瞻前顾后,自虑吉凶,护惜身命。见彼苦恼,若己有之,深心凄怆。勿避险巇、昼夜、寒暑、饥渴、疲劳,一心赴救,无作功夫形迹之心。如此可为苍生大医,反此则是含灵巨贼。

译文:凡是品德医术俱优的医生治病,一定要安定神志,无欲念,无希求,首先表现出慈悲同情之心,决心拯救人类的痛苦。如果有患病者来求医生救治的,不管他是否贵贱贫富,老幼美丑,是仇人还是亲近的人,是交往密切的还是一般的朋友,是汉族还是少数民族,是愚笨的人还是聪明的人,一律同样看待,都存有对待最亲近的人一样的想法。也不能瞻前顾后,考虑自身的利弊得失,爱惜自己的身家性命。看到患者的烦恼,就像自己的烦恼一样,内心悲痛。不避忌艰险、昼夜、寒暑、饥渴、疲劳,全心全意地去救护患者,不能产生推托和摆架子的想法,像这样才能称作百姓的好医生。与此相反的话,就是人民的大害。

宋代陈无择的《三因极一病证方论》系统阐述了三因理论,宋代钱乙所著的《小儿药证直诀》发展了脏腑辨证理论。宋代的科学技术是有史以来成就最高的,加上范仲淹“不为良相,当为良医”的思想影响,宋以后儒医日见增多,中医学出现了百家争鸣的现象,最典型的是“金元四大家”:刘完素倡导火热证,认为“六气皆从火化”,治疗以寒凉为主,为“寒凉派”;张从正认为“邪去则正安”,治病以汗、吐、下三法为主,为“攻邪派”;李杲认为“百病皆由脾胃衰而生也”,善用温补脾胃之法,为“补土派”;朱丹溪认为“阳常有余,阴常不足”,治疗上倡导滋阴降火,为“滋阴派”。

明代名医李时珍(图 1-2)在行医的过程中,发现以往的本草书中存在不少错误,决心重新编著一部新的药学本草书,他从 34 岁起开始着手准备,除了博览群书外,还向药农、樵夫、渔民等请教,亲自到深山老林中收集各种动植物药材,对一些药物还亲自栽培和试服(如曼陀罗、何首乌等)。经过 27 年的辛勤努力,参考了 800 余种文献书籍,大修改了 3 次,于 1578 年在他 60 岁时完成了巨著《本草纲目》,共载药 1892 种,勘误并丰富了我国药物学的内容,此书先后被译成 38 种外国文字,流传于世界各国。

明清时期,温病学逐步发展成一门独立学科,明代吴又可在《温疫论》中提出温病是由“戾气”所致,为温病学说奠定了基础。清代叶天士所著《温热论》创立了卫气营血辨证,薛生白著《湿热条辨》发展了温热病理论,吴鞠通著《温病条辨》创立了三焦辨证,清代王孟英所著《温热经纬》综合了各温病学说理论,流行颇广,后世称为“温病四大家”。

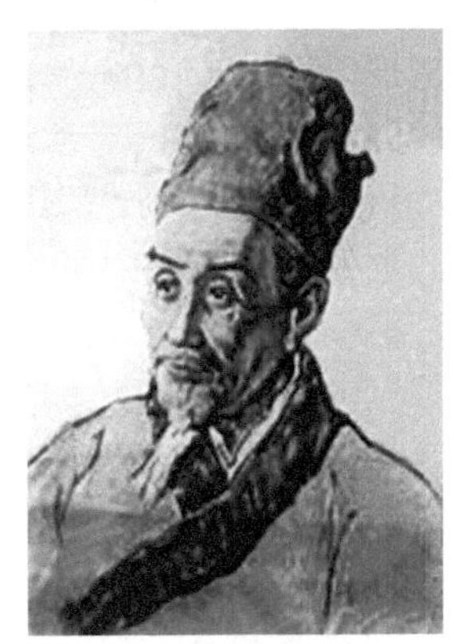

图 1-2 李时珍

宋元明清时期,中医护理分科详细,有内、外、妇、儿等九科,技术上也日趋成熟:内科护理对高热的患者,注意口腔护理,还采用室内放置冰块的方法降温;传染病患者的衣被用蒸汽消毒的方法来预防传播;外科护理重视整体和局部的关系,齐德之的《外科精义 · 论将护忌慎法》一文,是最早的中医外科护理的专篇,《集验背疽方》和《世医得效方》等著作对外科疾病的辨证、护理、用药等都有系统的论述;妇科方面陈自明的《妇人大全良方》对妇科常见病,以及孕期、分娩和产后护理做了详细的论述,杨子健的《十产论》详细论述了横产、碍产、倒产等各种难产及助产方法;儿科护理如小儿保育、调护、小儿推拿都有丰富的经验,刘昉的《幼幼新书》以烧灼脐带预防小儿脐风之法为世界首创。由此观之,随着中医学的全面发展,中医护理学也得到了广泛的发展。

三、中医护理学的发展、作用和地位

纵观中医学发展史,长期以来,中医学的医、药、护没有严格的分工,在医疗过程中,三者有机地结合在一起，护理工作往往都是由中医师亲自兼任的，中医护理专业真正成为一门独立的专业则是新中国成立以后的事。

新中国成立以后，在党的政策指导下，中医事业蓬勃发展，中医医院及中医研究机构相继建立，中医护理人才得到培养，中医护理学逐渐成为一门独立学科。

中医护理教育初具规模。1958 年南京中医院率先开办了中医护士学校，其后全国各地陆续开办了中医护理培训班。1985 年北京中医药大学成立了中医护理系，招收中医护理大专生。1999 年中医护理本科教育起步。2006 年开办了中医护理硕士研究生教育。到目前为止，中医护理教育已形成多层次、多渠道、多形式的教育体系。

中医护理学术活动与科学研究蓬勃发展。1984 年 6 月在南京第一次召开了全国中医、中西医结合护理学术交流会，会上成立了中华护理学会中医、中西医结合护理专业委员会，在学会的组织和领导下，开展了广泛的学术交流活动，如通过不同角度对中医护理学的内涵、概念、模式等进行了深入的探讨，制定并多次修订了《中医护理常规技术操作规程》，解决了长期以来中医医院护理工作中存在的职责不明和无章可循的问题，为中医临床护理的规范化、标准化提供了依据。部分省、市级中医医院相继建立了中医护理研究室(组)，不少单位开展了护理科研工作，并取得了可喜的成果。同时，大量的中医护理论文、专著和教材相继出版，巩固和推动了中医护理作为一门独立学科的作用和地位。

在基础理论上，中医护理学注重以人为本，从天人合一、个体差异出发，以整体观念和辨证施护为其特点，以扶正祛邪、正护反护、标本缓急、同病异护、异病同护、调整阴阳、审因施护、三因制宜为中医护理的基本原则，这些特点和原则符合现代人们顺应自然、返璞归真的需求，与现代医学关于“生物—心理—社会”医学模式相一致，例如，在中西医结合护理急性胰腺炎中，有些医院根据中医理论“六腑以通为用”的原则，基本上废除了禁食与胃肠减压，获得了满意的疗效。

在实践技术上，中医护理操作技术常用的有中药、针灸、推拿、拔罐、刮痧、热熨、熏洗等，这些操作技术具有器具简单、操作方便、适用广泛、疗效快速、经济适用、百姓易接受等特点，体现了简、便、验、廉的优点，如可采用针灸、推拿、穴位注射、脐疗、中药热敷等多种技术解除尿潴留；通过针灸、耳穴压豆、拔罐、外敷中药等处理疼痛、便秘、压疮、肌内注射后硬结等病证。

在预防保健上，中医护理学强调“治未病”，即未病先防和既病防变；强调护理对象在证形成前的前期护理和预防尤为重要。同时，中医护理重视“三分治七分养”，“养”与护理有关，中医护理工作可指导健康和亚健康人群通过导引、太极拳、八段锦等锻炼身体，增强体质，通过健康教育来宣传和传播颐养正气、起居有常、劳逸适度、饮食合理等养生保健知识。

随着现代医疗模式和人们健康观念的转变，中医护理发展面临着良好的机遇和巨大的挑战。《中国护理事业发展规划纲要(2005~2010 年)》中指出“以提高中医护理技术，发挥中医护理特色和优势为主线，注重中医药技术在护理工作中的作用。要根据中医护理防重于治，注重养生的思想，发挥中医护理在老年病、慢性病防治和养生康复中的作用，突出中医整体观念和辨证施护，加强中西医护理技术的有机结合，促进中医护理的可持续发展”。在现代医学快速发展的前景下，传统中医护理并非显得不合时宜，恰恰相反，由于传统中医护理的特点和优势切合了现代预防、保健、治疗、康复等各方面的需要，达到了养生、防病和治病的效果，因此，传统中医护理必将成为医学领域中不可替代的重要组成部分。

第 2 节　中医学的基本特点

情境案例 1-1

患者，女，27 岁。口舌生疮，糜烂疼痛，面赤心烦口渴，小便赤涩，大便干结，舌红苔黄，脉数。

中医学理论体系有两个基本特点：一是对人的整体观念；二是对疾病的辨证论治，在中医护理方面，称为辨证施护。

考点：中医学的两个基本特点。

一、整体观念

整体就是统一性和完整性。首先，中医学认为人体是一个有机的整体，构成人体的各个组成部分之间在结构上不可分割，在生理上相互协调，在病理上相互影响；其次，人与自然环境和社会环境也息息相关，其变化也时刻影响着人体。

（一）人体是一个有机的整体

人体以五脏为中心，通过经络系统，把六腑、五体、五官九窍、四肢百骸等全身组织器官联系成有机的整体，并通过精、气、血、津液的作用，来完成机体统一的功能活动。例如，肺通过手太阴肺经、手阳明大肠经等经络，与大肠相表里，外合皮毛，开窍于鼻，局部与整体相统一，共同维持人体的生命活动。

同样，一旦发生病变，各脏腑器官之间会相互影响，如心开窍于舌，心与小肠相表里，心的病变可以在舌上反映出来：心的阳气不足则舌淡胖苔白滑；心的阴血不足则舌质红绛少津；心火上炎则舌尖红绛、生疮；心血瘀阻则舌质紫暗或有瘀斑。治疗上也可用清心泻小肠火的方法治疗口舌糜烂。由此可见，中医学在阐述人体的生理、病理变化，以及对疾病的诊断、治疗和护理时，都贯穿着“整体观念”的思想。

情境案例 1-1　诊断分析

人体是一个有机的整体，心开窍于舌，心火上炎则口舌生疮，糜烂疼痛。其病机为心火上炎。

（二）人与自然的统一性

人生活在自然中，自然界是人赖以生存的必要条件，自然界的变化直接或间接地影响着人体，使机体产生相应的反应。这个反应在人体正常的适应范围内称为生理调节；超过了正常范围，就是病理反应。

1. 季节气候对人体和疾病的影响　四季有春温、夏热、秋燥、冬寒的气候变化，根据四季变化，人体相应地也有不同变化，如春天往往阳气发泄，多汗少尿，夏季则气血趋表，脉多浮大，到秋天则阳气收敛，多尿少汗，在冬天则气血趋里，脉多沉小，这些都是正常的生理调节。若四季变化太过，超过了人体的调节功能，不能对自然变化做出适应性调节时，就会生病。不同的季节往往会发生一些季节性多发病，如春天多温病、夏天多泄泻、秋天多疟疾、冬天多伤寒。

2. 地区环境对人体和疾病的影响　由于地区地理环境的不一样，在一定程度上也影响着人体的生理活动和病理变化，如我国北方多燥寒，人体腠理多致密；南方多湿热，人体腠理多稀疏，一旦易地而居，环境突然改变，人一下子会感到不适应，时间长了，经过人体调整，慢慢就会逐渐适应。很多疾病的发生与地理环境有着密切的关系，例如，北方居民因天气寒冷而多食，高大体胖，易多发心血管系统疾病；南方居民处于湿热之地，且好吃酸辣食物，易多发消化系统疾病。其他如地方性甲状腺肿、大关节病等，无不与地理环境及饮食居处有关。

因此，中医学认为人要与自然相应，在预防、治疗和护理上要因时、因地制宜。

（三）人与社会环境的统一性

人生活在社会中，时时刻刻受社会环境的影响。社会环境的变化影响到心理（情感）活动，当社会环境发生剧变时，心理活动必然做出相应的变化和调节，若不能做出相应的改变和调整，就会产生异常的心理，继而影响人体脏腑的功能活动。因此，中医临床护理患者时，不但要做好患者身体的护理工作，更要关注患者所处的社会环境、心理状况、情志变化，并给予相应的指导。

情境案例 1-1 护患对话

患者：护士，我嘴巴糜烂，舌头上长了疮，痛得晚上睡不着觉，是什么原因引起的？
护士：是因为心火上炎引起的，因为心开窍于舌，心火上炎则口舌生疮，糜烂疼痛。
患者：既然我的病是由心火上炎导致的，为什么给我开清小肠之火的药呢？
护士：因为人体是一个有机的整体，心开窍于舌，心与小肠相表里，泻小肠之火可达到清心降火的目的，口舌热疮自然就好了。
患者：原来是这样，我试试，谢谢您！

考点：整体观念的概念。

二、辨证论治(施护)

辨证论治(施护)是中医诊断、治疗和护理疾病的基本原则。证，是机体在疾病发展过程中某一阶段的病理概括。辨证论治(施护)分为辨证和论治(施护)两个阶段或过程。

(一) 辨证

辨证就是将四诊(望、闻、问、切)所收集的资料(症状和体征)，通过分析、综合，辨清疾病的原因、性质、部位和邪正之间的关系，概括、判断为某种性质的证。常用的方法有：八纲辨证、脏腑辨证、卫气营血辨证等。

知识拓展

用药如用兵

中医诊治疾病的过程好比两军对垒，四诊就像我方通过各种"侦察"手段得到"敌人"的情报，辨证则像根据得到的情报判断出"敌人"的真实情况，论治就是在根据我方判断"敌人"情况的基础上，选择攻击方法及实施的过程，攻击是否有效也反映出对"敌情"判断的准确性。

(二) 论治(施护)

论治又称施治，是根据辨证的结果，确定相应的治疗方法。在中医护理方面，称为施护，即根据辨证的结果，确定和实施相应的护理计划、方法和措施。

考点：辨证论治(施护)及辨证和论治(施护)的概念。

根据证来治疗(施护)，临床上往往会出现"同病异治"和"异病同治"两种形式。以感冒为例，虽然都有发热、恶寒、头身疼痛等症状，但有风寒与风热两种不同的证，只有辨清是风寒还是风热，才能确定用辛温解表药还是用辛凉解表药进行治疗(施护)。又如，同为麻疹，初起多为麻疹未透，宜发表透疹；中期肺热明显，应清肺解热；后期为余热未尽，肺胃阴伤，应以养阴清热为主。麻疹一种病在不同阶段，由于证不同因而治疗(施护)各异，以上两种情况都为"同病异治"。而如胃下垂、脱肛、子宫脱垂、重症肌无力等虽为不同的病，但同为中气下陷证，因而都可用补益中气的治疗(施护)方法，此为"异病同治"。

无论是"同病异治"，还是"异病同治"，其实质是证同治亦同，证异治亦异。这种针对疾病发展过程中不同性质的病机特点(即证)用不同的方法去解决问题的原则，就是辨证论治(施护)的本质。

知识拓展

症、证、病的关系

症，即症状和体征，症状是指患者的异常主观感觉和行动，如恶寒、发热等，体征是指患者的异常征象，如舌红、脉数等。证，即证候，是疾病过程中某一阶段或某一类型的病理概括，如感冒有风寒表证和风热表证等。病，即病名，是已知病因、发病形式、病机、发展规律和转归的一个完整过程，如感冒就是一个病。显然，证比症范围更广，更深刻地揭示了疾病的本质。症是病和证的基本要素，而各阶段或类型的证候组成疾病的全过程。一种疾病可由不同的证候组成，同一证候又可见于不同的疾病过程中。

护考链接

1. 下列哪一项属于中医学的基本特点　A. 同病异治　B. 异病同治　C. 审因论治　D. 辨证论治　E. 标本同治

点评：整体观念和辨证论治是中医学的两个基本特点，在理解整体观念和辨证论治的基础上，还要记住辨证和论治的概念，所以答案为 D。

2. 论治的主要依据是　A. 病　B. 症状　C. 病因　D. 病位　E. 辨证的结果

点评：辨证论治分为辨证和论治前后两个阶段。论治，又称施治，是根据辨证的结果，确定相应的治疗方法，所以答案为 E。

小结

中医学是一个伟大的宝库，是劳动人民经过几千年的医疗实践发展而形成的一门有其独特的理论体系、丰富的临床实践和护理养生方法的传统医学，新中国成立以后，中医护理学才逐步发展成为了一门独立学科。

中医学的两个基本特点：一是对人的整体观念；二是对疾病的辨证论治（施护）。中医认为人体是一个有机的整体，人与自然环境和社会环境有密切的关系。辨证论治（施护）是中医诊断、治疗和护理的基本原则。辨证论治（施护）分为辨证和论治（施护）两个阶段或过程。

自测题

一、选择题

A_1 型题

1. 我国现存医学文献中最早的一部典籍是
   A.《黄帝内经》　B.《难经》
   C.《伤寒杂病论》　D.《神农本草经》
   E.《本草纲目》
2.《伤寒杂病论》的作者是
   A. 扁鹊　B. 张仲景
   C. 华佗　D. 孙思邈
   E. 李时珍
3. “五禽戏”的编创者是
   A. 扁鹊　B. 张仲景
   C. 华佗　D. 孙思邈
   E. 李时珍
4. 中医第一部病因病机证候学专著是
   A.《黄帝内经》　B.《难经》
   C.《中藏经》　D.《诸病源候论》
   E.《备急千金要方》
5. 世界医学史上最早的导尿方法——葱管导尿是谁论述的
   A. 扁鹊　B. 张仲景
   C. 华佗　D. 孙思邈
   E. 李时珍
6. 金元四大家中被人称为“滋阴派”代表的是
   A. 朱丹溪　B. 李杲
   C. 刘完素　D. 张从正
   E. 张元素
7. 李时珍为哪一朝代的医学家
   A. 战国　B. 东汉
   C. 唐朝　D. 明朝
   E. 清朝
8. 中医学整体观念的内涵是
   A. 人体是一个有机的整体
   B. 自然界是一个整体
   C. 五脏与六腑是一个整体
   D. 季节气候对人体和疾病有影响
   E. 人体是一个整体，人和自然、社会环境相互统一

二、临床情境化任务

请同学们主动向周围的邻居或朋友介绍中医学的发展概况和中医学的基本特点。

（吴　恒）

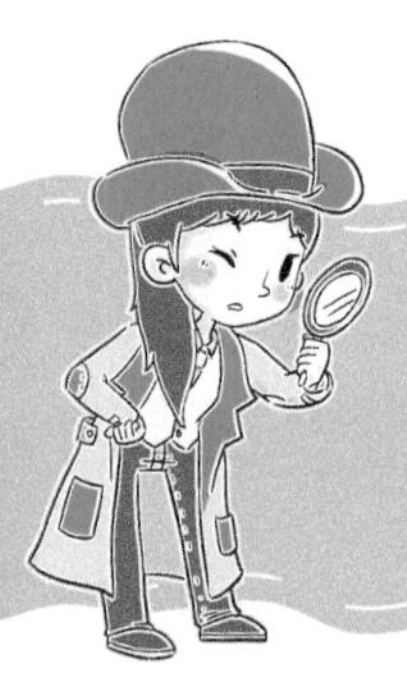

第2章 阴阳五行学说

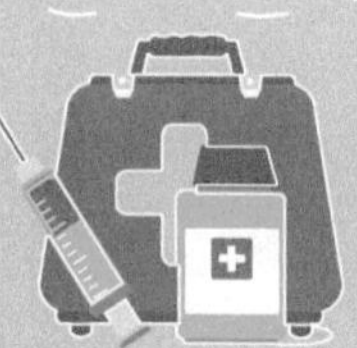

引言：相传在远古时期，天地形成之前，宇宙一片混沌，盘古开天地将混沌一分为二，天为阳，地为阴。有了天地之后，在阴阳二气作用的推动下资生、发展和变化出了以木、火、土、金、水五种基本元素为代表的物质世界。这五种物质相互资生、相互制约，处于不断的运动变化之中，并逐渐形成了古代朴素的唯物论和自发的辩证法思想——阴阳五行学说。

古人把一切事物相互对立又相互联系的两个方面概括为阴阳，并用阴阳的属性及其运动变化规律来认识自然、解释自然，并探求自然规律，这就是阴阳学说。古人又把构成物质世界不可缺少的最基本的元素概括为木、火、土、金、水，并称之为五行。这五种基本元素相互之间存在着资生和制约的关系，处于不断的运动变化之中，这就是五行学说。

阴阳五行学说是古人用以认识自然和解释自然的一种世界观和方法论，是朴素的唯物论和辩证法思想，属于中国古代哲学范畴。中国古代的阴阳五行学说贯穿于中医理论体系的始终，用来说明人类生命的起源，人体的生理功能和病理变化，指导临床的诊断、治疗和护理，是中医学独特理论体系的一个重要组成部分。

情境案例 2-1

患者，女，38岁。头晕胀痛、急躁易怒7日。自述近期因事业不顺，情绪波动较大，继而出现头晕胀痛、面红目赤、急躁易怒、口苦等症，伴见大便秘结、小便黄，舌红苔黄，脉弦数。

第1节 阴阳学说

阴阳，是中国古代哲学的一对范畴。古代劳动人民在长期的生活实践中，对自然界运动变化状态进行观测、归纳、抽象，进一步认识到自然界的一切事物和现象都具有相互对立的阴阳两个方面，并且用阴阳的属性及其运动变化规律来认识自然、解释自然、探求自然规律，便形成了阴阳学说。《黄帝内经》始将阴阳与医学理论结合，用来阐释天人之间的关系，人体脏腑的生理功能、病理变化，指导临床诊断、治疗和护理等医学问题，形成了具有中医特色的阴阳学说。

一、阴阳的基本概念

阴阳，是对自然界相互关联的事物或现象对立双方属性的概括。阴阳最初的含义是指日光的向背，即向日光者为阳，背日光者为阴。后来人们将阴阳的含义引申到自然界中用以阐释所有对立统一的事物或现象。它既可以代表两个相互对立的事物和现象，也可以代表同一事物内部所存在的相互对立的两个方面。但用阴阳来说明事物及属性必须是相互联系的，而不能是毫不相干的，如动与静是两种相互对立的现象，则动为阳、静为阴；上与下是同一事物相互对立的两个方面，则上为阳、下为阴。但是，动与上就不能分阴阳，因为两者不是一对相互关联的事物。因此，阴阳是抽象的概念而不是具体的事物，即“阴阳者，有名而无形”(《灵枢・阴阳系日月》)。一般而言，凡是运动的、外在的、上升的、温热的、无形的、明亮的、兴奋的、功能的都属于阳的范畴；凡是静止的、内在的、下降的、寒冷的、有形的、晦暗的、抑制的、物质的都属于阴的范畴(表2-1)。

表 2-1　阴阳属性归属

属性	空间	时间	季节	温度	湿度	质量	亮度	事物运动状态		
阳	上外	昼	春夏	温热	干燥	轻	明亮	上升	动	兴奋亢进
阴	下内	夜	秋冬	寒凉	湿润	重	晦暗	下降	静	抑制衰退

古时传下来的阴阳鱼能够很形象地解释阴阳：黑白两色，代表阴阳两方，天地两部；黑白两方的界限划分出天地阴阳界。白中黑点表示阳中有阴，黑中白点表示阴中有阳（图 2-1）。

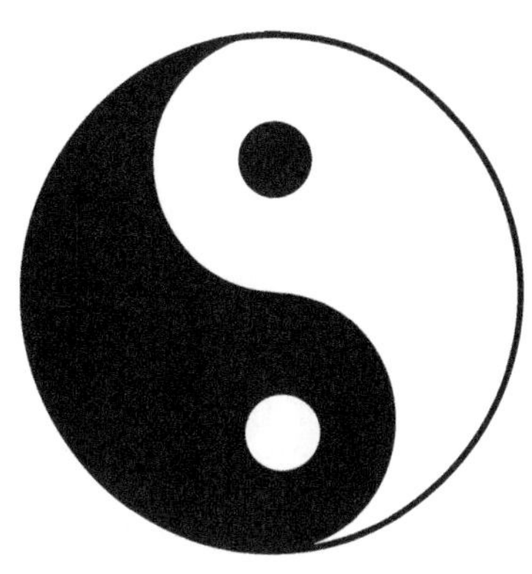

图 2-1　阴阳鱼

事物和现象的阴阳属性具有普遍性、相对性和可分性三个特性。所谓普遍性是指自然界一切事物或现象都可以用阴阳的各自属性加以概括说明，如动与静、水与火、上与下等。相对性是指阴阳双方是通过比较而分阴阳的，单一事物无法定阴阳。例如，50℃的水同 10℃的水相比，当属阳，但同 100℃的水相比，则应属阴了。可分性是指阴阳之中又可分阴阳，阴阳具有无限可分性，如白天属阳，晚上属阴，而白天的上午又为阳中之阳，下午又为阳中之阴。

考点：阴阳的概念。

知识拓展

阴阳不是迷信

在一些人眼里，阴阳就是故弄玄虚的玄学，是封建迷信的代名词。其实，这是一种误解。"阴阳"是古人观察到的自然界中各种既对立又相联的自然现象，以哲学的思维方式所归纳出的概念。阴阳理论已经渗透到生活的方方面面。如日历，农历称为阴历，公历称为阳历；在物理学中的电极，负极称为阴极，正极称为阳极；在化学中的离子有阴离子和阳离子……由此可见，阴阳本身只是作为相对的概念，用来区分事物的属性。只要我们正确理解阴阳的概念，就不会将阴阳与迷信混为一谈了。

二、阴阳学说的基本内容

阴阳学说的基本内容，包括相互对立、相互依存、相互消长、相互转化四个方面。

（一）相互对立

阴阳的相互对立即为阴阳的对立制约。阴阳既相互对立，又相互制约，两者不可分割，统一于一切事物和现象之中，维持着阴阳之间的动态平衡。阴阳的对立，是指所有相互关联的事物和现象都处于相互对立的状态，即存在着阴和阳两方面，如天与地、上与下、左与右、水与火等。阴阳的制约，是指阴阳双方制约着对方的发展变化，即相互抑制、相互排斥、相互对抗的关系，如水与火，水可以灭火，火也可以蒸发水；寒凉与温热，寒冷可以降低高温，高温也可以驱散寒冷。

如果阴阳之间对立制约的关系失调，则会出现阴阳的失衡，过盛的一方会过度制约对方的发展变化，而导致另一方的不足；反之，不足的一方则无力抑制对方的发展变化，而导致另一方的亢盛。《素问·阴阳应象大论》中说："阴胜则阳病，阳胜则阴病。"对于人体而言，阴或阳的一方偏盛或偏衰时，就会导致疾病的发生。

（二）相互依存

阴阳的相互依存即为阴阳的互根互用。互根，是指阴阳双方，互为根本，相互为用。即阴或阳的任何一方都不能脱离对立的另一方而单独存在，阴阳双方都以对方的存在为自己存在的前提。如上为阳，下为阴，没有"上"也就无所谓"下"；热为阳，寒为阴，没有"寒"也就无所谓"热"等。互用，指阴阳双方有相互资助，促进对方势力发展壮大的关系。如人体内气无形属阳，血有形属阴，气能生血、行血，血能载气、养气，故又称“气为血之帅，血为气之母”。

（三）相互消长

消，即削弱、减少；长，即壮大、增加。阴阳消长，指阴阳双方不是一成不变的，而是始终处于“阴消阳长”或“阳消阴长”的运动变化之中。事物就是通过阴阳双方的消长关系，保持阴阳双方的相对平衡，以维持事物的正常发展和变化。例如，一年四季的气候变化，由冬至春及夏，气候由寒变热，是一个“阴消阳长”的过程；由夏至秋及冬，气候由热变寒，又是一个“阳消阴长”的过程。就人体而言，各种功能活动（阳）的产生，必须要消耗一定的营养物质（阴），这就是“阳长阴消”的过程；而营养物质（阴）的产生，又必然消耗一定的能量（阳），这就是“阴长阳消”的过程。

阴阳的消长，维持着人体正常的生命活动。如果这种“消长”运动超过一定的限度，就会破坏人体阴阳的相对平衡而导致疾病的发生。

（四）相互转化

阴阳转化，是指阴阳对立的双方，在一定的条件下，可以各自向其相反的方向转化，即阴可以转化为阳，阳可以转化为阴。阴阳转化主要是指事物或现象阴阳属性的改变，如一年四季气候的变化，当“冬至”时则寒甚至极而阳气生，气候逐渐转暖；当“夏至”时热甚至极而阴气生，气候逐渐转凉。又如某些急性热病，因热毒极重，耗伤正气，在持续高热时，可突然出现虚脱、四肢厥逆、体温下降、面色苍白等阳气暴脱的危象，即属于由阳证转化为阴证；此时，若抢救及时，处理得当，机体正气恢复，四肢转温，阳气渐生，色脉转和，病情又可转危为安。

阴阳转化必须具备一定的条件，即《素问·阴阳应象大论》中所谓“重阴必阳，重阳必阴”，或“寒极生热”、“热极生寒”。阴阳转化实际上是阴阳的消长运动发展到一定阶段，使事物的阴阳属性发生了由量变到质变的过程。

考点：阴阳学说的基本内容。

三、阴阳学说在中医学中的应用

阴阳学说渗透于中医学的各个方面，用来说明人体的组织结构、生理功能、病理变化，指导疾病的诊断、治疗与护理。

（一）说明人体的组织结构

阴阳学说在阐释人体的组织结构时，认为人体是一个有机整体，人体内部充满着阴阳对立统一的现象。人的一切组织结构，既是有机联系的，又可以划分为相互对立的阴、阳两部分（表 2-2）。

表 2-2　人体组织结构的阴阳划分

类别	人体部位	人体内外	脏腑	气血	经络分布
阴	下部、腹部	体内	五脏	血	四肢内侧
阳	上部、背部	体表	六腑	气	四肢外侧

（二）说明人体的生理功能

阴阳学说认为人体正常的生理活动，是阴阳两方保持对立统一协调关系的结果。以功能与物质为例，功能属阳，物质属阴，物质与功能的关系就是对立统一关系的体现。人体的生理功能是以物质为基础的，没有物质就无以产生生理功能；而生理活动的结果，又不断促进物质的新陈代谢。因此，物质与功能、阴与阳共处于相互对立、依存、消长和转化的统一体中，以此维持物质与功能、阴与阳相对的动态平衡，保证生命活动的正常进行。

（三）说明人体的病理变化

阴阳学说用来说明人体的病理变化，是因为致病因素作用于机体，破坏了阴阳的动态平衡，出现阴阳偏盛或偏衰的结果（表 2-3）。

表 2-3　阴阳学说用于说明人体的病理变化

阴阳盛衰	病理状态	病理	临床表现
阴偏盛	阴高于正常水平	阴胜则寒	恶寒、怕冷、无汗、全身冷痛、脉紧
阳偏盛	阳高于正常水平	阳胜则热	发热、汗出、面赤、口渴、脉洪数
阴偏衰	阴低于正常水平	阴虚则内热	五心烦热、盗汗、舌红少津、脉细数
阳偏衰	阳低于正常水平	阳虚则外寒	形寒肢冷、面色㿠白、舌淡、脉沉迟无力

1. 阴阳偏盛　阴阳偏盛包括阴偏盛和阳偏盛，是阴或阳的一方高于正常水平的病理状态。阴阳偏盛的特点是，阴或阳中一方偏盛，另一方正常。临床表现中的病理特征是“阳胜则热，阴胜则寒”（《素问·阴阳应象大论》）。

2. 阴阳偏衰　阴阳偏衰包括阴偏衰和阳偏衰，是阴或阳低于正常水平的病理状态。临床表现中的病理特征是“阴虚则热，阳虚则寒”。

（四）指导疾病的诊断

疾病发生发展的机制在于阴阳失调，因此任何疾病尽管其临床表现错综复杂，千变万化，但都可以用阴阳来加以概括说明。例如，望诊中面色鲜明为阳，面色晦暗为阴；闻诊中语音高亢洪亮属阳，低微无力属阴；脉象中浮、大、滑、数、实属阳，沉、小、涩、迟、虚属阴等（表 2-4）。

表 2-4　阴阳学说用于指导疾病的诊断

类别	疾病部位	疾病性质	正邪力量对比	面色	四肢	脉象
阴	里证	寒证	虚证	晦暗	手足不温	迟
阳	表证	热证	实证	鲜明	手足发热	数

情境案例 2-1　诊断分析

患者面红目赤，急躁易怒，小便黄，舌红苔黄，脉弦数等症状符合阳的特征，因此本证属于阳证。

（五）指导疾病的治疗与护理

疾病发生、发展的根本原因在于体内阴阳的偏盛与偏衰。因此，治疗和护理疾病的原则就在于调整阴阳，补其不足，泻其有余，恢复阴阳的相对平衡。如实热证中阳热亢盛，可用寒凉药以泻其热，即“热者寒之”；实寒证中阴寒偏盛，可用温热药以损其寒，即“寒者热之”。若因阴液不足不能制约阳而导致阳亢者，则需补其阴；若阳气不足不能制约阴而致阴盛者，则应补其阳，促使体内阴阳恢复新的相对平衡（表 2-5）。

表 2-5　阴阳学说用于指导疾病的治疗与护理

阴阳盛衰	病理	治疗原则	药性	药味
阴偏盛	阴胜则寒	寒者热之	温热	辛
阳偏盛	阳胜则热	热者寒之	寒凉	苦
阴偏衰	阴虚则内热	虚者补（阴）之	偏寒	甘
阳偏衰	阳虚则外寒	虚者补（阳）之	偏温	甘

第2节　五行学说

五行一词,最早见于《尚书·洪范》。五行学说形成于战国时期,属于古代哲学范畴,是以木、火、土、金、水五种物质的特性及其运动变化规律来认识世界、解释世界和探求宇宙规律的一种世界观和方法论。《黄帝内经》将五行学说和中医学理论相结合,用来阐述人体脏腑的生理、病理及其与外在环境的相互关系,指导临床诊断、治疗和护理,成为中医理论体系的重要组成部分。

一、五行的基本概念

(一) 五行的概念

五,指构成世界的木、火、土、金、水五种基本物质;行,指运动变化。五行,即指木、火、土、金、水五种基本物质及其运动变化。

考点:五行的概念。

护考链接

中医五行学说中描述的"五行"是指下列哪五种物质及其运动变化　A. 木、火、风、土、雨　B. 木、火、土、金、水　C. 喜、怒、忧、思、恐　D. 木、火、土、寒、热　E. 风、寒、湿、燥、火

点评:"五行"是指木、火、土、金、水五种物质及其运动变化,指的是自然界最基本的五种物质,既不是五志、七情,也不是六气、六淫,故选B。

(二) 五行的特性

五行的特性是古人在长期的生活实践中通过对木、火、土、金、水五种物质的观察,并进行抽象概括出来的属性。"五行"的概念虽然来自于五种常见的物质,但实际上已超越了五种具体事物的本身而具有抽象的特征和更广泛的含义。

木的特性:"木曰曲直"。"曲",屈也;"直",伸也。"曲直",指树木具有能屈能伸的特性,引申为凡具有生长、升发、舒畅、条达等性质或作用的事物,均归属于木。

火的特性:"火曰炎上"。"炎",是焚烧、热烈之义;"上",是上升。"炎上",是指火具有温热、上升的特性,引申为凡具有温热、升腾、上升等性质或作用的事物,均归属于火。

土的特性:"土爰稼穑"。"爰"通"曰";"稼",即种植谷物;"穑",即收获谷物。"稼穑",泛指人类种植和收获谷物的农事活动,因而引申为凡具有生化、承载、受纳等性质或作用的事物,均归属于土。故有"土为万物之母"的说法。

金的特性:"金曰从革"。"从",顺从、服从;"革",革除、变革。金之质地沉重,且常用于杀戮,由此引申出金具有肃杀、潜降、收敛、清洁之意,引申为凡具有这类性能的事物或现象,均归属于金。

水的特性:"水曰润下"。"润",即潮湿、滋润、濡润;"下",即向下,下行。"润下",是指水滋润下行的特点,故引申为凡具有滋润、下行、寒凉、闭藏等性质或作用的事物,均归属于水。

(三) 对事物属性的五行分类

古人以五行的特性为依据,运用"比类取象"法和"推演络绎"法,将人体脏腑组织、生理病理现象,以及自然界所有的事物和现象,分别归纳于木、火、土、金、水五行之中,形成了五大系统,用以阐述人体脏腑组织之间的复杂联系及其与外界环境之间的相互关系(表2-6)。例如,以季节配属五行:由于春季多风,草木萌生,故归属于木;夏季炎热,故归属于火;长夏多雨多湿,故归属于土;秋季万物收敛,秋风扫落叶,故归属于金;冬季天寒地冻,故归属于水。以五脏配属五行:由于肝主升发喜条达,与木的生发特性相似,故肝归属于木;心能温煦全身,与火的阳热特性相似,故心归属于火;脾运化水谷,为生化之源,与土的生长万物特性相似,故脾归属于土;肺主肃降,与金的清肃收敛特性相似,故肺归属于金;肾主水,与水的润下特性相似,故肾归属于水。

表 2-6　自然界、人体五行属性归类

自然界					五行	人体				
五味	五色	五气	五方	五季		五脏	五腑	五官	五体	五志
酸	青	风	东	春	木	肝	胆	目	筋	怒
苦	赤	暑	南	夏	火	心	小肠	舌	脉	喜
甘	黄	湿	中	长夏	土	脾	胃	口	肌肉	思
辛	白	燥	西	秋	金	肺	大肠	鼻	皮毛	悲
咸	黑	寒	北	冬	水	肾	膀胱	耳	骨	恐

二、五行学说的基本内容

（一）五行的相生相克

五行学说并不是静止地、孤立地将事物归属于五行，而是以五行之间的相生和相克联系来探索和阐释事物之间相互联系、相互协调平衡的整体性和统一性。同时，还以五行之间的相乘和相侮，来探索和阐释事物之间的协调平衡破坏后的相互影响。

1. 五行相生　生，即资生、助长、促进的意思。五行相生，是指木、火、土、金、水之间存在着某一行对另外一行资生和促进的作用。五行相生的次序是：木生火，火生土，土生金，金生水，水生木。五行相生关系中，任何一行都具有“生我”、“我生”两方面的关系，又称“母子关系”，生我者为母，我生者为子。如木生火，木为火之母，火为木之子。

情境案例 2-1　护患对话

医生诊断为肝火炽盛，嘱护士用清心泻火的方法进行护理。

患者：护士，既然我的病是由肝火太盛而导致的，为什么不是直接治疗肝脏呢？

护士：清泻心火也能达到清泻肝火的目的。

患者：我不明白，这心与肝之间有什么关系呢？

护士：肝属木，心属火，因为木（肝）生火（心），属于五行相生的关系，也称为“母子关系”，因此，由母脏传至子脏的疾病，可用“实则泻其子”的方法进行治疗，通过清泻心火也能达到清泻肝火的目的。

患者：原来是这样，谢谢您！

2. 五行相克　克，即制约、克制的意思。五行相克，是指木、火、土、金、水之间存在着某一行对另一行的制约作用。五行相克的次序是：木克土，土克水，水克火，火克金，金克木。五行相克关系中，任何一行都具有“克我”、“我克”两方面的关系。我克者为我“所胜”，克我者为我“所不胜”。五行的相克关系，又叫“所胜”和“所不胜”的关系。如以水为例，克我者为“土”，则土为水之“所不胜”；我克者为“火”，则火为水之“所胜”。

五行相生相克维持着五行之间的动态平衡，是自然界的正常现象。人体内五行的相生相克，也属于正常的生理活动（图 2-2）。

（二）五行的相乘相侮

1. 五行相乘　乘，即乘虚侵袭之意。五行相乘，是指五行之中某一行对所胜一行的过度克制，即“相克太过”。相乘的次序与相克同，即木乘土，土乘水，水乘火，火乘金，金乘木。

2. 五行相侮　侮，即欺侮，有恃强凌弱的意思。五行相侮，是指五行中的某一行对其“所不胜”一行的反向克制，又称反克。相侮的次序与相克相反，即木侮金，金侮火，火侮水，水侮土，土侮木。

五行相乘相侮破坏了整体的平衡和稳定，是自然界的异常现象。人体内五行的相乘相侮破坏了机体的平衡状态，导致了疾病的发生（图 2-3）。

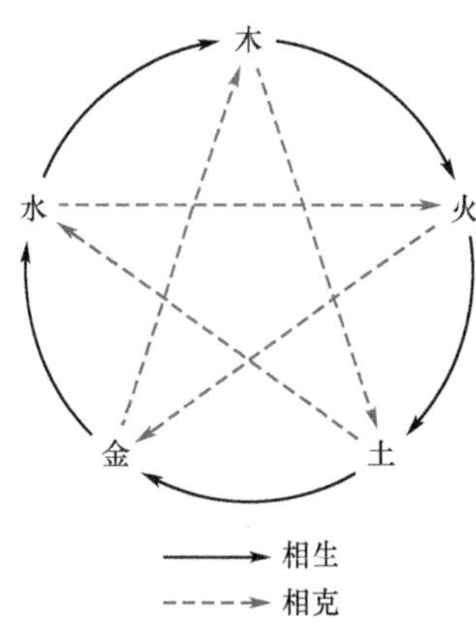

图 2-2　五行相生相克规律

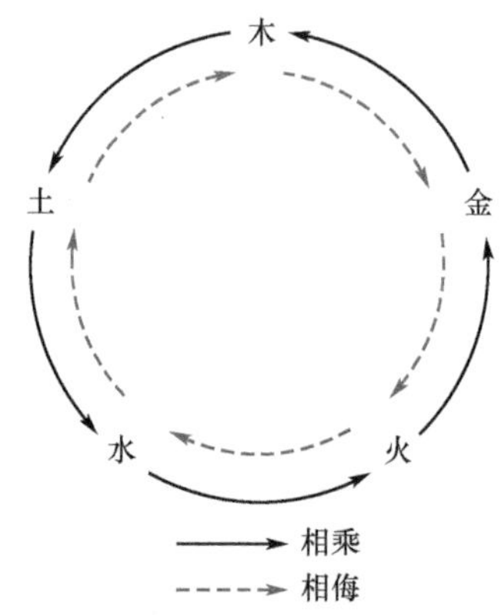

图 2-3　五行相乘相侮规律

考点：五行相生、相克、相乘和相侮的概念。

知识拓展

“相克”与“相乘”

“相克”与“相乘”虽然在次序上是相同的，但两者却有本质的区别。相克是正常情况下的制约关系；相乘则是正常制约关系遭到破坏以后的过度克伐，是反常现象。在人体，前者是生理现象，后者为病理状态。

三、五行学说在中医学中的应用

中医学引用五行学说，用事物属性的五行分类方法和五行生克乘侮规律，具体地解释了人体的生理、病理现象，并指导着临床诊断、治疗和护理。

（一）说明五脏的生理功能及其相互关系

五行学说将人体的五脏分别归属于五行，以五行的属性来解释说明五脏的生理功能。木有生长、升发、舒畅、条达的特性，肝喜条达而恶抑郁，并有疏泄的功能，故肝属“木”；火有温热、上升的特性，心有推动气血温养全身的功能，故心属“火”；土有生化万物的特性，脾有运化的功能，为气血生化之源，故脾属“土”；金有清肃、收敛的特性，肺以肃降为顺，故肺属“金”；水有滋润的特性，而肾阴有滋养全身的作用，故肾属“水”。

五行学说用以说明各脏腑之间相互资生和制约的关系。如肝木藏血以济心；心火之热以温脾；脾土运化水谷以充肺；肺金清肃下行以助肾；肾水之精以养肝。这就是五行相互资生的关系。肺金清肃下行，可抑制肝木，防止其升发太过；肝木之疏泄，可克制脾土的壅滞；脾土之运化，可制止肾水的泛滥；肾水之滋润，可防止心火的亢盛；心火之温热，可制约肺金清肃太过。这就是五行相互制约的关系。

（二）阐释脏腑病变的相互影响

将五行学说用于说明脏腑间病变的相互影响。如肝病传心（母病及子），肝病传肾（子病及母）；肝病传脾（木乘土），肝病传肺（木侮金）。诸如此类，都可以用五行生克乘侮的关系，说明脏腑在病理上的相互影响。

（三）指导疾病的诊断、治疗和护理

五行学说在中医学诊断、治疗和护理方面的运用，主要根据五脏与五色、五味、五官、五体在五行分类归属上的联系，结合四诊所收集的资料，用五行学说来推断病情，制定相应的治疗及护理措施。如面见赤色、口苦、脉洪数，多为心火亢盛；面见青色、喜酸食、脉弦，可诊断为肝病等。

疾病在发展过程中，一脏之病常可波及他脏。因此，除了对本脏疾病进行治疗及护理之外，还要根据五行生克乘侮的规律来调节脏腑之间的关系，防止疾病的传变。如“见肝之病，则知肝当传之与

脾,故先实其脾气”(《难经·七十七难》),在临床上常采用健脾的方法,防止肝病传脾。

小结

中国古代的阴阳五行学说贯穿于中医理论体系的始终,在临床诊断、治疗和护理中得到了广泛的运用。阴阳学说主要强调在阴阳双方相互对立、相互依存、相互消长、相互转化的基础上,维持阴阳相对的动态平衡,是保证人体正常生理功能的关键;调整阴阳,恢复阴阳的相对平衡是治疗、护理疾病的基本原则。五行学说认为木、火、土、金、水是构成自然界万物的基本元素,世界上所有的事物和现象都是这五种物质运动变化的结果。而五行之间通过生克制化的相互关系,维持了整体的动态平衡,从而维持生物的生存和发展。

自 测 题

一、选择题

A_1 型题

1. 任何一方都不能脱离另一方而单独存在是指阴阳的
   A. 相互对立　B. 相互转化
   C. 相互依存　D. 相互消长
   E. 相互制约
2. 按照阴阳学说理论,下列哪项属阳
   A. 抑郁的　B. 沉降的
   C. 寒凉的　D. 湿润的
   E. 无形的
3. 事物阴阳两方面的相互转化是
   A. 绝对的　B. 有条件的
   C. 必然的　D. 量变的
   E. 随意的
4. 从夏至秋及冬的热、凉、寒的变化属于
   A. 阴阳转化　B. 重阳必阴
   C. 热极生寒　D. 阳消阴长
   E. 阴消阳长
5. 下列不符合五行生克规律的是
   A. 木为水之子　B. 水为火之所不胜
   C. 火为土之母　D. 金为木之所胜
   E. 金为土之子
6. 肾精滋养肝血属五行的
   A. 相侮关系　B. 相乘关系
   C. 相生关系　D. 相克关系
   E. 反克关系
7. 下列属“母病及子”关系的是
   A. 肝病及肾　B. 肾病及肝
   C. 肾病及肺　D. 心病及肾
   E. 肺病及心
8. 肾精不足导致肝血不足,可称为
   A. 子病及母　B. 水不涵木
   C. 相侮　D. 相克
   E. 以上皆不是

A_2 型题

9. 患者,男,49 岁。急性热病,热毒极重,突然体温下降,面色苍白,四肢厥冷,此属阴阳的
   A. 相互转化　B. 相互对立
   C. 相互依存　D. 相互平衡
   E. 相互消长
10. 患者,男,48 岁。胃脘隐痛,反复发作 5 年。近半个月来,早晨起床后胃脘冷痛,时吐清水,喜温喜按,进热食则痛减,纳少乏力,手足欠温,大便稀溏,舌淡苔白腻,脉沉迟无力。中医诊为胃痛(脾胃虚寒型),为防止疾病按照相生的次序传变,应加强哪个脏器的调护
    A. 心　B. 肝
    C. 肺　D. 肾
    E. 大肠

A_3 型题

(11、12 题共用题干)

患者,女,65 岁。患“慢性支气管炎”15 年。开始时出现咳嗽、痰多、气喘、自汗等痰浊阻肺、肺气虚弱的症状,现在又出现饮食减少、便溏、脘腹胀满等脾失健运的症状。

11. 患者由痰浊阻肺、肺气虚弱而导致脾失健运,这种传变次序为
    A. 相乘　B. 相侮
    C. 母病及子　D. 子病犯母
    E. 以上均不是
12. 肺与脾在五行中的关系是
    A. 相生　B. 相克
    C. 相乘　D. 相侮
    E. 以上都不是

二、临床情境化任务

请你根据所学,结合校园内所见的事物或现象,完成一份阴阳属性分类简表(不能小于 10 对事物或现象)。

(林柳艺)

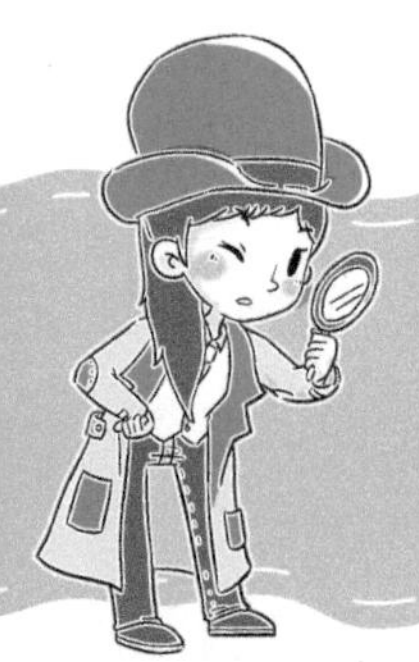

第3章 脏 象

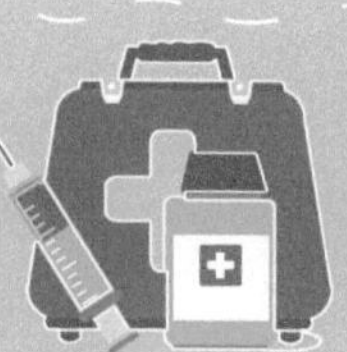

引言：何为“脏象”？中医学为何把五脏六腑称为“脏象”？中医学五脏六腑的名称与现代医学解剖学的器官名称相同，但现代医学的器官是解剖学概念，中医学的脏腑，是在古代解剖学基础上演变成的对人体生理功能的系统概括。中医脏象中一个脏腑的生理功能，可能包含着现代医学解剖、生理学中几个器官的生理功能；而现代医学解剖、生理学中的一个器官的生理功能，亦可分散在脏象的某几个脏腑的生理功能之中。因此中医脏象已大大超越了人体解剖学的范畴。下面将为同学们一一解释清楚。

情境案例 3-1

患者，男，73岁。每日清晨4~5时腹中隐痛，肠鸣即泻反复2年。伴腰膝酸软，形寒肢冷。查：舌淡苔薄，脉沉迟。

“脏象”二字，首见于《素问·六节藏象论》。脏是指藏于体内的内脏器官；象，一是脏腑器官的形态结构，二是脏腑的生理功能活动和病理变化表现于外的现象。

脏象是中医学理论体系的重要组成部分，是研究人体各脏腑组织器官的解剖结构、生理功能、病理变化及其相互关系的学说，对指导临床实践具有普遍意义。其形成的主要原因有三：一是古代的解剖学知识为脏腑学说的形成奠定了基础；二是对人体生理病理现象的长期观察，如在已知脾主运化的基础上发现，几日不进食就出现四肢乏力、肌肉松弛，从而得出脾主肌肉四肢的结论；三是反复的医疗实践，如食用动物肝脏可治疗夜盲症，于是得出肝开窍于目的结论。

脏象以脏腑为基础，脏腑是内脏的总称，包括五脏、六腑、奇恒之府。五脏，即心、肝、脾、肺、肾；六腑，即胃、胆、小肠、大肠、膀胱、三焦；奇恒之府，即脑、髓、骨、脉、胆、女子胞(子宫)。五脏的共同生理功能主要是化生气血，储藏精气，具有“藏而不泻”的特点；六腑的共同生理功能主要是受盛和传化水谷，具有“泻而不藏”的特点；奇恒之府因形态似腑而功能似脏，与脏腑有别，故名奇恒之府。

考点：五脏、六腑的概念。

第1节 脏 腑

一、五 脏

(一) 心

心位于胸腔，两肺之间，有心包卫护其外。主要生理功能有：主血脉，主神志。开窍于舌，其华在面，与小肠相表里。

1. 主血脉　心主血脉包括主血和主脉两个方面。全身的血液都运行于脉中，依赖心脏的搏动而输送至全身，发挥其濡养的作用。心脏之所以能推动血液的运行，全赖于心气，心气是血液运行的原动力。脉，即血脉，为血之府，是血液运行的通道。脉道的通利与否，直接影响着血液的正常运行。心气充沛、血液充盈和脉道通利是血液正常运行最基本的前提条件。如心气充沛，血脉充盈，则脉象和缓有力，面色红润而有光泽。若心气不足，血液亏虚，则见脉象细弱无力，面色苍白而少光泽。若心血瘀阻，可见面色灰暗，唇舌青紫，脉象涩或结代。

2. 主神志　神有广义和狭义之分。广义的神，指人体生命活动的外在表现，如面色、眼神、言语、肢体活动等；狭义的神，即心所主之神，指人的精神、意识、记忆、思维等活动。汉语的许多成语如“心驰神往”、“心情舒畅”、“专心致志”、“痛心疾首”等都是心为意识主宰的表达。现代医学认为，人的神志是大脑的功能。中医学认为，神志与五脏有关，并且与心的关系最为密切，因此古人把心称为“五脏六腑之大主”。心主神志，而血液是神志活动的物质基础，心主神志的功能与心主血脉的功能是密切相关的。如心的气血充盛，则精神充沛，意识清楚，思维敏捷。如心血不足，主神志功能异常，则出现失眠、健忘、多梦、心神不宁等症。如血热扰心，还可见到谵妄、昏迷、不省人事等重证。

3. 开窍于舌，其华在面　开窍于舌，是因为心有经络直接联系到舌，其气血上通于舌，所以舌体可以直接反映心的疾病。其华在面，是指面部色泽的变化可以反映心主血脉和神志的生理功能正常与否。若心气旺盛，血脉充盈，可见面色红润光泽、舌体灵活、舌质红润；若心气不足，行血无力，血脉不充，则见面色无华、舌色淡白，或见面色青紫、舌质紫暗；若心火上炎，则舌尖红赤或舌体糜烂（图 3-1）。

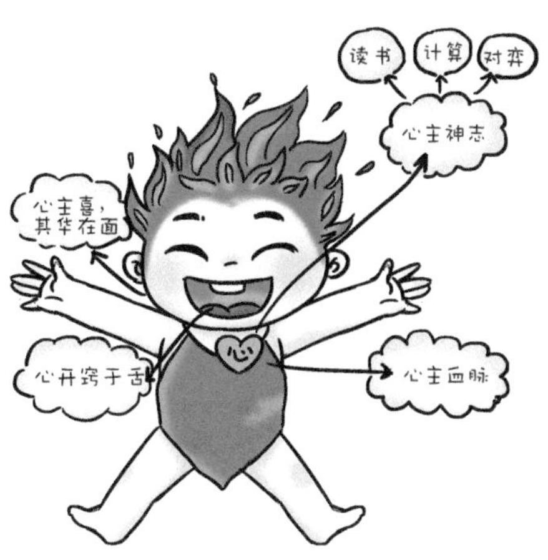

图 3-1　心的生理功能（漫画）

附 心 包

心包，是心脏的包膜，具有保护心脏的作用。心包是心的外围，故邪气犯心，常先侵犯心包。如热邪内陷，出现神昏、谵语等症状，称为“热入心包”；痰阻心窍，出现意识模糊，甚则昏迷不醒等心神失常的症状，称为“痰蒙心包”。所以，心包的功能和病变，与心相一致。

（二）肝

肝位于腹部，右胁之内。主要生理功能有：主疏泄，主藏血，主筋。其华在爪，开窍于目，与胆相表里。

1. 主疏泄　疏，即疏通；泄，即发泄、升发。肝主疏泄，是指肝气有主升、主动的生理特点，有调畅全身气机、推动血液和津液运行的作用，具体表现在三个方面。

（1）调畅气机：气机，即气的升降出入运动。肝有主升、主动的特点，对气机的疏通、畅达、升发是一个重要因素。肝的疏泄功能正常，则气血和调、经络通利，脏腑、器官等的活动也就正常和调。反之，如果肝的疏泄功能异常，则可出现两个方面的病理变化：一是肝的疏泄不及，从而形成肝气郁结，出现胸胁、两乳或少腹等局部的胀痛不适等病理现象；二是肝的升发太过，从而形成肝气上逆的病理变化，出现头目胀痛、面红目赤、易怒等病理表现。若气升太过，则血随气逆，从而导致吐血、咯血等血从上溢的病理变化，甚则可致猝然昏倒，不省人事。

（2）调畅情志：肝有调节情志活动的功能。人的精神情志活动除了由心所主外，与肝的疏泄功能密切相关。因为情志活动依赖于气血的正常运行，所以肝的疏泄功能正常，气机通畅，才能使气血平和，心情舒畅。如肝失疏泄，气机失调，就可引起精神情志活动的异常变化。若肝气抑郁，则见胸胁胀满、郁闷不乐、多疑善虑等症；肝气亢盛，则见急躁易怒、失眠多梦、头胀头痛、头晕目眩等症。肝的疏泄失职，常表现有精神情志的变化；反过来，外界的精神刺激，特别是过度郁怒，又常常引起肝的疏泄失常，而出现肝气郁结的病证，所以又有“肝喜条达而恶抑郁”及“大怒伤肝”的说法。

（3）促进消化：肝的疏泄功能，一方面可以通过调畅气机来协助脾胃之气的升降；另一方面可以促进胆汁的分泌，有助于水谷的消化。因此，肝主疏泄是保持脾胃正常消化功能的重要条件。如果肝失疏泄，就会影响到脾胃的消化和胆汁的分泌，而出现嗳气、呕吐、腹泻等消化不良的症状。

此外，肝的疏泄功能协调着气血的正常运行，影响着冲任二脉的通利协调，与妇女月经的正常与否密切相关。

2. 主藏血　肝主藏血是指肝有储藏血液和调节血量的生理功能。人体各部分所需要的血量,是随着不同的生理情况而改变着的。当人在休息和睡眠时,机体的血液需要量就减少,大量的血液则归藏于肝;当人在活动的时候,机体的血液需要量就增加,肝脏就将储藏的血液排出,以供给机体活动的需要。当肝主藏血的功能障碍时,一方面可因肝血不足而引起头晕、视物模糊、肢麻、筋挛、妇女月经量少或经闭等症;另一方面因肝不藏血,则出现吐血、衄血、月经量多、崩漏等症。

3. 肝主筋,其华在爪　筋即筋膜,是一种联络关节、肌肉,主司运动的组织。肝主筋,是指全身的筋膜依靠肝血的滋养,才能维持正常的运动。肝血充盈,筋膜得到充分的濡养,则肌肉、关节活动自如。如肝血不足,血不养筋,则出现肢体麻木,屈伸不利,甚则手足震颤,四肢抽搐等症。中医认为"爪为筋之余",爪是筋的延续部分。肝血的盛衰,常可影响爪甲的荣枯变化。肝血充足,筋强力壮,爪甲坚韧,红润光泽;肝血不足,筋软无力,爪甲多薄而软,色泽枯槁,易于变形或脆裂。

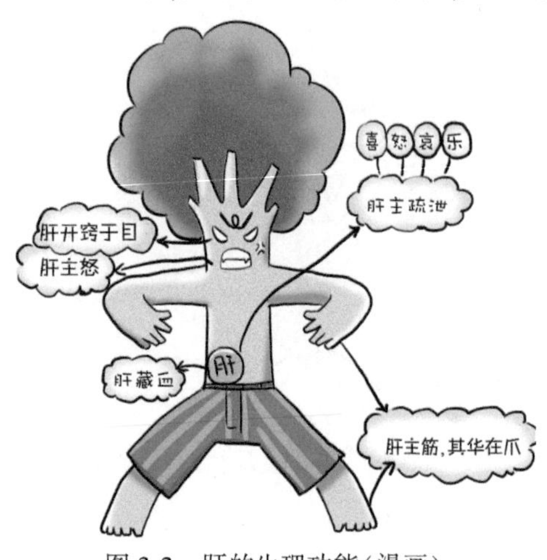

图 3-2　肝的生理功能(漫画)

4. 开窍于目　肝的经脉上系于目,目得肝血濡养,才能发挥正常的视觉功能。肝血充足,滋养于目,目得所养,故视物清楚、眼球活动灵活自如。若肝血不足,目失所养,则可见视物昏花、不清;肝经风热,可见目赤痒痛;肝阳上亢,可见头晕目眩(图 3-2)。

知识拓展

"左肝右肺"

《黄帝内经》有"肝生于左,肺藏于右"的说法。古人对事物的描述常用借代的手法,"左"在阴阳属性上属于阳,代表生机蓬勃,"右"属于阴,代表收敛沉降。肝在五行归类上属于木,与春气相通,在功能上具有向上、向外的特点,"肝生于左"意思是说肝的功能或气机具有向上、向外的特点,在春天肝气最旺盛;肺在五行中属于"金",与秋气相通,在功能上具有向下、收敛的特征,"肺藏于右"是说肺的功能或气机具有向下、沉降的特征,在秋天阳气收敛的时候,肺气也开始潜藏。"肝生于左,肺藏于右"这句话完全是对肝、肺生理功能的描述,这也是为什么中医脏腑不完全等同于现代人体解剖器官的原因。

(三) 脾

脾位于中焦。主要生理功能有:主运化,主统血。主肌肉和四肢,开窍于口,其华在唇,与胃相表里。

1. 主运化　脾主运化是指脾具有消化吸收、运化水谷精微和运化水液的功能。脾主运化的功能,包括运化水谷精微和运化水液两个方面。

(1) 运化水谷精微:是指脾对营养物质的消化、吸收和运输功能。饮食入胃,经过脾胃的消化作用,其中的水谷精微通过脾的转输,在心肺的共同作用下布散到全身,以营养五脏六腑及各组织器官。若脾运化水谷精微的功能失常,就会出现腹胀、便溏、倦怠、消瘦、食欲不振等症。

(2) 运化水湿:是指脾对体内水液的吸收转输和布散起着促进的作用。脾在运输水谷精微的同时,还把水液输送到各组织中去,使人体的组织得到水液的充分濡润。可见,脾在机体水液代谢过程中,起着转输的重要作用。若脾运化水湿的功能失职,就可引起水肿、痰饮、泄泻等水湿潴留的病证。

知识拓展

脾为"后天之本"、"气血生化之源"

由于饮食水谷是人出生以后所需营养物质的主要来源,也是生成气血的主要物质基础,因此,脾的运化对整个人体的生命活动至关重要,故称脾(胃)为"后天之本"、"气血生化之源"。这实际上是对饮食营养和消化吸收功能重要生理意义的高度概括。脾(胃)为"后天之本",在防病和养生方面也有着重要的意义。因此,在日常生活中不仅要注意饮食营养,而且要善于护脾(胃)。

2. 主统血 统,是统摄、控制的意思。脾统血,是指脾气具有统摄血液在脉道中运行,而不溢出脉外的功能。若脾气虚弱,失去统摄的功能,血液就会离开正常的脉道而外溢,导致种种出血的病证,如出现便血、尿血、皮肤瘀斑、妇女崩漏等症。

3. 主肌肉和四肢 脾主肌肉和四肢指脾具有化生气血以营养四肢、肌肉的作用。脾主肌肉、四肢,是由于肌肉、四肢依靠脾运化的水谷精微提供营养。因此,脾气健运,营养充足,则肌肉丰满、发达,四肢轻健有力。若脾失健运,营养不足,则肌肉消瘦痿软,四肢倦怠乏力。

4. 开窍于口,其华在唇 脾开窍于口,其华在唇是指食欲口味与脾的运化功能密切相关,口唇的变化在一定程度上能反映出脾气的盛衰。脾气健运,食欲旺盛,消化功能正常,故口味正常、唇色红润有光泽。若脾失健运,食欲减退,消化功能低下,则见口淡无味、唇淡无华(图 3-3)。

(四) 肺

肺位于胸腔。主要生理功能有:主气、司呼吸,主宣发肃降、通调水道,主皮毛,开窍于鼻,与大肠相表里。

1. 主气、司呼吸 肺主气、司呼吸是指肺具有呼吸、交换清气浊气的功能。肺吸入的清气与脾胃运化的水谷精微之气在胸中相结合是形成宗气的关键。肺有规律的呼吸运动,对全身之气的升降出入有至关重要的调节作用,以保证人体新陈代谢的正常进行。肺主气的功能正常,则气道通畅,呼吸均匀和调。若肺气不足,则呼吸无力,气短,同时也影响宗气的生成,出现语声低微、身倦无力等气虚症状。

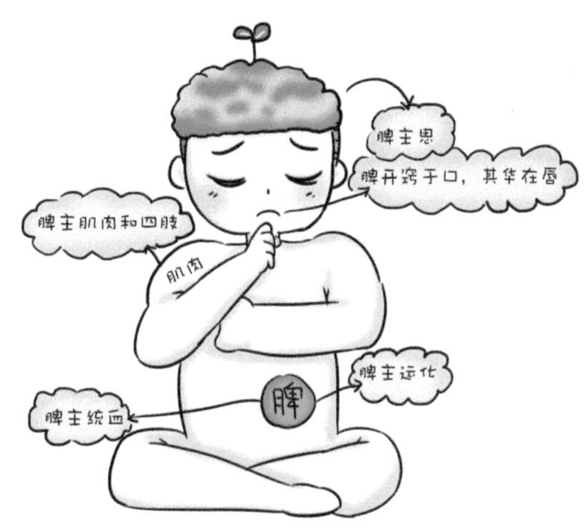

脾主思
脾开窍于口，其华在唇
脾主肌肉和四肢
肌肉
脾主运化
脾
脾主统血
图 3-3 脾的生理功能(漫画)

2. 主宣发肃降、通调水道 肺主宣发,是指肺气向上、向外的运动能将津液和卫气输送全身。肺主肃降,指肺气向下、向内的运动可以使人体的整个气机得以下降,并使津液不断向下输送到膀胱,通过小便排出体外。正因为水液的运行和排泄与肺的宣发和肃降功能有关,所以有“肺主行水”、“肺为水之上源”的说法。因此,肺失于宣发,即可出现呼吸不利,胸闷咳喘,以及鼻塞、喷嚏和无汗等病理现象。若肺气不能正常地肃降,就会出现胸闷、咳嗽、喘息等肺气上逆的症状。如果肺的宣发和肃降功能失常,影响水道的通畅,就会发生小便不利、尿少、水肿、痰饮等病证。

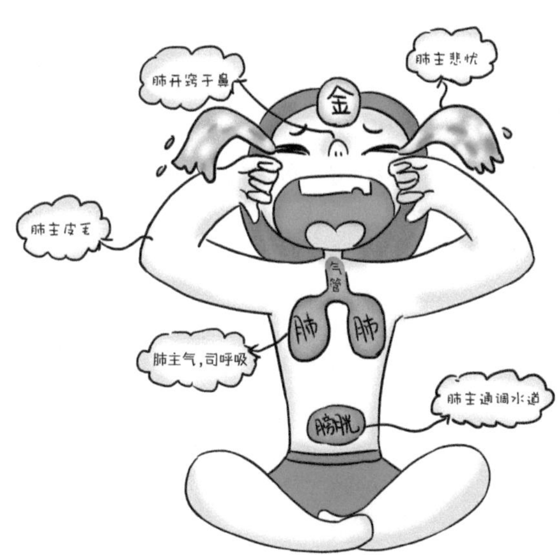

肺开窍于鼻
肺主悲忧
金
肺主皮毛
气管
肺
肺
肺主气，司呼吸
肺主通调水道
膀胱
图 3-4 肺的生理功能(漫画)

3. 主皮毛,开窍于鼻 皮毛,包括皮肤、汗腺、毫毛等组织,是一身之表,为抵御外邪侵袭的屏障。肺宣发卫气和输布津液于体表的功能,可以温养、润泽皮毛,调节汗孔开阖。鼻与肺相通,是呼吸的门户,故有“鼻为肺之窍”的说法。正常情况下,肺气调和,鼻窍通畅,呼吸通利,嗅觉灵敏。若外邪侵袭,或肺气不足,导致宣降失常,鼻窍不通,呼吸不利,可见鼻塞、流涕、嗅觉功能减退等症(图 3-4)。

(五) 肾

肾位于腰部,左右各一。主要生理功能有:主藏精;主人体的发育与生殖;主水液;主纳气;主骨,生髓;通于脑,下系二阴,其华在发,开窍于耳,与膀胱相表里。

1. 主藏精、主人体发育与生殖　肾主藏精、主人体发育与生殖是指肾所藏先天之精和后天之精,是人体生育繁殖的基本物质。先天之精受之于父母,后天之精来源于饮食精微,由脾胃化生,是维持人体生命活动的基本物质。精能化气,肾精所化之气,称为肾气。肾气的盛衰关系到人体的生长发育和生殖。从幼年开始,肾中精气逐渐充盛,表现为齿更发长等变化;到了青春期,肾中精气开始旺盛,性功能逐渐成熟,开始有生育能力,男子能产生精子,女子能按期行经;到了老年,肾中精气逐渐衰减,性功能和生殖能力逐渐减退而消失,形体也随之衰老。这一过程,突出地反映出肾中精气对人体生长发育和生殖功能的重要作用。如果肾中精气不足,则人体的生长发育和生殖能力势必受到影响,在小儿表现为生长迟缓、智力不全,成人则表现为早衰或生殖功能的障碍等。从阴阳属性来说,肾精属肾阴,肾气属肾阳。因此,肾的精气是产生肾阴、肾阳的物质基础。肾阴和肾阳,在人体内相互制约、相互依存、相互为用,以维持生理上的动态平衡。如果这一平衡遭到破坏,就会出现肾阴、肾阳失调的病理变化。

2. 主水液　肾主水液,是指肾具有主持和调节人体水液代谢的功能。人体水液代谢与肺、脾、肾三脏有关,但主要是肾的气化作用。在正常情况下,水液通过胃的受纳、脾的转输、肺的宣降、三焦的决渎、膀胱的开合等共同作用,将其中清的部分运送到全身各脏腑,浊的部分化为汗、尿液和呼吸之气排出体外,使体内水液代谢维持着相对平衡。这些作用的发挥,都有赖于肾阳的蒸腾气化才能完成。若肾的气化失常,水液代谢障碍,就会出现小便不利、水肿等病证。

3. 主纳气　纳,有固摄、受纳之义。肾主纳气,是指肾具有摄纳肺吸入之清气而调节呼吸的功能。人体的呼吸运动为肺所主,但吸入之气,必须下归于肾,由肾气摄纳,呼吸才能通畅调匀,所以说"肺为气之主,肾为气之根"。只有肾气充沛,才能使肺的气道通畅,呼吸均匀。如肾气虚,摄纳无权,就会出现呼吸困难、动则气喘等症,称为"肾不纳气"。

4. 主骨,生髓,通于脑,其华在发　肾主骨,生髓,通于脑,其华在发指肾精化髓,具有滋养骨骼、充养于脑的作用。肾藏精,精能生髓,髓有骨髓和脊髓之分。骨髓储于骨中以滋养骨骼,所以说"肾主骨"。而"齿为骨之余",意即牙齿为骨的外余部分,齿与骨同出一源,也属于肾,由肾精所充养。因此,肾精充足,骨髓生化有源,骨骼及牙齿则坚固有力。若肾精不足,骨髓生化之源不足,不能充养骨骼,就会出现骨骼软弱无力,小儿囟门迟闭,牙齿生长迟缓,发育不良等,成人可见牙齿易于松动或过早脱落。脊髓上通于脑,脑为髓聚而成,所以称"脑为髓之海"。脑的功能是主持人的精神意识和思维活动,为"元神之府"。因此,古人认为人的精神活动也与肾有关。如肾精不足,则脑海不充,可见头晕耳鸣、健忘失聪等症。毛发的濡养来源于血,故有"发为血之余"之说。发的营养虽然来源于血,但还需要肾精的充养,精与血互相资生,精充则血旺。因此,发的生长与脱落、润泽与枯槁,均与肾中精气的盛衰有关。青壮年肾精充沛,毛发乌黑光泽;老年人肾气虚衰,则毛发变白而脱落。

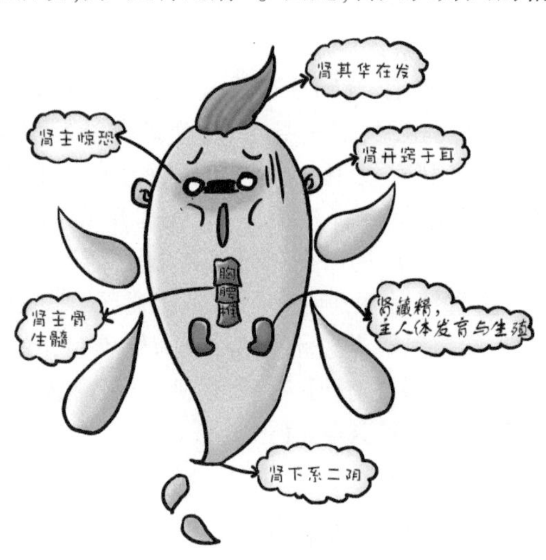

图 3-5　肾的生理功能(漫画)

5. 下系二阴、开窍于耳　肾下系二阴、开窍于耳是指尿液和大便的排泄,都依赖肾的气化作用,肾的气化作用正常,则二便通利,开合有度;若肾气虚衰,小便方面可见尿频、遗尿、失禁或尿闭,大便方面可出现大便不通、五更泻或滑脱不禁等症。肾气通于耳,耳的听觉功能依赖于肾的精气充养。肾精充沛,耳得所养,故听觉灵敏;若肾精不足,则可出现耳鸣、听力减退等症(图 3-5)。

情境案例 3-1　诊断分析

该患者清晨4~5时腹中隐痛，肠鸣即泻，伴腰膝酸软，形寒肢冷，脉沉迟。病位在肾，为肾虚泄泻（又称五更泻）。因年老体衰，肾精不足，闭藏失职；肾阳虚衰不能温煦脾胃水谷所致。

考点：五脏的主要生理功能。

二、六　腑

（一）胆

胆的主要生理功能：储藏和排泄胆汁，促进饮食消化，并主决断，与人的精神情志活动有关。若肝气不舒，胆气郁结，就会影响脾胃的运化，而出现胁下胀痛、食欲减退、腹胀、便溏等症状。若胆气上逆、外溢还可出现口苦、呕吐黄绿苦水、黄疸等病理现象。

胆虽为六腑之一，但它储藏胆汁，胆汁有利于饮食水谷的消化，而与饮食水谷又不直接接触，有别于六腑，故又属奇恒之府。

（二）胃

胃的主要生理功能：主受纳与腐熟水谷。受纳，接收和容纳的意思。因其容纳食物故又称为“水谷之海”、“太仓”。腐熟，是对食物进行初步消化形成食糜的意思。胃对食物的消化腐熟有三种方式：一是通过蠕动把食物磨成小的碎屑；二是分泌胃液分解食物（即胃阴腐化食物）；三是胃中阳气（胃阳）蒸化食物，并把腐熟所形成的食糜下传小肠，其精微通过脾的运化营养全身，对维持生命活动至关重要。临床治疗中，常把“保胃气”作为重要的治疗原则。由于食物经胃的腐熟后，下行入小肠，经过进一步的消化吸收后，小肠将食物残渣下输大肠，大肠向下传化糟粕，故有“胃主通降，以降为和”的说法。若胃失通降，可出现口臭、脘腹胀满、疼痛、便秘等症状。若胃气上逆，则可出现恶心、呕吐、嗳气、呃逆等病证。

（三）小肠

小肠的主要生理功能：主泌别清浊，其接受胃中传来的水谷之后，进一步消化吸收，清者经脾传至全身，浊者移向二阴排出体外。若小肠泌别清浊功能失常，则大便稀薄，小便量少。故临床常用“利小便以实大便”的治法。

（四）大肠

大肠的主要生理功能：接受小肠下传的糟粕，吸收其中多余的水液，使之成大便向下排出体外。大肠的向下传导变化是胃降浊，肺肃降功能的延伸，亦与肾的气化功能相关。若传化功能失调，可出现腹痛、腹胀、腹泻、便秘等病证。

（五）膀胱

膀胱的主要生理功能：储尿和排尿。人体内通过代谢的津液在肾的蒸腾气化作用下，形成尿液，下输膀胱，待储至一定量时又在肾的气化作用下，排出体外。若肾的气化失常，则膀胱开阖失司，临床表现为小便不利、癃闭或尿频、遗尿、尿失禁等病证。若出现尿频、尿急、尿痛则属膀胱湿热证。

（六）三焦

三焦是上焦、中焦、下焦的全称。三焦的主要生理功能：总司人体的气化作用，为水液代谢的通路。

考点：六腑的主要生理功能。

附　奇恒之府

奇恒之府包括脑、髓、骨、脉、胆、女子胞。其中脉、髓、骨、胆前已叙述，此述脑、女子胞。

（一）脑

脑居颅内，由髓汇聚而成，故名“髓海”。

关于脑的生理功能和病理变化,《素问·脉要精微论》说:"头者,精明之府。"明代李时珍指出"脑为元神之腑"。清代王昂说:"人之记性,皆在脑中。"清代王清任说:"灵机,记性在脑。"可见脑是生命要害之所在,是人体极其重要的器官。人的视觉、听觉、语言、嗅觉、思维、记忆、精神意识均出于脑。脑通过经络与五脏六腑紧密相连。脏腑功能正常,精、气、血、津液旺盛,脑得充养,其功能就正常。如果脏腑经络,精、气、血、津液失常,势必影响于脑,导致其功能失常。如肝肾不足,肝阳上亢,就会发生眩晕、耳鸣、头目胀痛,甚至突然昏倒、不省人事等症状。

(二) 女子胞

女子胞,又称胞宫、子宫。主要生理功能:主月经和孕育胎儿。

1. 主月经　女子 14 岁左右,肾精旺盛,天癸至,任脉通,冲脉血盛,胞宫发育成熟,月经来潮。49 岁左右,肾精渐衰,天癸渐绝,任、冲二脉气血衰少,月经紊乱,以至绝经。胞宫主持月经的功能,受肾、天癸、任脉、冲脉的制约和调节。

2. 孕育胎儿　女子月经来潮,胞宫就具备了妊娠和养育胎儿的功能;妊娠后,胞宫成为保护胎元、营养胎儿的主要器官,并在胎儿发育成熟后将其娩出母体。

三、脏腑之间的关系

(一) 脏与脏之间的关系

脏与脏之间的关系依据两个原则来确定:一是五脏之间生理功能的联系;二是五脏之间的五行关系。

1. 心与肺　心主血脉;肺主气。心与肺的关系,实际上就是血与气的关系。心主血脉有利于肺主气;肺主气促进心行血。若肺气虚,行血无力,可见胸闷、气短,甚至唇青,舌紫等瘀血症状。心气不足或心阳不振也会影响肺的宣发和肃降,出现咳嗽、气喘等肺气上逆之病证。

2. 心与脾　心主血;脾统血,生血。心与脾的关系主要体现在血的生成和运行方面。脾运化、统血正常,血液充盈则心有所主;心行血于脾,则脾运健旺。病理上脾虚可致心虚,心虚可致脾虚,最终导致心脾两虚,出现心悸、失眠、健忘、多梦、体倦、面白无华、食少、腹胀等症状。

3. 心与肝　心行血,主血脉;肝藏血,主疏泄。心行血正常,则肝有所藏,疏泄有度;肝藏血、疏泄正常,则心血旺盛,血行畅通。病理上肝病及心,心病及肝,终致心肝同病,可出现心肝血虚、心肝阴虚、心肝火旺等病证。

4. 心与肾　心五行属火,位居于上属阳;肾五行属水,位居于下属阴。生理情况下,心火下降于肾,温煦肾脏使肾水不寒;肾水上济于心,滋养心阴,使心火不亢。心肾之间这种生理上的协调平衡称为"心肾相交"、"水火既济";反之,则会发生"心肾不交"、"水火不济"的病理改变。如心悸、心烦、失眠、腰膝酸软、男子遗精等症状。

5. 肺与脾　肺与脾的关系主要体现于气的生成、津液的代谢两方面。气的生成中,肺的呼吸,脾的运化密切配合;水液代谢方面,肺的宣降,通调水道与脾的运化起协同作用。病理上脾失健运,水液停滞,聚而成痰,影响肺的宣降,可出现喘咳、痰多等症状。故云"脾为生痰之源,肺为贮痰之器"。反之,肺病日久也可导致脾虚,出现纳呆、腹胀、水肿、便溏等病理表现。

6. 肺与肝　肺与肝的关系主要体现于气机调节方面。肺五行属金主降,肝五行属木主升,两者一升一降,共同维持气机的协调平衡。若肝升太过,肺降不及,导致气火上逆,可见咳嗽、咯血等"木火刑金"的病理表现;反之,肺失清肃可致肝阳上亢,出现咳嗽、胸胁胀满引痛、头晕、头痛、面红目赤等症状。

7. 肺与肾　肺与肾的关系主要表现于水液代谢和呼吸运动两方面。"肺为水之上源",其宣发肃降,通调水道,有赖于肾的蒸腾气化;肾为水脏,其主水功能有赖于肺的宣降,通调水道。若肺失宣降,通调失职累及肾,可见水肿、少尿等症;肾不主水累及肺,可出现水肿、咳喘等症。

肺的呼吸功能特别是呼吸的频率、节律、深度需要肾的纳气作用来维持。故云"肺为气之主"、"肾为气之根"。病理上肾气不足,摄纳无权;或肺病日久,累及肾,都可出现动则气喘、呼吸表浅等症。

8. 肝与脾 肝的疏泄促进脾的运化;脾的运化有赖于肝的疏泄。若肝失疏泄,木不疏土就可出现精神抑郁、胸胁胀满、食欲不振、腹胀腹痛、泄泻便溏等症状。

肝藏血;脾生血,统血。两者在血液的储存、运行方面起协同作用。若两脏受损,统藏失司,可产生肝不藏血,脾不统血的出血病证。

9. 肝与肾 肝藏血,肾藏精,精血可以相互转化。所以说"肝肾同源"、"精血同源"。病理上两脏互损,可以出现肝肾阴虚的病证。

肝主疏泄,肾主闭藏。两者共同维持女子月经,男子排精的生理功能。藏泄失调,可出现女子月经不调,男子排精异常等生殖方面的疾病。

10. 脾与肾 脾为后天之本,肾为先天之本。先天、后天相互促进,相互依赖。脾的运化须借肾阳的温煦(脾阳根于肾阳),肾中精气有赖于后天水谷精气的不断补充。病理上常发生脾肾阳气互损,导致脾肾阳虚而见腹部冷痛、下利清谷、五更泄泻、水肿等症状。

(二) 脏与腑之间的关系

脏与腑之间的关系主要是表里关系。脏为阴,腑为阳,阳为表,阴为里。心与小肠、肺与大肠、脾与胃、肝与胆、肾与膀胱,一脏一腑,一阴一阳,一表一里,它们所属的经脉互相络属,组成脏腑表里关系。

1. 心与小肠的关系 心与小肠各以经脉相互络属构成表里关系。病理方面心火下移小肠可见尿少、尿赤、尿痛等症状;小肠有热,亦可循经上扰于心而见心烦、舌红、口舌生疮等症状。

2. 肺与大肠 肺与大肠各以经脉相互络属构成表里关系。生理上肺的肃降可促进大肠的传导;大肠的传导,有利于肺的肃降。病理上大肠实热,腑气不通,可导致肺失清肃,肺气上逆而见胸闷气喘等症状;反之,肺失清肃,肺气虚损亦可引起大肠传导障碍,而见便秘。

3. 脾与胃 脾与胃各以经脉相互络属构成表里关系。脾主运化,胃主受纳。脾主升清,喜燥恶湿,属于湿土;胃主降浊,喜湿恶燥,属于燥土。两者升降相因,燥湿相济,阴阳相合,纳运结合,共同完成饮食物的消化吸收及精微的输布,化生气血,充养全身,故称脾胃"为后天之本,气血生化之源"。

病理上脾气不升可导致胃气不降,临床上可见食少、恶心、呕吐、脘腹胀满;胃失和降可导致脾气不升,临床上可见腹胀、泄泻等症状。

4. 肝与胆 肝与胆各以经脉相互络属构成表里关系。肝的疏泄有利于胆汁的生成、排泄;胆汁的储存、排泄功能正常有利于肝的疏泄。病理上肝胆互相影响,可出现肝胆火旺、肝胆湿热等症状。

5. 肾与膀胱 肾与膀胱各以经脉相互络属形成表里关系。膀胱的储尿、排尿,依赖于肾的气化。若肾气不足,气化失司,膀胱开合失职,既可出现小便不利、尿闭;亦可出现尿失禁、遗尿、尿频等症状。

传统上认为三焦为"孤府",在脏与腑的关系之中一般不把心包与三焦进行配对。

考点:五脏六腑的关系。

(三) 腑与腑之间的关系

六腑之间,主要表现为饮食物的消化、吸收和排泄过程的相互联系和紧密配合。饮食物经胃初步消化,食糜下传小肠,泌别清浊,清者归脾,浊者糟粕下输大肠,水分渗入膀胱,胆汁参与消化,三焦是水谷运行和气化的通道、场所。饮食物的传导消化过程是虚实交替的过程。故《素问·五藏别论》说:"胃实而肠虚"、"肠实而胃虚"。前世医家有"六腑以通为用,腑病以通为补"的说法。

六腑在病理上也相互影响,如胃热可致大肠津伤产生便秘;大便不通,可致胃气不降,造成恶心、呕吐;胆火犯胃则呕吐;脾胃湿热熏蒸肝胆则成黄疸。

第2节 (精)气、血、津液

引言:五脏六腑的正常生理功能活动产生气、血、津液。何为气、血、津液?其功能如何?与五脏六腑有何关系?本节将一一回答这些问题。

情境案例 3-2

患者，女，65岁。常常自觉心悸胸闷，气短神疲，自汗，活动后加重。查体：舌淡，脉虚。

知识拓展

何 为 精

精有广义与狭义之分，狭义之"精"，即指通常所说的生殖之精；广义之"精"，泛指一切精微物质，包括气、血、津液和从食物中摄取的营养物质，故称作"精气"。

考点：精的概念。

气、血、津液是构成人体、维持人体生命活动的基本物质。它们是脏腑、经络等组织器官进行生理活动的物质基础。在人体的生命过程中，气、血、津液和脏腑、经络等组织器官之间，在生理、病理上，始终存在互为因果的密切关系。

一、气

（一）气的概念

气的含义有两个：一是构成和维持人体生命活动的最基本物质，如水谷之气、呼吸之气；二是指脏腑组织的功能活动，如脏腑之气、经络之气。两者又是相互联系的，前者是后者的物质基础，后者是前者的功能表现。

考点：气的概念。

（二）气的生成

气的生成来源有三个方面。

1. 禀受于父母的先天精气　先天之精气依赖于肾藏精气的生理功能，才能发挥生理效应。

2. 饮食物中化生的水谷精气　水谷精气，即饮食中的营养物质，依赖于脾胃的运化功能，才能从食物中摄取而化生。

3. 肺所吸入的自然界清气　自然界的清气依赖于肺的呼吸功能，才能吸入。

所以，气的生成，与先天禀赋、后天营养，以及肾、脾胃、肺等脏腑的功能是否正常密切相关。

（三）气的分类

1. 元气　元气又称"原气"、"真气"，是人体生命活动的原动力，是人体最基本、最重要的气。它根源于肾，由先天之精所化生，又依赖后天之精的充养，经三焦通达全身，以激发和推动所有脏腑组织的功能活动，促进人体的生长发育。元气充沛，则脏腑功能强盛，身体健康少病；若先天禀赋不足，或久病损伤元气，则脏腑气衰，抗邪无力，就会体弱多病。

2. 宗气　宗气是由肺吸入的清气和脾胃运化的水谷精气结合而成，它的主要功能是推动肺的呼吸和贯注心脉以助心行血。它在胸中积聚称作"气海"。凡语言、声音、呼吸的强弱，以及气血的运行都与宗气有关。

3. 营气　营气主要由水谷精微所化生，是富有营养作用的一种气。它行于脉中，主要功能是化生血液，营养周身，是血液的重要组成部分。由于营气与血液同行于脉中，所以常以"营血"并称。

4. 卫气　卫气也由脾胃运化的水谷精微所化生。它行于脉外，活力甚强，运动迅速，内而脏腑，外而皮肤、肌肉，遍及全身。卫气是人体阳气的一部分，故有"卫阳"之称。它的主要功能：一是护卫肌表，防御外邪入侵；二是温养脏腑、肌肉、皮毛；三是控制汗孔的开阖，调节体温。

（四）气的生理功能

1. 推动作用　气是活力很强的精微物质，它对人体的生长发育，脏腑、经络等组织器官的生理活动，血的生成和运行，津液的生成、输布和排泄等，均起着激发和推动作用。

2. 温煦作用 人的正常体温,依靠气的温煦作用来维持;脏腑、经络等组织器官,要在气的温煦下进行正常的生理活动;血和津液要在气的温煦下正常循行。

3. 防御作用 防御作用指气具有护卫肌表,抗御外邪的作用。

4. 固摄作用 气对血、津液等液态物质具有防止其流失的作用。主要表现在:固摄血液,可使血液循脉而行,防止其溢出脉外;固摄体液,控制汗液、尿液、唾液、胃液、肠液和精液等,防止体液大量丢失。

5. 气化作用 气能促使精、气、血、津液在体内的生成和相互转化。如饮食物转化成水谷精气,然后再化成气、血、津液,再经代谢转化成汗液、尿液、糟粕等,都是气化作用的具体表现。

考点:气的生理功能。

情境案例 3-2 诊断分析

该患者自觉心悸胸闷,气短神疲,自汗,活动后加重,舌淡,脉虚,皆为(心)气虚的表现。

知识拓展

气的运动形式

气的运动,称作“气机”。气是不断运动着的具有很强活力的精微物质。它流行于全身的脏腑、经络、形体、诸窍,无处不到。根据气的运动特点,归纳为升、降、出、入四种基本运动形式。脏腑的生理功能活动,体现脏腑气机升降出入的特性,如肝、脾之气主升,肺、胃之气主降等。气机的升降出入,对于人的生命,至关重要,可以说,人的生命活动,就是气的升降出入运动。升降出入的平衡失调,即是“气机失调”的病理状态。表现形式有:气滞、气逆、气陷、气脱、气闭等。

二、血

血,是红色的液态样物质,是构成人体和维持人体生命活动的基本物质之一,具有很高的营养和滋润作用。

考点:血的概念。

(一) 血的生成

血主要由水谷精微所化生,由营气和津液所组成,营气和津液是生成血液的物质基础。饮食物经过脾胃的消化吸收后,其精微部分,化生为营气,通过心肺的气化作用,变化为赤色的血液。

(二) 血的功能

血具有营养和滋润全身的作用,主要体现在面色红润、肌肉壮实、皮毛润泽、感觉运动灵活等。如血虚失养,则可见头昏目眩、面色不华或萎黄、毛发干枯、肢体麻木等血虚的表现。

(三) 血的循行

血的循行主要是靠心气的推动、肝气的调节、脾气的统摄,在肺朝百脉的辅助下共同完成。此外,脉道是否通利,血液或寒或热等,都直接影响血液运行的或迟或速。

考点:血的生理功能。

三、津 液

津液,是机体一切正常水液的总称,包括各脏腑组织器官的内在体液及其正常的分泌物,如胃液、肠液、涕、泪等,其中清稀者为津,稠厚者为液。津液也是构成人体和维持人体生命活动的基本物质。

考点:津液的概念。

(一) 津液的来源

津液主要来源于饮食水谷。

(二) 津液的生成、输布和排泄

津液的生成依赖于脾胃对饮食物的运化功能;津液的输布依靠脾的转输和肺的通调水道功能;津液的排泄主要是在肾的气化作用下形成汗液、尿液和呼吸之气排出体外。津液在体内的升降出入,是在肾的蒸腾作用下，以三焦为通道，随着气的升降出入运动，布散于全身而环流不息的。由此可见，肺、脾、肾三脏对津液代谢的正常与否，起着主要的调节平衡作用。

（三）津液的功能

津液主要有滋润、濡养的作用。津液布散全身以滋润五脏六腑等各个组织器官；津液在血脉之内，又是组成血液的重要成分。

四、气、血、津液之间的关系

（一）气与血的关系

气与血是相互资生、相互依存的关系，可以概括为“气为血之帅”、“血为气之母”。

“气为血之帅”体现在三个方面：“气能生血”，即饮食物转化为水谷精微，再由水谷精微转化为血；“气能行血”，即血的运行有赖于气的推动，气行则血行，气滞则血瘀；“气能摄血”，即血在脉中运行有赖于气的固摄作用，防止血液溢出脉外。

“血为气之母”有两个含义：一是“血能载气”，血是气的载体，气若不能依附于血中，则气无所归；二是“血能化气”，血不断为气的功能活动提供充分的营养。当大量出血时，气无所附，常常引起气脱，而血虚也会引起气虚。

（二）气与津液的关系

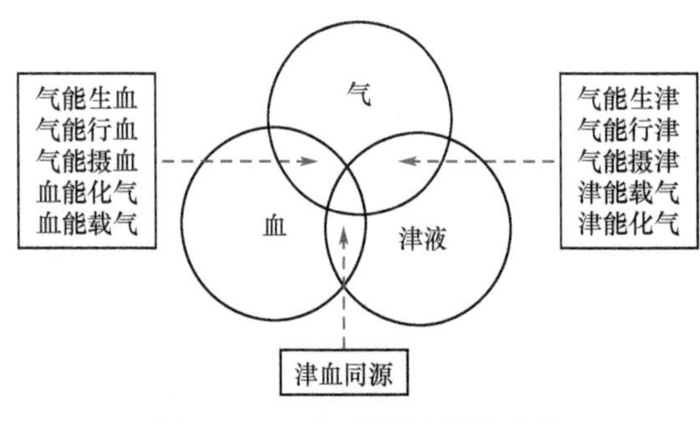

图 3-6　气、血、津液之间的关系

气与津液的关系和气与血的关系极其相似。具体表现在：气能生津、气能行津、气能摄津和津能载气，病理上也相互影响。

（三）血与津液的关系

血与津液都来源于水谷精微，两者均属阴，都具有滋润和濡养的作用，并相互渗透，相互转化，关系极为密切。津液渗入脉中，即成为血液的组成部分；血液的一部分渗出脉外，又转化为津液，所以有“津血同源”之说（图 3-6）。

情境案例 3-2　护患对话

患者：护士，我心悸胸闷，气短神疲，自汗，活动后加重是什么原因引起的？

护士：是因为心气虚所致。

患者：既然我的病是因为心气虚所致，为什么给我开补血的药？

护士：中医认为，“气为血之帅，血为气之母”。一是因为血能载气，血是气的载体，气若不能依附于血中，则气无所归，产生气虚；二是因为血能化气，血液充分，血不断为气的功能活动提供充分的营养，进而气也不虚。

患者：原来是这样，我试试，谢谢您！

小结

脏象是中医基础理论的核心，主要由脏腑和气、血、津液两部分组成。它们虽然在人体的生命活动过程中各具生理特点，但又相互密切联系，形成有机统一的整体。

脏腑是机体生命活动的中心。五脏的基本功能是储藏精气，特点是“藏而不泻”。六腑的基本功能是受盛和传化水谷，特点是“泻而不藏”。五脏与六腑构成表里关系。脏腑之间在生理上相互为用，在病理上相互影响。

气、血、津液是构成和维持人体生命活动的物质基础。脏腑的生理功能需要气、血、津液作为营养物质，而气、血、津液的化生又依赖脏腑正常的功能活动。

总之，人体以五脏为中心，以气、血、津液为功能活动的物质基础，通过经络将六腑、五体（皮、肉、筋、骨、脉）、五官九窍（目、舌、口、鼻、耳、前后阴）等组织器官联结成一个既相互联系，又相互制约的复杂生命活动整体。

自测题

一、选择题

A_1 型题

1. 与血液运行关系最为密切的脏腑是
A. 心 B. 肝
C. 脾 D. 肺
E. 肾

2. “后天之本,气血生化之源”是
A. 肾 B. 脾
C. 肝 D. 心
E. 肺

3. 心开窍于
A. 鼻 B. 舌
C. 耳 D. 目
E. 口

4. 主疏泄,主藏血的脏腑是
A. 肝 B. 心
C. 脾 D. 肺
E. 肾

5. 主受纳和腐熟水谷的脏腑是
A. 大肠 B. 胃
C. 膀胱 D. 小肠
E. 胆

6. 机体水液代谢过程中起最主要作用的脏腑是
A. 肺、肾、脾、膀胱及三焦
B. 脾、肝、肾及三焦
C. 肾、脾、肺及小肠
D. 肺、脾、肝、肾
E. 脾、胃、膀胱、肾

7. 自汗、出血、遗尿等症状是气的哪一个功能失常
A. 推动功能 B. 固摄功能
C. 温煦功能 D. 防御功能
E. 气化功能

8. 以下哪一项不是津液的范畴
A. 胃液 B. 泪液
C. 痰液 D. 涕液
E. 唾液

9. 人的生命活动原动力是指
A. 水谷精气 B. 营气
C. 宗气 D. 元气
E. 卫气

10. 恶心、呕吐、呃逆嗳气属于
A. 肺气上逆 B. 肝气上逆
C. 胃气上逆 D. 肝脾不调
E. 肝胃不和

11. 肝与肾的关系主要体现在
A. 骨与筋 B. 水与血
C. 精与血 D. 目与耳
E. 气与血

12. 能够调节汗孔开阖,控制体温的是
A. 元气 B. 宗气
C. 营气 D. 卫气
E. 精气

A_2 型题

13. 患者,女,40岁。平时体弱多病,四肢不温,舌淡脉弱。季节变化容易感冒,是气的什么功能减弱的表现
A. 推动作用 B. 温煦作用
C. 防御作用 D. 固摄作用
E. 气化作用

A_3 型题

(14、15题共用题干)

患者,男,30岁。原有胃痛史,昨晚饮酒后出现剧烈呕吐,现大便出血量甚多(黑便),面色淡白,舌淡脉细。

14. 剧烈呕吐主要损耗
A. 津液 B. 血
C. 精 D. 气
E. 神

15. 大便出血量甚多,除了损耗血外,还可以影响
A. 津 B. 液
C. 精 D. 气
E. 神

二、临床情境化任务

请同学们根据所学“肾”的主要生理功能,做一份健康人群(含生、长、壮、老、已不同阶段)保健注意事项的宣传手册。

(伍利民 吴 恒)

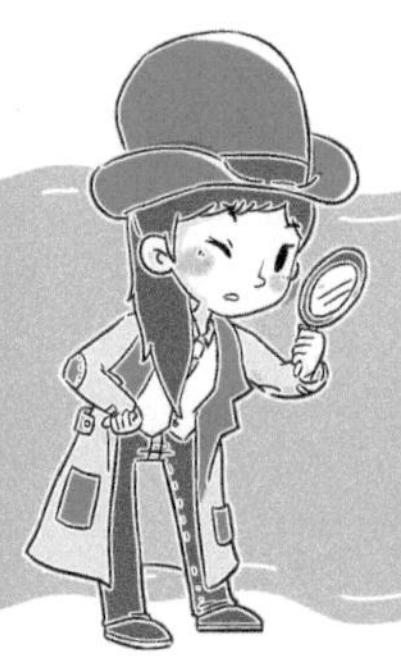

第4章 经络与腧穴

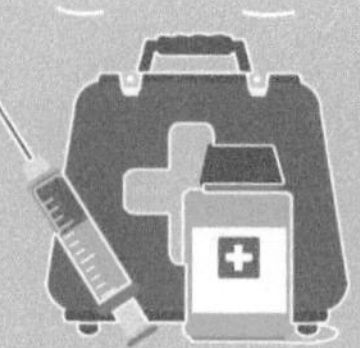

引言:随着中医针灸卓有成效地应用于全球,中医也在全球热了起来。中医针灸的理论基础就是经络与腧穴,我们的古人能发现它、应用它,但我们至今却不能证明它,经络与腧穴还有许许多多的未解之谜:经络是如何发现的?是先有经络,还是先有腧穴……下面的内容一定会激起你想揭开这些不解之谜的兴趣。

情境案例 4-1

患者,男,21岁。12月3日沐浴受寒,次日见头痛项强,恶寒,无汗,肢体酸痛,舌苔薄白,脉浮紧。查:体温38.6℃,余无异常。

第1节 经 络

一、经络的概念

经络是运行全身气血,联络脏腑肢节,沟通上下内外的通路,是经脉和络脉的总称。经,有路径的含义,经脉是经络系统中的主干,贯通上下,沟通内外,如十二经脉;络,有网络的含义,络脉是经脉的分支,较经脉细小,纵横交错,遍布全身。《黄帝内经》已有经络的记载。经络内属于脏腑,外络于肢节,沟通内外,贯穿上下,将人体各部的组织器官联系成为一个有机的整体;并藉以运行气血,营养全身,使人体各部的功能活动得以保持相对协调和平衡。

考点:经络的概念。

知识拓展

经络的起源

经络的起源有多种说法:①特异功能发现了经络。有学者认为,我们古人具有一种特异功能,能看见人体的经络流注图,随着时间的推移,人类的进化,这一特异功能也慢慢退化,终成千古之谜!②大多数学者认为经络是在临床实践中不断进行总结、修改、完善,才形成了我们今天所见到的经络,这也是为什么历代各个朝代的经络与现在中医学经络不完全一样的原因。

二、经络的组成

经络由经脉和络脉两大部分组成。其中,"经"包括十二经脉、奇经八脉、十二经别等;"络"包括十五络、浮络、孙络等(图4-1)。

临床链接:经络是经脉和经筋的总和

《黄帝内经》162篇中有42篇论述经筋。有学者认为,"在功能上,经脉运行气血,经筋连属骨节;在取穴方面,经脉'以隙为穴',经筋'以痛为腧'"。隋代杨上善指出"经筋与经脉各有其解剖实体与规律,它们有着质的区别"。明代张介宾指出"十二经脉之外而复有经筋者,何也?盖经脉营行表里,故出入脏腑,以次相传;经筋连缀百骸,故维络周身,各有定位"。再如源自少林武术的《易筋经》、现代医者黄敬伟的《经筋疗法》、薛立功的《中国经筋学》、黄国松(台湾)的《经筋手疗法》等对经筋也有独到的见解。

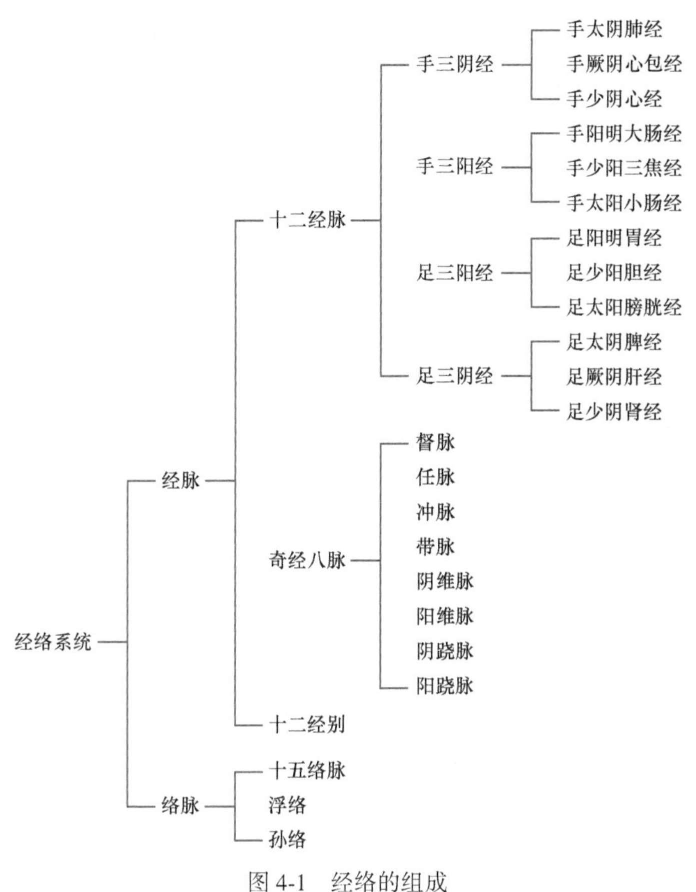

图 4-1　经络的组成

三、十二经脉的命名，走向、交接、分布规律，表里关系和流注次序

（一）十二经脉的命名

十二经脉是十二脏腑所属的经脉，分左右循行于头面、躯干及四肢，纵贯全身上下，为经络系统的主体，故又称为“十二正经”。十二经脉的命名是结合脏腑、阴阳、手足三个方面而定的。阳分阳明、少阳、太阳；阴分太阴、厥阴、少阴。根据脏属阴、腑属阳，内侧为阴、外侧为阳的原则，把各经所属脏腑结合循行于四肢的部位，命名出十二经脉的名称（表 4-1、图 4-2）。

表 4-1　十二经脉的名称和循行

部位	阴经（属脏）	阳经（属腑）	主要循行部位（阴经行于内侧，阳经行于外侧）
手（上肢）	手太阴肺经	手阳明大肠经	前线
	手厥阴心包经	手少阳三焦经	中线
	手少阴心经	手太阳小肠经	后线
足（下肢）	足太阴脾经	足阳明胃经	前线
	足厥阴肝经	足少阳胆经	中线
	足少阴肾经	足太阳膀胱经	后线

（二）十二经脉的走向、交接规律

1. 十二经脉的走向规律　手三阴经从胸走手，手三阳经从手走头，足三阳经从头走足，足三阴经

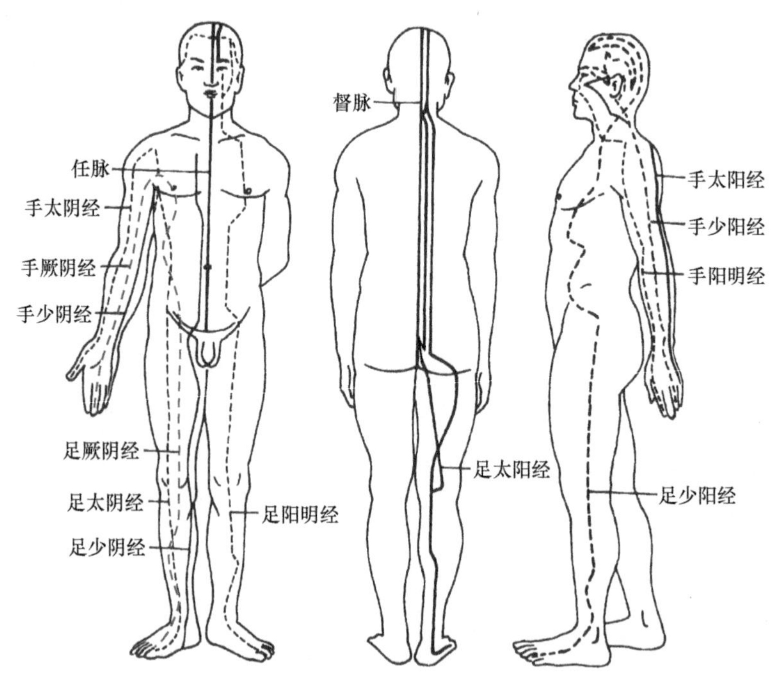

图 4-2　经络体表分布

从足走腹(胸)。

2. 十二经脉的交接规律　阴经与阳经(表里经)在手足末端相交接,如手太阴肺经自腕后与手阳明大肠经相交接,手少阴心经在小指与手太阳小肠经相交接,手厥阴心包经自掌中与手少阳三焦经相交接,足阳明胃经从跗上与足太阴脾经相交接,足太阳膀胱经从足小趾斜出足心与足少阴肾经相交接,足少阳胆经在跗上与足厥阴肝经相交接。阳经与阳经(同名经)在头面部相交接,如手足阳明经都通于鼻旁,手足太阳经均通于目内眦,手足少阳经皆通于目外眦。阴经与阴经在胸部相交接,如足太阴脾经与手少阴心经相交接于心中,足少阴肾经与手厥阴心包经相交接于胸中,足厥阴肝经与手太阴肺经相交接于肺中(图 4-3)。

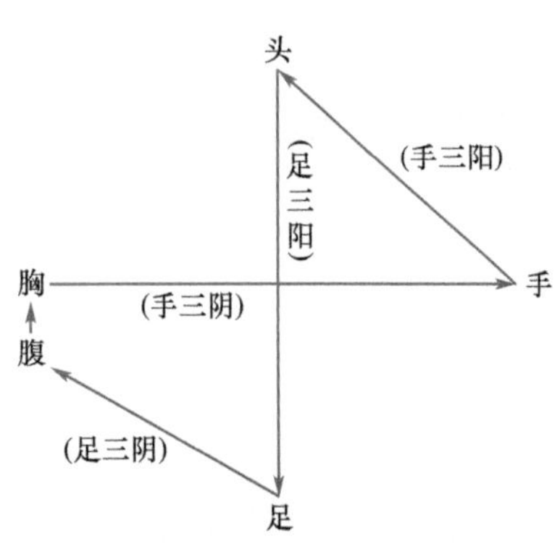

图 4-3　十二经脉的走向、交接规律

(三) 十二经脉的分布规律

十二经脉在体表左右对称地分布于头面、躯干和四肢,纵贯全身。六阴经分布于四肢内侧和胸腹,六阳经则分布于四肢外侧、头面和躯干。

1. 十二经脉在头面部的分布规律　阳经经脉皆上头面,其中手足阳明经在面部,手足少阳经在头侧,足太阳经在后头及头顶,手太阳经在颊部;阴经只有足厥阴肝经上行到巅顶。故有前额、面部痛称为阳明头痛,两侧痛称为少阳头痛,后头痛称为太阳头痛,头顶痛称为厥阴头痛。

2. 十二经脉在躯干部的分布规律　足少阴经在胸中线旁开 2 寸,腹中线旁开 0.5 寸处;足太阴经行于胸中线旁开 6 寸,腹中线旁开 4 寸处;足厥阴经循行的规律性不强;足阳明经分布于胸中线旁开 4 寸,腹中线旁开 2 寸处;足太阳经行于背部;足少阳经分布于身之侧面。

3. 十二经脉在四肢部的分布规律

(1) 阴经在肢体的排序分别为太阴经在前、厥阴经在中、少阴经在后。在下肢中,足三阴经在足内踝上 8 寸以下为厥阴经在前、太阴经在中、少阴经在后,至足内踝上 8 寸以上,太阴经交出于厥阴经之前。

（2）阳经在肢体的排序分别为阳明经在前、少阳经在中、太阳经在后。

知识拓展

“秀色可餐”新解

人体面部主要为足阳明胃经所占据。脾与胃为气血生化之源，气血充沛、上荣于面则容光焕发；气血虚少、面部失荣则容颜憔悴。同时，脾主肌肉，脾健则颜面丰润。因此，从人体面部情况可测知人体脾胃功能：面部红润有泽者脾胃功能健，面色萎黄无华者脾胃功能虚弱。

《素问·上古天真论》有曰“女子……五七，阳明脉衰，面始焦……”女子 35 岁足阳明胃经开始虚衰，气血开始减退，应该加强饮食水谷的调养，保护脾胃，如果只热衷于面部的化妆而不注重内部调养，就步入“华其外，悴其内”的歧途了。从这个角度而言，“秀色可餐”是否可以理解为：面部的秀色是可以通过“餐”来获得、保持的呢？或云“秀色者，可餐也”，“可餐者，秀色也”。

情境案例 4-1　诊断分析

该患者沐浴受寒，次日见头强项痛，恶寒，无汗，肢体酸痛，舌苔薄白，脉浮紧。其“头痛项强”等症状符合十二经脉太阳经，特别是足太阳膀胱经的分布规律，故可诊为太阳伤寒证，但临床护理还须进一步探讨。

（四）十二经脉的表里关系

十二经脉在体内与脏腑相连属，其中阴经属脏络腑，阳经属腑络脏，一脏配一腑，一阴配一阳，形成了脏腑阴阳表里属络关系（表 4-2）。

表 4-2　十二经脉的表里关系

表	里
手阳明大肠经	手太阴肺经
手少阳三焦经	手厥阴心包经
手太阳小肠经	手少阴心经
足阳明胃经	足太阴脾经
足少阳胆经	足厥阴肝经
足太阳膀胱经	足少阴肾经

（五）十二经脉的流注次序

十二经脉的流注次序是从手太阴肺经开始，经大肠、胃、脾、心……而阴阳相贯，首尾相接，逐经相传，到肝经为止，最后又回到肺经，从而构成了周而复始、环流不息的流注系统（图 4-4）。

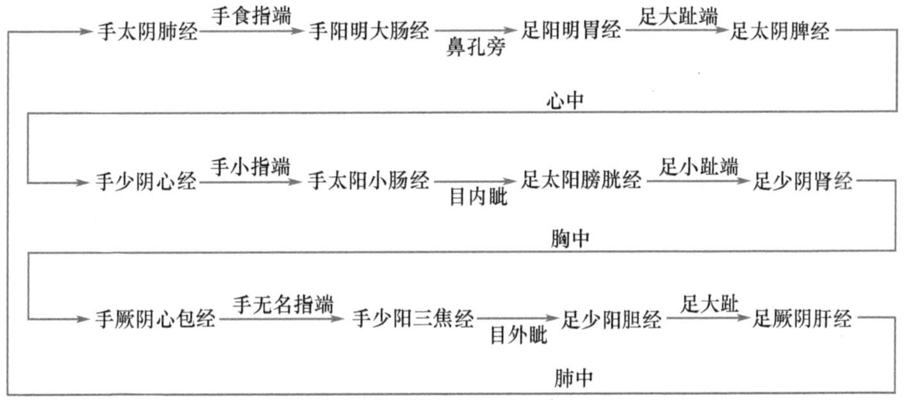

图 4-4　十二经脉的流注次序

四、经络的生理功能

（一）沟通内外，联络脏腑、肢节

经络具有沟通内外，联络脏腑、肢节的作用。如《灵枢·海论》说：“夫十二经脉者，内属于府藏，外络于肢节”，指出了经络能沟通表里、联络上下，将人体各部的组织器官联结成一个有机的整体。

(二) 运行气血,濡养周身

经络具有运行气血,濡养周身的作用。《灵枢·本藏》说:"经脉者,所以行气血而营阴阳,濡筋骨,利关节者也",指明了经络具有运行气血、调节阴阳和濡养全身的作用。

(三) 抗御外邪,保卫机体

由于经络能"行气血而营阴阳",营气运行于脉中,卫气行于脉外,使营卫之气密布于周身,从而加强了机体的防御能力,起到抗御外邪,保卫机体的作用。

考点:经络的生理功能。

第2节 腧　　穴

腧穴,又称穴位,是脏腑经络之气输注于体表的特殊部位,也是针灸推拿施术之处。

腧穴可分为三类:一是十四经穴,即分布和归属于十二经脉和任、督二脉上的腧穴;二是经外奇穴,即尚未列入十四经系统而对某些病证有特殊治疗作用的腧穴;三是阿是穴,是指以压痛点或其他反应点作为针灸推拿之处的腧穴,又称"天应穴"、"不定穴"等。

考点:腧穴的概念。

一、腧穴的主治作用

(一) 近治作用

所有腧穴均能治疗该穴所在部位及邻近组织、器官的病证。如睛明位于眼区,主治眼病;中脘位于腹部,主治胃病。

(二) 远治作用

在十四经腧穴中,尤其是十二经脉在四肢肘、膝关节以下的腧穴,不仅能治疗局部和邻近部位的病证,而且还可以治疗本经循行所及的远隔部位的脏腑、组织、器官的病证,有的甚至具有影响全身的作用。如足三里不仅能治疗下肢病证,还能治疗脾胃疾病,并且具有强壮保健作用。

(三) 特殊作用

某些腧穴对机体不同状态起双向良性调整作用。如针刺天枢既能止泻,又可通便。针刺内关既能使过快的心率减慢,又能使过慢的心率加快。此外,某些腧穴对某种病证具有相对的特异性,如大椎、曲池退热;至阴矫正胎位。

临床链接:眼保健操

眼保健操于20世纪60年代出现,并不断完善、推广的眼保健操,就是以经络腧穴理论为依据,结合推拿而成的一种保健方法,主要是通过刺激眼周的睛明、四白、太阳等腧穴,使眼内气血通畅,改善神经营养,以期达到消除睫状体紧张或痉挛的目的。实践证明,眼保健操是行之有效的眼部保健方法,特别是长时间读书写字,或面对手机、电脑屏幕者。现在新编的眼保健操还加入了合谷、攒竹等腧穴,能更好地保护视力和预防近视。

二、腧穴的定位方法

腧穴的位置大多在人体肌肉和骨节的空隙所形成的凹陷处,按压到腧穴处时,患者往往有特殊感应或舒适感。腧穴定位的准确与否,直接影响疗效,因此,腧穴的定位极为重要。常用的定位方法有以下四种。

(一) 体表标志定位法

1. 固定标志　固定标志指由骨节肌肉所形成的突起或凹陷,以及五官轮廓、发际、指(趾)甲、乳头、脐窝等,如两乳之间取膻中,两眉之间取印堂。

2. 活动标志　活动标志指关节、肌肉、皮肤随着适当的屈伸运动而出现的标志。如张口耳屏前取听宫,握拳掌后纹头取后溪等。

（二）骨度折量法

以体表骨节为标志，把骨节的长短按比例折算为若干等份，作为定穴的标准。此法适合于任何年龄、任何体形的患者（表 4-3、图 4-5）。

考点：腧穴的定位方法。

表 4-3　骨度折量

部位	起止点	折量寸	度量法	说明
头面部	前发际正中→后发际正中	12	直寸	用于前后发际不明者
	眉心→前发际正中	3	直寸	
	大椎穴→后发际正中	3	直寸	
胸腹部	两乳之间	8	横寸	
	胸剑联合→脐中	8	直寸	
	脐中→耻骨联合上缘	5	直寸	
背腰部	大椎以下→尾骶	（21 椎）	直寸	肩胛骨下角相当第七胸椎，髂嵴相当第四腰椎
	两肩胛骨内缘之间	6	横寸	
上肢部	腋前纹头→肘横纹	9	直寸	
	肘横纹→腕横纹	12	直寸	
下肢部	耻骨联合上缘→股骨内上髁上缘	18	直寸	膝中的水平线，前平犊鼻，后平腘横纹
	胫骨内侧髁下缘→内踝尖	13	直寸	
	股骨大转子→膝中	19	直寸	
	膝中→外踝尖	16	直寸	

（三）手指同身寸法

手指同身寸法，即以患者的手指为标准进行测量定位的方法。如患者的身材与施术者相近，施术者可用自己的手指代替（图 4-6）。

（1）拇指同身寸：以拇指指关节的宽度为 1 寸。

（2）中指同身寸：以中指中节屈曲时内侧两端纹头之间的距离为 1 寸。

（3）横指同身寸（一夫法）：食指、中指、无名指、小指四指并拢，以中指中节横纹为准，其四指的宽度为 3 寸。

（四）简便取穴法

此法是临床上一种简便易行的取穴方法。如两虎口自然平直交叉，在食指端到达处取列缺；两手自然下垂，中指尖端取风市；屈肘合腋时，正当肘尖尽处取章门等。

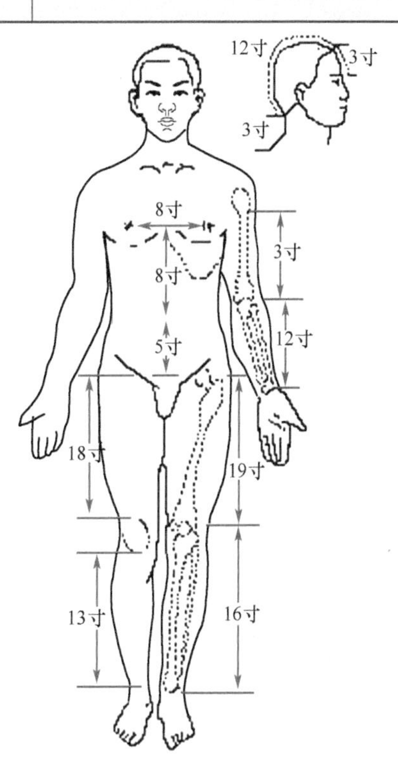

图 4-5　常用骨度分寸

三、常用腧穴

（一）十四经常用腧穴

十四经常用腧穴的定位、主治、操作如下（表 4-4～表 4-8、图 4-7～图 4-14）。

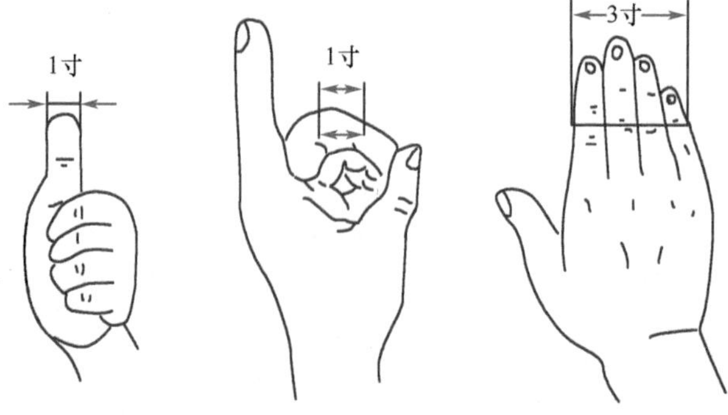

图 4-6　手指同身寸

表 4-4　手三阴经的常用腧穴

穴名	定位	主治	操作
尺泽	肘横纹中，肱二头肌腱的桡侧	①咳嗽，气喘，咯血；②咽喉肿痛；③肘臂挛痛	直刺 0.8~1.2 寸；或点刺出血
少商	拇指桡侧指甲角旁 0.1 寸	①发热，咽喉肿痛；②昏迷，急救穴之一	浅刺 0.1 寸，或点刺出血
内关	腕横纹上 2 寸，掌长肌腱与桡侧腕屈肌腱之间	①心悸，心痛，胸痛；②胃痛，呕吐	直刺 0.5~1.0 寸
中冲	中指尖端中央	①热病，心痛，心烦；②中暑，昏迷，急救穴之一	浅刺 0.1 寸，或点刺出血
神门	腕横纹尺侧端，尺侧腕屈肌腱之桡侧凹陷中	①心悸，心痛，失眠，健忘；②癫、狂、痫证	避开尺动脉，直刺 0.3~0.5 寸

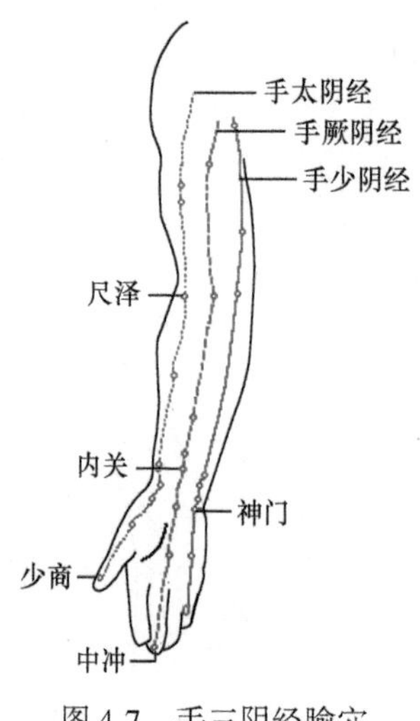

图 4-7　手三阴经腧穴

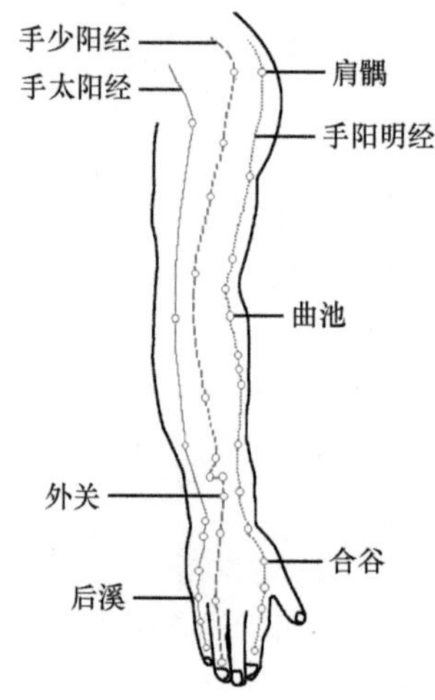

图 4-8　手三阳经腧穴

表 4-5　手三阳经的常用腧穴

穴名	定位	主治	操作
合谷	手背，第一、二掌骨之间，当第二掌骨中点的桡侧	①头痛，目赤肿痛，齿痛，咽喉肿痛，口眼歪斜；②热病无汗或多汗；③经闭，滞产；④手臂痿软	直刺 0.5~1.0 寸；孕妇慎用

续表

穴名	定位	主治	操作
曲池	屈肘，肘横纹头与肱骨外上髁之间的凹陷中	①发热，咽喉肿痛，目赤肿痛；②腹痛吐泻，上肢不遂；③高血压	直刺 1.0~1.5 寸
肩髃	肩部，三角肌上，上臂平举时，当肩峰前下方的凹陷处	肩臂痛，上肢不遂	直刺或向下斜刺 0.8~1.5 寸
外关	腕背横纹上 2 寸，桡骨与尺骨之间	①头痛，目赤肿痛，耳鸣耳聋；②胁痛，肩背痛；③上肢痹痛不遂	直刺 0.5~1.0 寸
后溪	微握拳，第五掌指关节后陷中	①发热，头项强痛，目赤，咽喉肿痛；②急性腰扭伤	直刺 0.5~0.8 寸
听宫	耳屏前，下颌骨髁状突的后缘，张口时呈凹陷处	耳鸣，耳聋，中耳炎，面瘫	直刺 0.5~1.0 寸

表 4-6　足三阳经的常用腧穴

穴名	定位	主治	操作
颊车	下颌角前上方一横指凹陷中，咀嚼时咬肌隆起处	下颌关节痛，齿痛，面肿，口眼歪斜	直刺 0.3~0.5 寸；或横刺透地仓
天枢	脐中旁开 2 寸	①腹胀腹痛，便秘，泄泻；②月经不调	直刺 0.5~1.0 寸
归来	脐下 4 寸，旁开 2 寸	①月经不调，带下，阴挺；②腹痛，疝气	直刺 0.5~1.0 寸
足三里	犊鼻穴下 3 寸，胫骨前嵴外一横指(中指)	①胃痛，呕吐；②腹胀，泄泻；③为强壮保健的要穴	直刺 0.5~1.5 寸
犊鼻	屈膝，髌韧带外侧凹陷中	膝痛，屈伸不利，下肢痿痹	直刺 0.5~1.5 寸
丰隆	外踝上 8 寸，胫骨前嵴外两横指	①咳嗽痰多；②头痛，眩晕	直刺 0.5~1.5 寸
风池	在项后枕骨下，当胸锁乳突肌与斜方肌上端之间凹陷处	①感冒，发热恶寒；②头痛，眩晕，中风；③失眠；④高血压；⑤目赤肿痛，近视，鼻渊，耳鸣耳聋	向鼻尖或对侧眼球方向斜刺 0.5~1.0 寸
肩井	大椎穴与肩峰连线的中点	①头项强痛，肩背痛，上肢不遂；②滞产，乳汁不下，乳痈	直刺 0.5~0.8 寸；不可深刺
睛明	目内眦稍上方凹陷中	①目赤肿痛，头痛，目眩，近视；②急性腰扭伤	嘱患者闭目，医者将其眼球推向外固定，针沿眼眶边缘缓慢刺入 0.3~0.5 寸；不做大幅度捻转提插；禁灸
肾俞	第二腰椎棘突下，旁开 1.5 寸	①头晕，耳鸣，耳聋，腰酸痛；②遗尿，遗精，阳痿，早泄，不育；③月经不调，带下，不孕	直刺 0.5~1 寸
委中	腘窝横纹中央	①腰痛，急性腰扭伤，下肢痿痹；②高热，抽搐，吐泻	直刺 0.5~1.0 寸；或点刺出血
至阴	足小趾外侧趾甲角旁 0.1 寸	①胎位不正，难产；②头痛，目痛，鼻塞	直刺或斜刺 0.1~0.2 寸；孕妇禁针

情境案例 4-1　穴位护理分析

该患者临床表现符合十二经脉太阳经，特别是足太阳膀胱经的分布规律，临床护理可取手太阳后溪，足太阳睛明、委中等腧穴。

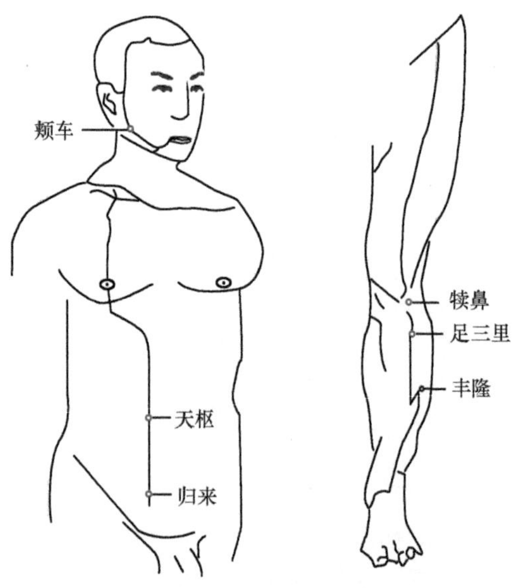

图 4-9 足阳明胃经腧穴

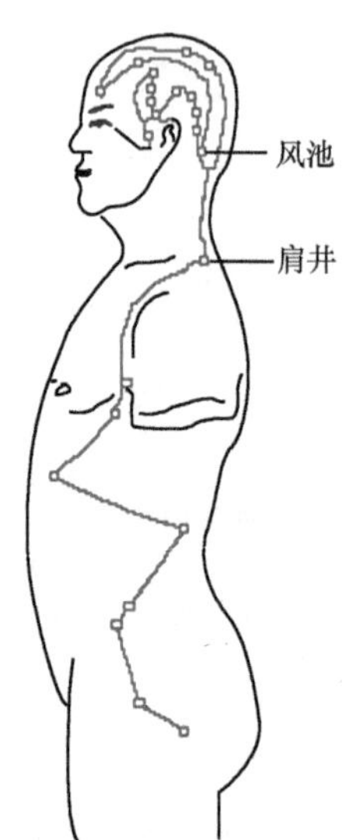

图 4-10 足少阳胆经腧穴

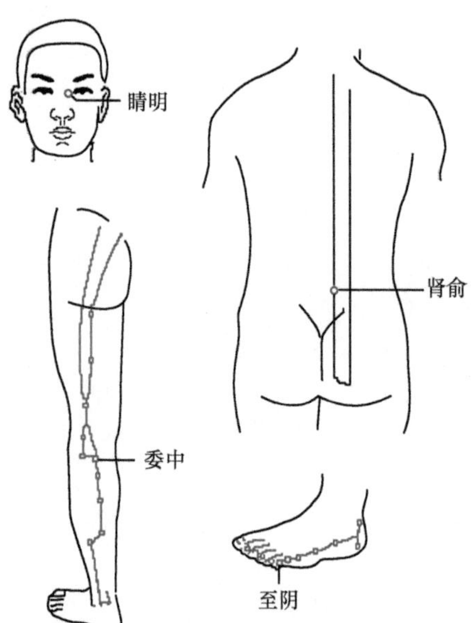

图 4-11 足太阳膀胱经腧穴

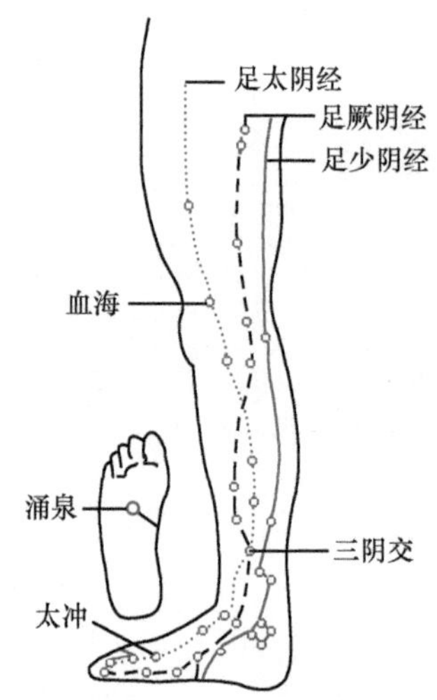

图 4-12 足三阴经腧穴

临床链接:神奇的足三里

足三里在足阳明胃经上,有调理脾胃、补中益气、扶正祛邪等功能,为强壮要穴,长期灸能益后天而养先天之气,有强身壮体、延年益寿之功。现代医学研究证实,针灸、推拿刺激足三里,既能增强胃肠蠕动,促进食欲,帮助消化,又能促进脑细胞功能的恢复,提高大脑皮质细胞的工作效率,还能调整红细胞、白细胞、血红蛋白和血糖,促进白细胞吞噬指数的上升,增强机体的免疫能力。故民间有"常常拍打足三里,胜过食用老母鸡"的说法。

表 4-7 足三阴经的常用腧穴

穴名	定位	主治	操作
三阴交	内踝高点上 3 寸,胫骨后缘	①脾胃虚弱,腹胀肠鸣,泄泻;②月经不调,难产,遗精,阳痿;③小便不利,遗尿	直刺 1.0~1.5 寸;孕妇禁针
血海	屈膝,在大腿内侧,髌骨内侧端上 2 寸处	①月经不调;②荨麻疹;下肢湿疹;③膝关节内侧疾病	直刺 0.8~1.2 寸

续表

穴名	定位	主治	操作
太冲	足背,第一、二跖骨结合部前凹陷中	①头痛,眩晕,目赤肿痛,高血压;②月经不调,痛经	直刺 0.5~0.8 寸
涌泉	足底中,卷足时足前部凹陷中	①头痛,眩晕,咽痛,失声;②昏厥,小儿惊风,系常用急救穴之一	直刺 0.5~1.0 寸

表 4-8　任脉、督脉的常用腧穴

穴名	定位	主治	操作
关元	腹正中线上,脐下 3 寸	①腹痛,泄泻;②小便不通,遗尿;③月经不调,痛经,带下,子宫脱垂,遗精,阳痿;④虚劳羸瘦,为强壮保健要穴	直刺 0.5~1.0 寸;针前排尿,孕妇禁针
气海	腹正中线上,脐下 1.5 寸	①绕脐腹痛,泄泻,内脏下垂;②月经不调,不孕,产后恶露不止;③虚脱,为强壮保健要穴	直刺 0.8~1.2 寸;孕妇慎针
神阙	脐窝正中	①腹痛,腹泻,久痢脱肛;②虚脱	禁针;宜灸
中脘	腹正中线上,脐上 4 寸	①胃痛,呕吐;②腹胀,肠鸣,泄泻	直刺 0.8~1.2 寸
大椎	第七颈椎棘突下凹陷中	①热病;②头痛项强,咳喘	直刺 0.5~1.0 寸
百会	头顶,前发际正中直上 5 寸,或两耳尖直上连线之中点	①头痛,眩晕,中风,失眠;②脱肛,子宫脱垂	平刺 0.5~1.0 寸
人中(水沟)	人中沟的上 1/3 与下 2/3 交界处	①惊风,中暑,各种猝倒昏迷,为常用急救穴之一;②中风,口眼歪斜;③急性腰扭伤	向上斜刺 0.3~0.5 寸

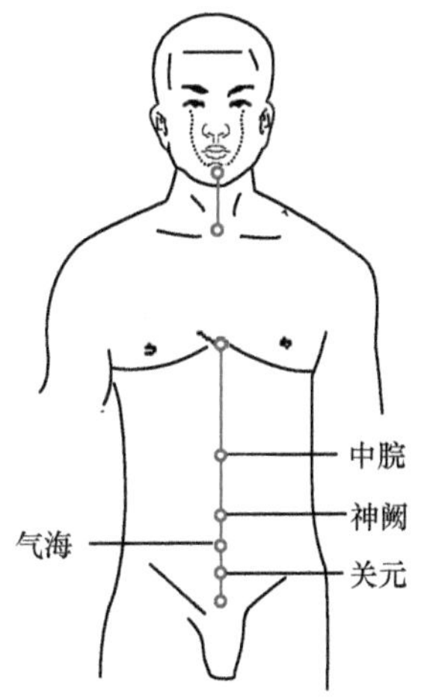

图 4-13　任脉常用腧穴

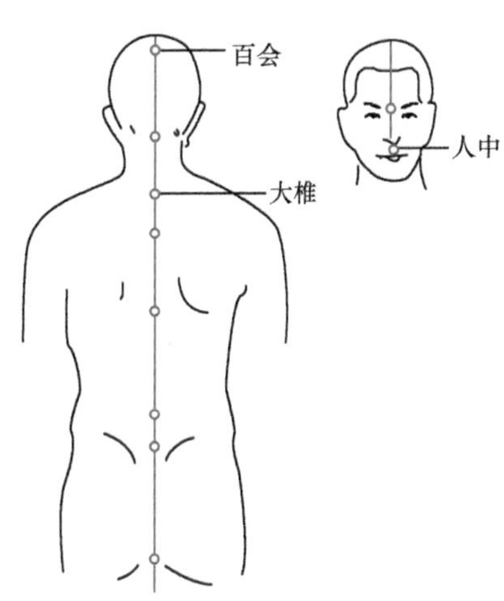

图 4-14　督脉常用腧穴

临床链接:四总穴歌诀

肚腹三里留,腰背委中求,头项寻列缺,面口合谷收,
心胸取内关,小腹三阴谋,酸痛阿是穴,急救刺水沟。

(二) 常用经外奇穴

常用经外奇穴的定位、主治、操作如下(表 4-9、图 4-15~图 4-18)。

表 4-9 常用经外奇穴

穴名	定位	主治	操作
四缝	第二、三、四、五指掌面，近端指关节横纹中点	①小儿疳积，消化不良；②百日咳	点刺 0.1～0.2 寸；挤出少量黄白色透明样液体或出血
十宣	手十指尖端，距指甲缘 0.1 寸	高热昏迷，惊风抽搐，中暑，中风昏仆，系常用急救穴之一	浅刺 0.1～0.2 寸；或点刺出血
太阳	眉梢与目外眦之间向后约 1 寸凹陷中	①头痛，牙痛，目赤肿痛；②面瘫	直刺或斜刺 0.3～0.5 寸；或点刺出血；禁灸
印堂	两眉头中间	①头痛，头晕，鼻塞，鼻衄；②小儿惊厥	向下平刺 0.3～0.5 寸；或点刺出血
牙痛	在手掌面第三、四掌骨之间，当指根横纹后约 1 寸	牙痛	直刺 0.5～0.8 寸
四神聪	在百会穴前后左右各 1 寸	①头痛，眩晕，失眠，健忘；②大脑发育不良	平刺 0.5～0.8 寸
定喘	大椎穴旁开 0.5 寸	①咳嗽，哮喘；②颈项强痛	直刺 0.5～1.0 寸

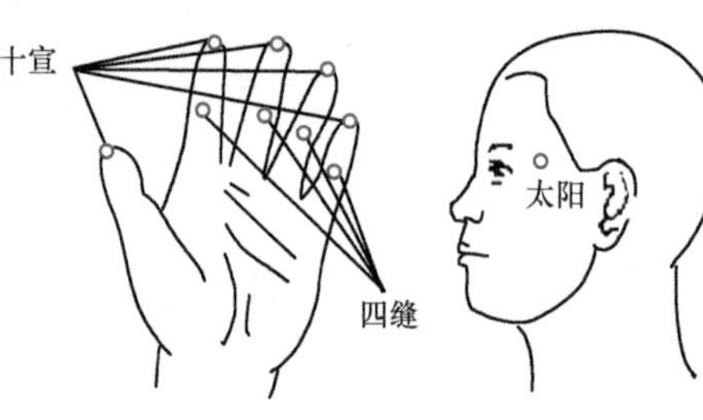

图 4-15 常用奇穴（太阳等）

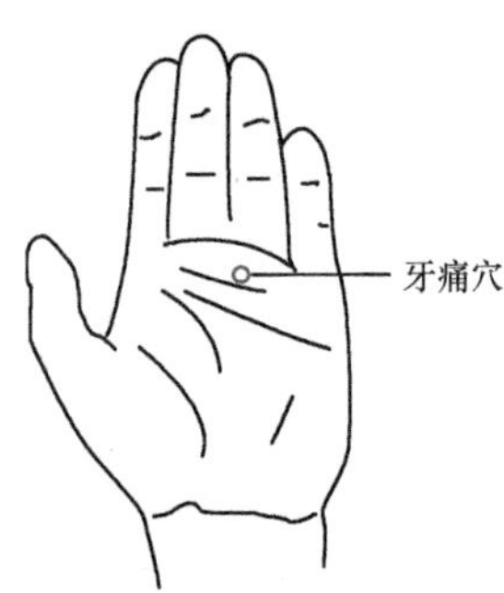

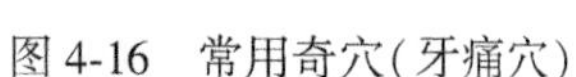

图 4-16 常用奇穴（牙痛穴）

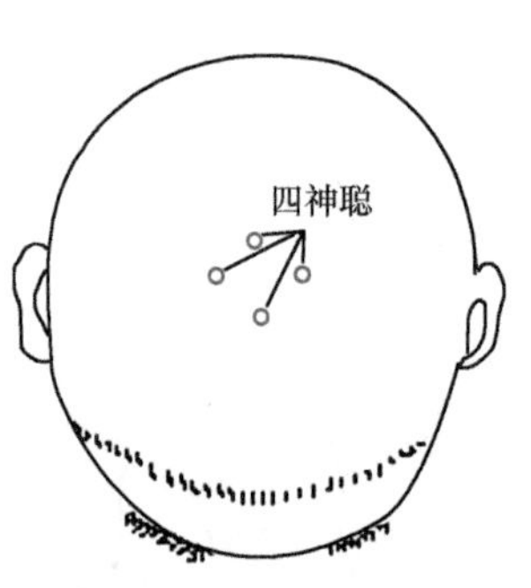

图 4-17 常用奇穴（四神聪）

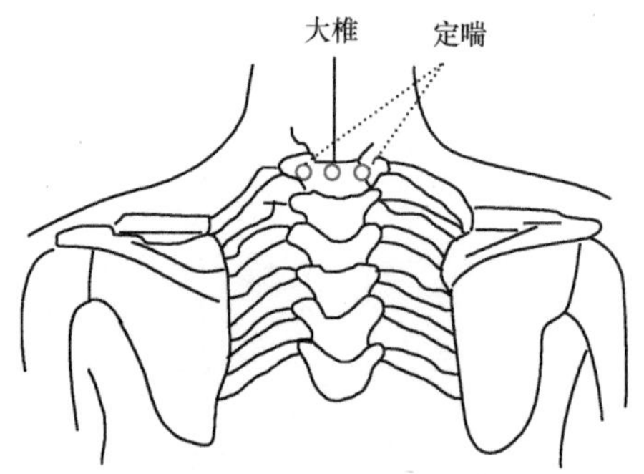

图 4-18 常用奇穴（定喘）

小结

“经”指十二经脉、奇经八脉、十二经别等；“络”指十五络、浮络、孙络等。腧穴是经络之气输注于体表的特殊部位，也是针灸推拿施术的部位。只要进行适当的刺激，就能通达经络、调畅气血，使阴阳平衡，脏腑趋于调和，从而达到扶正祛邪的目的。经络与腧穴是中医学基础的组成部分，是学习中医针灸与推拿的基础理论核心。

自测题

一、选择题

A_1 型题

1. 下列哪条经脉的命名是错误的
   A. 手太阴肺经　B. 手厥阴心经
   C. 足少阴肾经　D. 手太阳小肠经
   E. 足阳明胃经
2. 阴经在肢体的分布规律是
   A. 太阴居前,厥阴居中,少阴居后
   B. 厥阴居前,太阴居中,少阴居后
   C. 太阴居前,少阴居中,厥阴居后
   D. 少阴居前,厥阴居中,太阴居后
   E. 厥阴居前,少阴居中,太阴居后
3. 下列哪项不是经络的生理功能
   A. 运行全身气血　B. 沟通上下内外
   C. 联络脏腑　D. 运行水液
   E. 联络肢节
4. 下列穴位中能矫正胎位的是
   A. 至阴　B. 足三里
   C. 昆仑　D. 风池
   E. 肩井
5. 与月经关系最密切的奇经是
   A. 冲脉、督脉　B. 任脉、带脉
   C. 阳跷、阴跷　D. 冲脉、任脉
   E. 阴维、阳维
6. 肘横纹至腕横纹为
   A. 8 寸　B. 9 寸
   C. 12 寸　D. 13 寸
   E. 16 寸
7. 脐下 3 寸的穴位是
   A. 内关　B. 关元
   C. 气海　D. 神阙
   D. 天枢
8. 内关穴的定位是
   A. 腕横纹上 2 寸,尺侧腕屈肌腱桡侧缘
   B. 腕横纹上 2 寸,尺骨、桡骨之间
   C. 腕横纹上 2 寸,掌长肌腱与桡侧腕屈肌腱之间
   D. 腕横纹上 3 寸,掌长肌腱与桡侧腕屈肌腱之间
   E. 腕背横纹上 2 寸,尺、桡骨之间

A_2 型题

9. 患者,女,36 岁。右侧腰腿部疼痛,表现为右臀和大腿后侧放射性疼痛。该患者的护理经络为
   A. 足阳明胃经　B. 足太阳膀胱经
   C. 足少阳胆经　D. 足太阴脾经
   E. 足厥阴肝经

A_3 型题

(10、11 题共用题干)

患者,男,26 岁。近日因饮食不节出现腹部隐隐作痛,脐周有轻压痛,无反跳痛,也未触及肿块,中医护理诊断为腹痛。

10. 腹痛部位从经络分布规律来说,哪项是错误的
    A. 任脉在腹部前正中线上
    B. 足少阴经在腹中线旁开 0.5 寸处
    C. 足太阴经行于腹中线旁开 4 寸处
    D. 足厥阴经分布于腹中线旁开 2 寸
    E. 足阳明经分布于腹中线旁开 2 寸
11. 医师开出处方,让护士予以足三里穴位注射,请问此穴属哪条经脉
    A. 足阳明胃经　B. 足少阳胆经
    C. 足太阳膀胱经　D. 足太阴脾经
    E. 足厥阴肝经

二、临床情境化任务

1. 请在自身或同学身上大概勾画出十二经脉的走向。
2. 根据社会对中医护理保健的需要,请试将关元、气海、足三里等强壮穴编写一份中医护理保健要穴使用注意事项的宣传资料。

(伍利民)

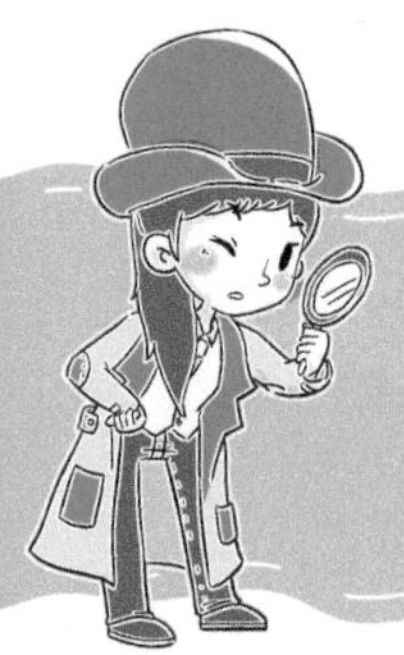

第5章 病因病机

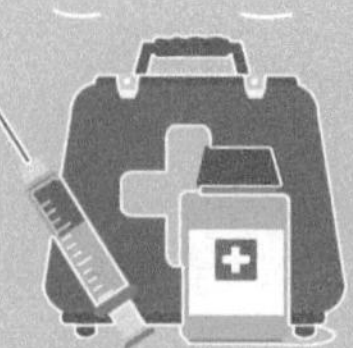

引言：人之所以健康无病，是因为人体各脏腑组织之间及人体与外界环境之间，处于一个相互依存、相互制约的动态平衡状态。当自然界气候异常、情志过度波动及其他因素发生变化，人体不能适应这种变化时，这种相对平衡状态就会遭到破坏，人体就会发生疾病。人体是怎样发生疾病的？其发病与哪些因素有关呢？这些问题可在本章找到答案。

情境案例 5-1

患者，女，13岁。昨日沐浴后受凉，今日出现恶寒、无汗、鼻流清涕、头痛、肢体酸痛、舌苔薄白、脉浮紧。查体：体温38.2℃。

第1节 病　因

病因，就是导致疾病发生的原因，主要有六淫、疫疠、七情、饮食、劳逸、痰饮、外伤和虫兽伤等。病因学说是研究致病因素及其性质、致病特点和临床表现的系统理论。

考点：病因的概念。

一、外感病因

外感病因，是指来源于自然界，通过皮毛或口鼻，侵入机体引起疾病的原因。主要有六淫与疫疠两类。

（一）六淫

风、寒、暑、湿、燥、火是四季气候中的六种表现，正常情况下是自然界六种不同的气候变化，称为“六气”。六气对自然界的万物生长和变化起着促进作用，也是人类生存的条件，所以正常的六气不会致病。如果发生太过或不及，且当人体正气不足时就可能成为致病因素，这种能使人致病的反常气候称为“六淫”。淫，有太过和浸淫之意。由于六淫是不正之气，所以又称为“六邪”。

考点：六气、六淫的概念。

六淫致病的共同特点（图5-1）：

（1）季节性：六淫为病，多与季节气候有关，如春季多风病、夏季多暑病、长夏多湿病、秋季多燥病、冬季多寒病等。

（2）地域性：六淫为病，与生活地域、居住环境有关，如西北高原地区多寒病、燥病；东南沿海地区多湿病、温病；久居潮湿环境多湿病；高温环境作业者又常因燥热或火邪而致热病等。

（3）相兼性：六淫邪气既可单独侵袭人体致病，又可两种以上相兼侵犯人体而致病，如风寒感冒、暑湿泄泻、风寒湿痹等。

（4）转化性：六淫在发病过程中，不仅可以相互影响，而且在一定的条件下可以相互转化，如寒邪入里可以化热；热极可以生风；暑湿日久可以化燥伤阴等。

（5）外感性：六淫为病，其受邪途经多侵犯人体肌表，或从口鼻而入，或两者同时受邪，故又有“外感六淫”之称。其所致之病，统称为外感疾病。

考点：六淫致病的共同特点。

1. 风　风是春天的主气，但四季皆有。因此，风邪为病，春季多见，其他季节也可发生。

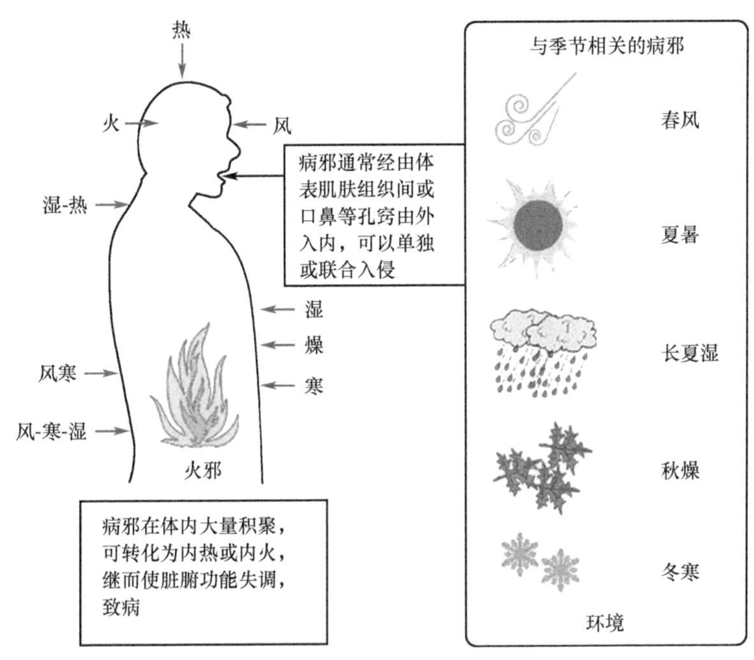

图5-1　六淫致病特点

风邪的性质和致病特点：

(1) 风为阳邪，其性开泄，易袭阳位：风邪具有升发、向上、向外的特性，故属于阳邪。其性开泄，是指风邪犯人易使腠理疏泄而开张。因此，风邪易犯人体的头面(上部)和肌表(外部)等属于阳的部位，出现头痛、鼻塞、流涕、汗出、恶风等症状。

(2) 风性善行数变："善行"是指风邪致病具有病位游移，行无定处的特性。如风邪偏盛的行痹，常见游走性的关节疼痛，痛无定处。"数变"是指风邪致病具有发病急、变化快的特性。如中风之人突然昏仆、不省人事；风疹块的此起彼伏、时隐时现、皮肤瘙痒等。

(3) 风为百病之长：风为六淫之首，常为外邪致病的先导，寒、湿、燥、热诸邪多依附于风而侵犯人体，如风寒、风热、风湿等。

(4) 风性主动：指风邪致病其临床表现具有动摇不定的特点，如眩晕、上视、口噤、项强、震颤、四肢抽搐等。

情境案例5-1　诊断分析1

该患者沐浴受凉后出现鼻流清涕、头痛、舌苔薄白、脉浮。符合六淫中"风"的性质和致病特点，但恶寒、无汗、肢体酸痛、脉紧等，须进一步分析。

2. 寒　寒是冬季的主气，其他季节亦可有之。寒邪致病，根据其侵犯的部位而有伤寒、中寒之分。寒邪伤于肌表，阻遏卫阳，称为"伤寒"；寒邪直中于里，伤及脏腑阳气，称为"中寒"。

寒邪的性质和致病特点：

(1) 寒为阴邪，易伤阳气：寒为阴气盛的表现，故其性属阴。寒邪最易损伤阳气，使阳气温煦气化作用减弱，全身或局部出现功能减退的寒象。如寒邪袭表，卫阳被遏，则见恶寒；寒邪直中脾胃，中阳受损，可见呕吐清水、脘腹冷痛等症状。

(2) 寒性凝滞，主痛：凝滞，即凝结阻滞不通之意。寒邪侵袭人体，损伤阳气，使气血循行迟缓，甚至凝结阻滞，运行不畅，不通则痛，故疼痛是寒邪致病的重要特征。

(3) 寒性收引：收引，即收缩牵引之意。寒邪侵袭人体，易使气机收敛，腠理闭塞，而出现无汗、脉紧;寒邪侵袭经络关节,则经脉收缩拘急,以致拘挛疼痛、屈伸不利等。

情境案例 5-1 诊断分析 2

恶寒、无汗、肢体酸痛、脉紧,符合六淫中"寒"的性质和致病特点,两者结合,该患者为感受"风寒"二邪所致。

3. 暑 暑是夏季的主气,为火热之气所化生。暑邪独见于夏季,有明显的季节性,主要发生在夏至以后,立秋之前。暑纯为外感,无内暑之说。

暑邪的性质和致病特点:

(1) 暑为阳邪,其性炎热:暑为夏季的火热之气所化生,火热属阳,故为阳邪。暑邪致病可出现高热、烦渴、肌肤灼热、汗出、脉洪大等症状。

(2) 暑性升散,耗气伤津:升散即上升发散之意。暑邪侵犯人体使腠理开泄而大汗出,汗多必致津伤,气随津外泄,而见口渴多饮、尿赤短少、气短乏力、脉虚大无力等症状。

(3) 暑多夹湿:暑季气候炎热,多雨而潮湿,因而暑邪为患,往往兼有湿邪。其临床特征除有发热、烦渴等暑热症状之外,常兼有四肢困重、胸闷呕恶、大便溏泻不爽等湿阻症状。

4. 湿 湿为长夏的主气,长夏时当夏秋之交,雨量较多,湿气最盛,故长夏多湿病。但亦可因涉水淋雨、居处潮湿、水中作业等湿邪侵袭所致,因此,湿邪为患,四季均可发病。

湿邪的性质和致病特点:

(1) 湿性重浊:重,即沉重、重着。湿邪致病可见头身困重、四肢酸楚、关节疼痛重着等;浊,即秽浊不洁。湿邪致病出现各种秽浊症状,如疮疡脓水、小便浑浊、便痢脓血、妇女黄白带下等。

(2) 湿为阴邪,易阻遏气机,损伤阳气:湿性类水,归属于阴。湿邪侵入人体,留滞脏腑经络,最易阻遏气机,使气机升降失常,出现胸闷脘痞、小便不利、大便不爽等症状。

(3) 湿性黏滞:黏滞,即黏腻、停滞之意。因湿性黏滞,故湿邪致病常缠绵难愈,易反复发作,其分泌物多黏滞,排泄不爽。

(4) 湿性趋下,易袭阴位:湿水同类,水性向下,具有沉降之性,故可见下部症状,如下肢水肿、小便淋浊、赤白带下等症状。

5. 燥 燥是秋季的主气。秋季气候干燥,水分滋润减少,故秋季多燥病。燥邪为病,有温燥、凉燥之分。初秋尚有夏热之余气,故多为温燥;深秋近冬气候渐凉,故多为凉燥。

燥邪的性质和致病特点:

(1) 燥性干涩,易袭津液:燥邪干涩,致病最易耗伤津液,造成阴津亏损的病变,表现各种干涩的症状和体征,如鼻干咽燥、口唇燥裂、皮肤干燥皲裂等。

(2) 燥易伤肺:肺为娇脏,喜润而恶燥。燥邪犯肺,损伤肺津,宣降失司,症见咳呛气逆、干咳少痰,或痰黏稠难咯、痰中带血等。

6. 火 火为热之极,性质相同而程度有异,故常火热并称。火旺于夏季,但并不像暑邪那样有明显的季节性,也不受季节气候的限制。风、寒、暑、湿、燥诸邪,均能在病理变化过程中化热成火,故又有"五气化火"之说。

火邪的性质和致病特点:

(1) 火热为阳邪,其性炎上:火热性属阳,有升腾上炎的特性,故火邪致病与热相似,但比热更甚,多表现头面部症状,如心火上炎可致口舌生疮;肝火上炎可致头痛、目赤肿痛;胃火炽盛可致齿龈肿痛、出血等;火易扰神明,常见心烦失眠、狂躁妄动、神昏谵语等症状。

(2) 火易伤津耗气:火热之邪,既可消灼津液,又能迫津外泄,使机体的津液耗伤。故火邪致病,除有明显的热象外,还伴有口渴喜饮、咽干舌燥、小便短赤、大便秘结等津液耗伤的症状。

(3) 火易生风动血:火热之邪侵袭人体,灼伤阴津,使筋脉失其滋养濡润,而致肝风内动,表现为高热、神昏谵语、四肢抽搐、颈项强直、角弓反张、目睛上视等症状,称之为"热极生风"。同时,火热之邪可以加速血行,灼伤脉络,甚则迫血妄行,而致各种出血,如吐血,衄血,便血,尿血,皮肤发斑及妇女月经过多、崩漏等病证。

(4) 火易致肿疡:火热之邪入于血分,可壅迫聚集于局部,腐蚀血肉发为痈肿疮疡,故有"痈疽原是火毒生"之说(表5-1)。

考点:风、寒、暑、湿、燥、火邪的性质和致病特点。

表5-1 六淫的性质和特点

六淫	属性	性质和特点	常见病证
风	阳	开泄、善行数变、主动	伤风、肝风内动
寒	阴	收引、凝滞、疼痛、伤阳	寒痹、脾胃虚寒
暑	阳	升散、耗气、伤津、夹湿	中暑、暑湿
湿	阴	重浊、黏滞、阻遏气机	湿痹、湿阻中焦
燥	阳	干涩、易伤津、易伤肺	温燥、寒燥
火	阳	上炎、伤津液、生风、动血	心火、热入营血

护考链接

1. 六淫的概念是 A. 风、寒、暑、湿、燥、火 B. 内风、内寒、内暑、内湿、内燥、内火 C. 风、寒、暑、湿、燥、火六种外感病邪的统称 D. 风、寒、暑、内湿、内燥、内火 E. 外风、外寒、外暑、外湿、外燥、外火

点评:六淫是风、寒、暑、湿、燥、火六种外感病邪的统称,所以答案为C。

2. 六淫致病中,性属"黏滞"的病邪为 A. 风邪 B. 寒邪 C. 暑邪 D. 湿邪 E. 燥邪

点评:"黏滞"是湿邪的性质和致病特点,所以答案为D。

(二) 疫疠

疫疠是一类具有强烈传染性的病邪,又称瘟疫、疫毒、异气、毒气等。它不同于六淫,具有明显的传染性和流行性,是一种特殊的外感致病因素。疫疠具有发病急骤、病情较重、症状相似、传染性强、易于流行等致病特点。疫疠发生和流行的主要因素是:气候反常与自然灾害、环境污染、饮食卫生不良、预防隔离不及时或措施不当、社会因素等。古医籍中记载的疫疠有疫痢、白喉、烂喉痧、天花、霍乱、大头瘟等,包括现代医学中许多传染病或烈性传染病,如中毒性菌痢、非典型性肺炎、禽流感等均属疫疠的范畴。

考点:疫疠的概念和致病特点。

临床链接:非典型性肺炎

非典型性肺炎,简称SARS,又称严重急性呼吸综合征(severe acute respiratory syndromes),是因感染SARS相关冠状病毒而导致的以发热、干咳、胸闷为主要症状,严重者出现快速进展的呼吸系统衰竭,是一种新的呼吸道传染病,极强的传染性与病情的快速进展是此病的主要特点。

二、七 情

(一) 七情的概念

七情,即喜、怒、忧、思、悲、恐、惊七种情志变化,是机体的精神状态。七情是人体对客观事物的不同反映,也是人的精神活动的外在表现,在正常情况下一般不会致病,只有突然、强烈或长期持久的情志刺激,超过了人体本身的正常活动范围,使人体气机紊乱,脏腑阴阳气血失调,才会导致疾病的发生,如"范进喜中之疯"、"林黛玉悲忧之死"、"诸葛亮三气周瑜"、"诸葛亮过思积劳"等。由于它是造成内伤病的主要致病因素之一,是直接影响脏腑的功能而发病,有别于六淫从口鼻肌肤而入,故又称"内伤七情"。

考点：七情的概念。

知识拓展

杯弓蛇影

《晋书·乐广传》记载乐广有一极为亲密的朋友，很长时间没来了。乐广问其缘由，朋友说："上次你请我喝茶。我正要喝的时候，突然看见杯中有一条蛇，当时心里甚为厌恶，喝下去以后，我就病倒了。"乐广家的墙壁上挂着一只弓，乐广猜想朋友所见杯中的蛇，也许就是这只弓的影子。于是重倒了一杯茶，放在原先的位置上，问朋友："你在这茶中有没有看到什么？"朋友说："看到的同上次见到的一样。"乐广就向朋友讲明原因，使他明白杯中的蛇就是弓的倒影。朋友心中的疑团一下解开了，治了很长时间都没有治好的病，顿时全好了。

该典故充分说明了"心病要用心药医"，消除疑惑的最好办法是说明事实的真相。

（二）七情的致病特点

1. 直接伤及内脏　如《素问·阴阳应象大论》曰："怒伤肝"、"喜伤心"、"思伤脾"、"忧伤肺"、"恐伤肾"。根据临床观察，七情致病主要以影响心、肝、脾为多见。

2. 影响脏腑气机，导致气血运行紊乱而发病　如《素问·举痛论》曰："怒则气上"、"喜则气缓"、"悲则气消"、"恐则气下"、"惊则气乱"、"思则气结"。所谓"怒则气上"，指过于愤怒，可使肝气的疏泄功能失常，横逆上冲，甚则血随气逆，引起昏厥；"喜则气缓"，指过度的喜笑，可使心气涣散，精神不能集中，甚则失神狂乱；"悲则气消"，指过度的悲哀，可使意志消沉，肺气耗伤，出现气短乏力、精神委靡不振等；"恐则气下"，指过于恐怖，可使肾气不固，气陷于下，二便失禁、遗精等；"惊则气乱"，指突然受惊，则心气紊乱，心无所倚，神无所归，虑无所定，出现心悸、惊恐不安等；"思则气结"，指思虑过度，可使气机阻滞不畅，脾胃运化无力，出现纳呆食少、脘腹胀满、便溏等症状。

表 5-2　七情致病

情志	病机	临床表现
喜为心志	喜伤心，喜则气缓	心悸不安，精神涣散，哭笑不休等
怒为肝志	怒伤肝，怒则气上	飧泄腹胀，胸胁胀满，嗳气叹息等
忧为肺志	忧伤肺，忧则气郁	少气，声低，息微，咳嗽，胸满等
思为脾志	思伤脾，思则气结	食少倦怠，肌肉消瘦，腹胀便溏等
悲为肺志	悲伤肺，悲则气消	抽吸饮泣，意志消沉，精神错乱等
恐为肾志	恐伤肾，恐则气下	肢厥精遗，二便失禁，心烦失眠等
惊为心志	惊伤心，惊则气乱	心悸气乱，表情惊慌，精神错乱等

3. 七情的变化影响病情转归　七情不仅可以引起多种疾病的发生，而且对疾病的发展有着重要的影响。良好和稳定的情绪可使病情好转，而剧烈的不良刺激往往可使病情加重，甚或急剧恶化。如高血压患者，突发情绪激动，引起血压急剧上升，症状随之加重，甚至引发中风（表 5-2）。

知识拓展

范进中举变狂人，一个耳光怪病愈

《儒林外史》中的范进在科举路上奋斗了大半辈子，屡试不弟，连连败北，以至于穷困潦倒，精疲力竭。不料在 50 多岁那年，突然中举，得了"乡试第七名"，捷报传来，这位可怜的范老爷因大喜过望发狂，高喊："噫！好！我中了！"赤脚披发，满脸泥污，四处奔跑。此例因患者喜乐过度，使心神受伤，而至神志异常，即"喜伤心"。

三、其他因素

（一）饮食失宜

"民以食为天"，饮食是人类赖以生存和保持健康的必要条件，人体的生长发育及一切生命活动，离不开饮食所提供的营养物质。但饮食要有一定的节制，否则就会影响人体的生理功能，甚至形成疾病。饮食失宜致病，主要有以下三个方面。

临床链接：世界卫生组织健康"十六字"方针

"合理膳食，适量运动，戒烟限酒，心理平衡"。

1. 饮食不节 饮食应以适量为宜,过饥过饱,均可发生疾病。长期摄食过少,气血生化不足,则会造成脏腑亏虚、正气不足而容易生病。饮食过量,超过脾胃的运化功能,则会出现脘腹胀痛、呕恶厌食、嗳腐酸臭、舌苔垢腻等食伤脾胃病证。

2. 饮食不洁 饮食不洁指食用了不清洁、不卫生、被污染或陈腐变质或有毒的食物。饮食不洁可引起多种胃肠道疾病,出现腹痛、吐泻、下痢脓血等症状。若误食毒物(食物、药物)可导致人体中毒,出现剧烈腹痛,吐泻,惊厥,昏迷,甚至死亡。

3. 饮食偏嗜 饮食应品种多样,五味齐全,寒热适中,营养物质才能摄入全面。若饮食偏嗜,则可导致阴阳失调,或某些营养物质缺乏而发生疾病。如过食生冷寒凉,可损伤脾胃阳气,导致寒湿内生,发生腹痛、泄泻等症状;若偏食辛温燥热,则可使胃肠积热,出现口渴、腹满胀痛、便秘或酿成痔疮病证;过食肥甘厚味,可助湿、生痰、化热,或酿成疖肿疮疡等病证。

(二)劳逸失度

正常的劳动和体育锻炼,有助于气血流通,增强体质。必要的休息,可以消除疲劳,恢复体力和脑力,不会使人致病。而过度劳累和过度安逸,皆可成为致病因素。

1. 过度劳累 过度劳累包括劳力过度、劳神过度和房劳过度三个方面。劳力过度是指过度的体力劳动及运动,或超时间劳作不息,积劳成疾,损伤人体的脏腑功能,症见气短乏力、懒言神疲、自汗、容易感冒等症状。劳神过度指思虑太过,耗伤心血,损伤脾气,出现心悸、健忘、失眠、多梦、纳呆、腹胀、便溏等心脾两虚症状。房劳过度指性生活不加节制、房事过度耗伤肾精,出现眩晕耳鸣、腰膝酸软、精神委靡,或遗精、早泄、阳痿等症状。

2. 过度安逸 过度安逸是指过度安闲,长期缺乏体力活动。若长期不从事劳动或体育锻炼,易使人体气血运行不畅,脾胃功能减弱,出现食欲不振、精神疲乏、肢体软弱,或发胖臃肿,动则气喘、心悸、汗出或继发他病。

(三)病理产物性病因

人体在疾病过程中所形成的痰饮、瘀血等病理性产物,又可直接或间接作用于人体某些脏腑组织,继续发生病理变化,形成多种证候,这些致病因素称为病理产物性病因,也称"继发性病因"。

1. 痰饮

(1) 痰饮的概念:痰和饮都是水液代谢障碍所形成的病理产物。一般以较稠浊的称为痰,清稀的称为饮。

考点:痰饮的概念。

(2) 痰饮的形成:痰饮多由外感六淫,或内伤七情,或饮食劳逸等原因,使肺、脾、肾及三焦等脏腑气化功能失常,水液代谢障碍,以致水液停蓄凝聚而成。

(3) 痰饮的致病特点:痰饮形成之后,饮多积留于肠胃、胸胁及肌肤,痰则随气升降可内至脏腑,外达筋骨皮肉,无所不至。痰饮致病,主要是阻滞脏腑经络气机,影响气血运行。随着所在部位不同,痰饮的临床病证各异,以苔腻、脉滑为特征(图5-2)。

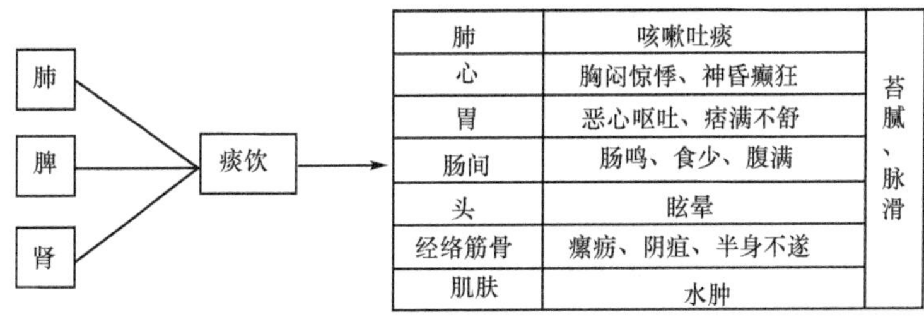

图5-2 痰饮致病特点

2. 瘀血

(1) 瘀血的概念:是体内血液停滞,包括离经之血积存于体内,或血行不畅,阻滞于经脉及脏腑内的血液。

(2) 瘀血的形成:主要有两个方面。①由于气虚、气滞、血寒、血热等原因,使血液运行不畅,甚至停滞,形成瘀血;②由于外伤、气虚失血或血热妄行等原因造成血离经脉,停留体内,不能及时消散或排出体外,从而形成瘀血。

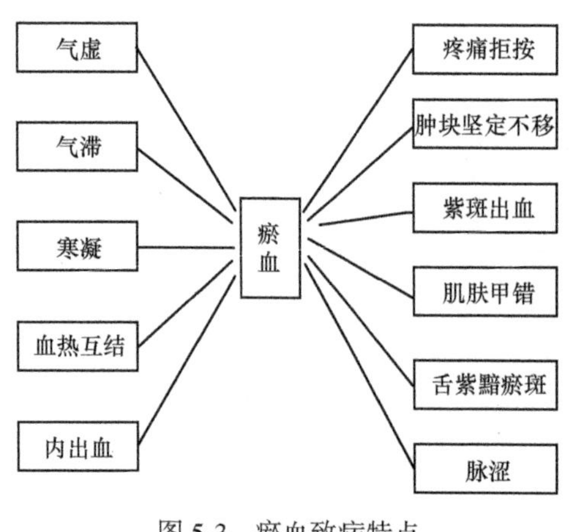

图 5-3 瘀血致病特点

(3) 瘀血的病证特点:瘀血形成之后,主要是阻塞经脉,影响气机运行,导致脏腑功能失调而引起新的病证。瘀血所致病证常因血瘀的部位不同而异,病证虽然繁多,但其临床表现有以下共同特点:①疼痛,多呈刺痛,痛处固定不移、拒按,昼轻夜重。②肿块,固定不移。在体表,则局部青紫肿胀;在体内,常可在患处触及癥块,推之不移,按之痛甚。③出血,血色多呈紫暗,或兼夹血块。

此外,瘀血还有一些全身症状,如面色黧黑,肌肤甲错,舌色紫暗有瘀点,脉细涩或结、代等(图 5-3)。

第 2 节 病 机

病机,是疾病发生、发展、变化与转归的机制。病邪入侵,邪正斗争,破坏了人体阴阳的相对平衡,而致阴阳失调,形成各种疾病。尽管疾病种类繁多,临床表现错综复杂,但从总体而言,都离不开正邪相争、阴阳失调的基本规律。

一、正邪盛衰

"正",即"正气",指人体正常的功能活动和抗病、康复能力。"邪",即"邪气",泛指一切致病因素。疾病的发生和变化是复杂的,但总不外乎邪正双方斗争的结果。

(一) 邪正相争与发病

疾病的发生,主要关系到正邪两个方面。

1. 正气不足是发病的内在根据 中医学认为,正气决定疾病的发生、发展和转归,特别重视正气在发病中的作用。人体正气强盛,病邪难以侵入,或虽有邪气也不一定发病,正如《素问·刺法论》所说"正气存内,邪不可干"。与之相反,若正气虚弱,卫外不固,或邪气致病力特强,正气不足以抗邪则易发病,即《素问·评热病论》所说"邪之所凑,其气必虚"。

2. 邪气侵袭是发病的重要条件 中医学虽然强调正气在发病中的主导地位,但也不忽视邪气对疾病发生的重要作用。邪气是发病的条件,在某些特殊情况下甚至起主导作用。如高压电流、化学毒剂、枪弹伤、毒蛇咬伤、疠气等,即使正气强盛,也难以抵御。

(二) 邪正盛衰与疾病的虚实变化

一般而言,正气旺盛,则邪气必然消退;反之,邪气亢盛,则会耗伤正气。而这种邪正消长盛衰的变化就形成了病证的虚实变化,如《素问·通评虚实论》曰:"邪气盛则实,精气夺则虚。"

实,主要指邪气亢盛而正气未衰,以邪气亢盛为矛盾主要方面的一种病理反映。常见于外感六淫的初、中期,以及痰、食、血、水等滞留所引起的病证。

情境案例 5-1 诊断分析 3

沐浴后感受"风寒",是正气未衰,邪气亢盛的反应。

虚,主要指正气虚损而邪气不盛,以正气虚损为矛盾主要方面的一种病理反映。多见于素体虚弱或疾病后期,以及多种慢性疾病。

(三)邪正盛衰与疾病的转归

在疾病的发生、发展过程中,正气与邪气不断地进行斗争,其力量对比变化对疾病的转归起着决定性作用。若正胜邪退则疾病好转或痊愈,若邪盛正衰则疾病加重或恶化,甚至导致死亡。

二、阴阳失调

机体在疾病的发生、发展过程中,由于各种致病因素的影响,使机体的阴阳消长失去动态平衡而出现阴不制阳、阳不制阴的病理变化,称为阴阳失调。阴阳失调是疾病发生、发展的内在依据。

(一)阴阳偏盛

1. 阳偏盛　阳胜则热,其病机特点是阳胜而阴未衰,临床表现为实热证(图5-4)。
2. 阴偏盛　阴胜则寒,其病机特点是阴胜而阳未衰,临床表现为实寒证(图5-5)。

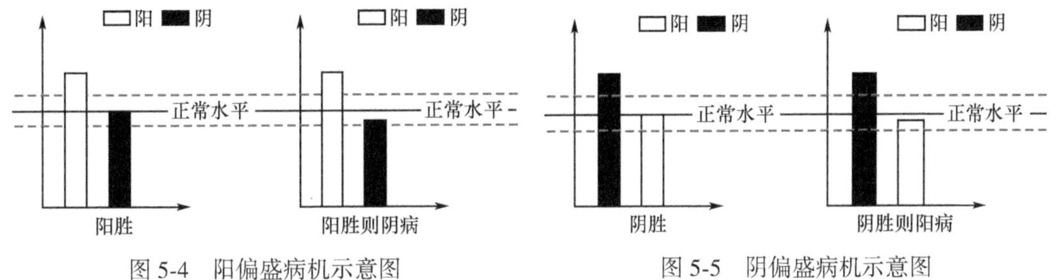

图5-4　阳偏盛病机示意图　　图5-5　阴偏盛病机示意图

情境案例5-1　诊断分析4

该患者是沐浴后感受"风寒",临床症状表现属表、属寒、属实,是实寒证。

(二)阴阳偏衰

1. 阳偏衰　阳虚则寒,其病机特点为阳气不足,阴相对偏盛,临床表现为虚寒证(图5-6)。
2. 阴偏衰　阴虚则热,其病机特点为阴精虚损,阳相对偏盛,临床表现为虚热证(图5-7)。

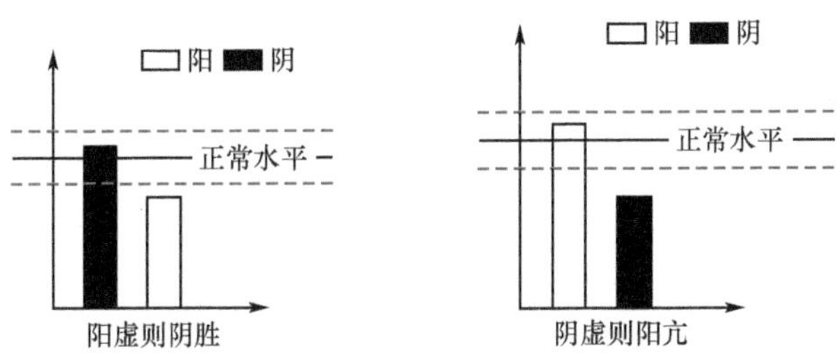

图5-6　阳偏衰病机示意图　　图5-7　阴偏衰病机示意图

考点:病机的主要内容。

小结

1. 病因就是导致疾病发生的原因,包括六淫、疫疠、七情、饮食、劳逸、痰饮、外伤和虫兽伤等。其中以六淫、七情为重点内容。

2. 病机是疾病发生、发展、变化与转归的机制。但总体而言,邪正相争、阴阳失调是诸病机中的最基本规律。

自测题

一、选择题

A_1 型题

1. 下列哪项不是病因
   A. 六淫　B. 痰饮
   C. 饮食　D. 七情
   E. 咳嗽
2. 风邪的特点
   A. 易伤阳气　B. 易耗伤津液
   C. 易伤肺　D. 善行而数变
   E. 易致肿疡
3. 疫疠是指
   A. 异常气候　B. 气机阻滞
   C. 有强烈传染性的病邪　D. 六淫邪气
   E. 气机失常
4. 七情致病,除下列哪项
   A. 突然的情志刺激
   B. 超过人体正常活动范围
   C. 长期持久的情志刺激
   D. 在人体可以调节的正常活动范围内
   E. 强烈的情志刺激
5. 风邪导致疼痛的特点是
   A. 游走性疼痛　B. 隐隐作痛
   C. 局部胀痛　D. 灼热疼痛
   E. 四肢冷痛
6. 阴阳偏盛,阳胜则
   A. 寒　B. 虚
   C. 热　D. 实
   E. 衰
7. 六淫中最易导致疼痛的邪气是
   A. 湿邪　B. 风邪
   C. 燥邪　D. 火邪
   E. 寒邪
8. 既是病理产物,又是致病因素的邪气是
   A. 饮食　B. 七情
   C. 痰饮　D. 疫疠
   E. 六淫
9. 下列哪项不是疫疠致病的特点
   A. 症状各异　B. 易于流行
   C. 病情较重　D. 发病急骤
   E. 传染性强
10. 瘀血导致疼痛的特点是
   A. 刺痛　B. 隐痛
   C. 胀痛　D. 掣痛
   E. 冷痛
11. 七情影响脏腑的气机,下列哪项是错误的
   A. 怒则气上　B. 喜则气缓
   C. 悲则气消　D. 恐则气乱
   E. 思则气结

A_2 型题

12. 患者,女,20 岁。外出春游淋雨后第 2 日即发热,体温 39℃,微恶风寒,汗不多,头痛,咽喉肿痛,口渴,咳嗽,痰微黄稠,舌尖红,苔薄微黄,脉浮数。该患者属哪一类型的感冒
   A. 风寒感冒　B. 风热感冒
   C. 时行感冒　D. 阴虚感冒
   E. 气虚感冒
13. 患者胃脘疼痛,痛有定处而拒按,痛如针刺,食后痛甚,舌质紫暗,脉涩。该患者的胃痛为哪种类型
   A. 风寒胃痛　B. 胃热胃痛
   C. 瘀血胃痛　D. 阴虚胃痛
   E. 气虚胃痛

A_3 型题

(14~16 题共用题干)

患者腰部冷痛、重着,转侧不利,每逢阴雨天加重,其痛遇热稍减,舌苔白腻,脉沉缓。

14. 该患者的主要致病原因为
   A. 风寒　B. 风热
   C. 寒湿　D. 湿热
   E. 燥热
15. 该患者疼痛重着是因为其感受了
   A. 风邪　B. 寒邪
   C. 暑邪　D. 湿邪
   E. 火邪
16. 该患者应如何治疗
   A. 散寒行湿,温经通络　B. 清热利湿,舒筋止痛
   C. 活血化瘀,理气止痛　D. 温补肾阳,补虚止痛
   E. 滋补肾阴,补虚止痛

二、临床情境化任务

《医苑典故趣谈》载:清朝一巡抚抑郁寡欢,家人请来名医为其治病,名医沉思良久,说巡抚患了“月经不调”。巡抚认为这个诊断荒唐可笑,一想起名医的诊断就大笑不止,于是心情逐渐好转。

1. 想一想:什么原因导致巡抚患病?病在何脏?
2. 谈一谈:情志活动在我们日常生活中的重要作用。

(侯世文)

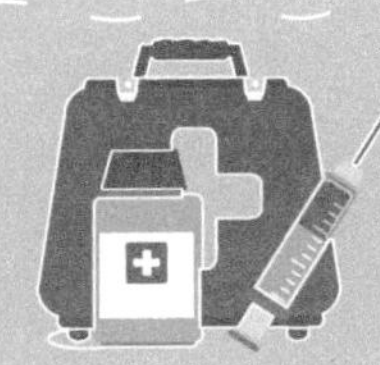

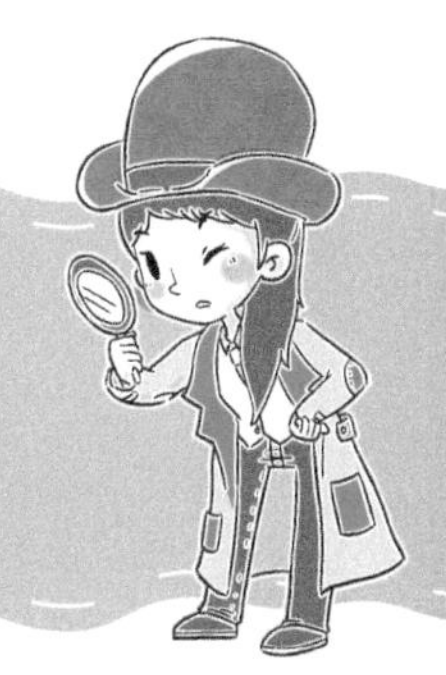

第6章 诊法与辨证

引言：中医学认为，人体是一个有机的整体，局部的病变可以产生全身性的病理反应，全身的病理变化又可反映于局部。因此，疾病病理变化的本质虽藏于内，但必有一定的症状和体征反映于外。怎样收集与疾病相关的外在征象？如何通过这些病情资料测知体内的病理变化？这些问题的答案将在本章揭晓。

第1节　诊法(四诊)

情境案例6-1

患者，男，32岁。2日来咳嗽喘促，发热，痰黄质黏稠，咯吐不爽，痰有腥臭味，咳引胸痛，口干欲饮，大便数日未行，舌红，苔黄腻，脉滑数。

诊法，指诊察疾病的方法，包括望、闻、问、切四种，合称“四诊”，它是中医调查、观察、了解疾病的基本方法。综合四诊所获得的资料，是辨证论治的依据。

望、闻、问、切四诊，是从不同侧面来收集、了解与疾病有关的情况，它们相互补充而不能彼此取代。临床诊病时，必须四诊合参，才能全面系统地了解病情，对病证做出准确的判断。

考点：四诊的概念。

护考链接

在对患者进行病情观察的过程当中，护士可以运用中医的“四诊”方法进行病情观察，“四诊”指的是

A. 视、触、叩、听　B. 望、听、按、问　C. 望、闻、问、切　D. 望、嗅、问、按　E. 视、听、问、按

点评：中医的“四诊”包括望、闻、问、切四种诊察疾病的方法，它是调查、观察、了解疾病的基本方法，与西医进行体格检查运用的“视、触、叩、听”四种查体方法是不一样的，所以答案为C。

一、望　　诊

望诊是医护人员运用视觉对患者的全身和局部表现、舌象及排出物等进行观察以了解病情的诊察方法。

望诊的基本内容包括：全身望诊（望神、色、形态），局部望诊（望头面五官、躯体四肢、二阴、皮肤），舌诊（望舌质、舌苔），望排泄物（望痰涎、呕吐物、二便等），望小儿指纹。

考点：望诊的基本内容。

望诊时应注意，一是要在充足的光线下进行，以自然光线为佳；二是诊室温度需适宜；三是充分暴露受检部位，以便能完整细致地观察。

（一）全身望诊

1. 望神　神的意义有二，一是“神气”，是指脏腑功能活动的外在表现；二是“神志”，是指人的精神、意识和情志活动。望神是通过观察人体生命活动的整体表现来判断病情，是神气与神志的综合判断。望神可以了解脏腑精血的盈亏和形体的强弱，也可判断病情的轻重和预后的吉凶。望神重点观察目光、神情、面色和体态（表6-1）。

知识拓展

黑箱理论

《辞海》对黑箱理论的描述为“通过观测黑箱外部输入信息(外界对黑箱的影响)和输出信息(黑箱对外界的反应),以研究和认识其功能、特性、结构、机制的科学方法。黑箱理论……根据输入(因)和输出(果)建立黑箱模型(数据或图框模型)进行分析、预测。化繁为简,便于研究规模庞大、结构复杂、因素繁多的系统,如生态、经济、社会、脑等”。2000多年前的中华祖先就是用这种方法研究、认识人体这个庞大繁杂的巨系统。黑箱理论是中医学认识、诊断疾病的基本方法。建立在“黑箱理论”基础之上的中医学理论(如望诊),其逻辑之严密堪称天衣无缝。

表6-1　望神

观察点	得神	少神	失神	假神
目光	目光明亮	目光乏神	目光呆滞	突见目光转亮
神情	神志清晰 表情自然	精神倦怠 表情淡漠	精神委靡 意识模糊	突然神识似清 但烦躁不安
面色	面色荣润	面色少华	面色无华	突见面赤如妆
体态	肌肉不削 反应灵敏	肌肉松软 动作迟缓	大肉已脱 动作艰难	虽欲活动 不能自转
临床意义	精气充盛 功能未衰	精气不足 功能减退	精气大伤 功能虚衰	精气极度衰竭 阴阳即将离决

2. 望色　望色,又称色诊,是通过观察患者全身皮肤(主要是面部皮肤)的色泽变化来诊察病情的方法。望色泽可了解脏腑精气的盛衰。

(1) 常色:是健康人面部皮肤的色泽。中国人的正常面色为红黄隐隐,明润含蓄。常色可因体质禀赋、季节、气候、情绪、运动及环境等的影响而有差异。

(2) 病色:是人体在疾病状态时面部显示的颜色。病色分为青、赤、黄、白、黑五种。

1) 青色:主寒证,疼痛,血瘀,惊风。面色淡青或青黑,属寒盛、痛剧;突见面色青灰,口唇青紫,心胸憋闷疼痛,为心阳不振,心血瘀阻,见于真心痛患者;久病面色与口唇青紫,属血瘀;小儿鼻柱、眉间及唇周发青,多属惊风,见于高热抽搐患儿。

2) 赤色:主热证,亦见于戴阳证。满面通红,为实热证;午后两颧潮红,为虚热证;久病重病之人,面色苍白,却时时泛红如妆,游移不定,为虚阳浮越的戴阳证,为病重。

3) 黄色:主脾虚,湿证。面色萎黄,多属脾胃气虚;面黄虚浮,属脾虚湿蕴。身目俱黄为黄疸,若黄而鲜明如橘皮为阳黄,属湿热内蕴;黄而晦暗如烟熏为阴黄,属寒湿内阻。

4) 白色:主虚证,寒证,失血证。面色淡白无华,舌唇淡白,多属血虚证或失血证;面色㿠白,多属阳虚证;面色苍白,为亡阳或阴寒内盛。

5) 黑色:主肾虚,寒证,水饮,血瘀。面黑暗淡,为肾阳虚;面黑干焦,为肾阴虚;眼眶周围色黑者,为肾虚水饮或寒湿带下;面色黧黑,肌肤甲错,多为血瘀日久。

3. 望形态

(1) 望形体:指观察患者形体强弱胖瘦、体质类型等情况。体强,表现为骨骼粗大,胸廓宽厚,肌肉坚实,皮肤润泽。说明内脏坚实,气血旺盛,抗病力强,不易生病,有病易治,预后较好。体弱,表现为骨骼细小,胸廓狭窄,肌肉瘦削,皮肤枯槁。说明内脏脆弱,气血不足,抗病力弱,容易患病,有病难治,预后较差。形体肥胖,皮肤细白,少气乏力,为形盛气虚之痰盛体质;形体干瘦,皮肤苍黄,肌肉瘦削,为阴虚内热之多火体质。

(2) 望姿态:指观察患者的动静姿态、体位变化和异常动作。一般地说,喜动者为阳证、热证、实证;喜静者为阴证、寒证、虚证。蜷卧缩足,喜加衣被者,多属虚寒证;仰卧伸足,掀去衣被者,多属实热证。凡肢体蠕动、震颤、抽搐、角弓反张等均为肝风内动。猝然昏倒，不省人事，口眼㖞斜，半身不遂者，属中风病。猝然神昏，口吐涎沫，四肢抽搐，醒后如常人者，属痫病。

（二）局部望诊

1. 望头面五官

（1）望头部：小儿头大或头小，智力低下者，多属肾精亏损；小儿额角左右突出，头顶平坦，颅呈方形者，为方颅，是肾精不足或脾胃虚弱，可见于佝偻病患儿。小儿囟门突起，多属实证；囟门凹陷，多属虚证；囟门迟闭，为肾气不足，多见于佝偻病患儿。发黄干枯，稀疏易落，多属精血不足，可见于大病后或慢性虚损患者；青年发白，伴耳鸣、腰酸，属肾虚。

（2）望五官：目赤肿痛，多属实热证；白睛发黄，为黄疸；目眦淡白，属血虚、失血；目胞浮肿，多为水肿；眼窝凹陷，多为吐泻伤津或气血不足；目睛上视、直视或斜视，多属肝风内动。耳轮干枯焦黑，多属肾精亏虚，为病重；小儿耳背有红络、耳根发凉，多为麻疹先兆；耳内流脓者，为肝胆湿热。鼻流清涕，多为外感风寒；鼻流浊涕，多属外感风热；鼻流腥臭脓涕为鼻渊，为外感风热或胆经蕴热。口唇淡白，多属血虚或失血；深红属实热；青紫为血瘀证；青黑，多属寒盛、痛极；唇内溃烂，其色淡红，为虚火上炎；唇边生疮，红肿疼痛，为心脾积热。咽部深红，肿痛明显者，属实热证；咽部嫩红，肿痛不显者，属阴虚证。

2. 望躯体四肢　颈部见瘿瘤者，多属肝郁气滞痰凝；见瘰疬者，多为肺肾阴虚，虚火灼液；项强者，为外感风寒，或风温毒火上攻，或肝阳化风。腹部膨隆，腹壁青筋暴露者，多属肝郁血瘀或癥积。膝部红肿热痛，屈伸不利，为风湿郁久化热，见于热痹；肢体肌肉萎缩，筋脉弛缓，痿废不用，多见于痿病；一侧上下肢痿废不用，称为半身不遂，多属风痰阻络，见于中风患者。

3. 望二阴　阴部湿痒，为肝胆湿热；阴挺或脱肛，多由脾虚中气下陷所致。

4. 望皮肤　凡皮肤出现深红或青紫色，点大成片，平铺于皮肤，抚之不碍手，压之不褪色者为斑，因外感温热邪毒或脾虚失摄所致；凡出现红色或紫红色，点小如粟，高出皮肤，抚之碍手，压之褪色者为疹，多因外感风热时邪或过敏所致。皮肤、面目俱黄者多为黄疸。

（三）望排泄物

一般来说，排泄物色白、质清稀、量多，多为虚证、寒证；色黄、质稠浊、排出不畅，多属实证、热证。

1. 望痰涎　痰白清稀属寒痰；痰黄稠属热痰；痰白滑量多，易咯出者为湿痰；痰少而黏，难以咯出者为燥痰。

情境案例 6-1　诊断分析 1

该患者痰色黄、质黏稠，符合热痰的特点。

2. 望呕吐物　呕吐物清稀无臭为胃寒；稠浊酸臭为胃热；呕吐黄绿苦水为肝胆郁热；呕吐酸腐食物，多属伤食。

3. 望二便　大便清稀，多属寒；黄黏而臭，多属热；便下脓血，多为痢疾；大便燥结，为热盛或肠燥津枯。小便清长为虚寒；短黄为实热。

（四）望小儿指纹

望小儿指纹，是观察3岁以内小儿食指桡侧浅表脉络的形色变化以诊察疾病的方法。

1. 正常小儿指纹　在食指桡侧，隐隐显现于掌指横纹附近，纹色浅红，呈单枝且粗细适中。

小儿指纹分风、气、命三关，食指第一节为风关，第二节为气关，第三节为命关（图6-1）。

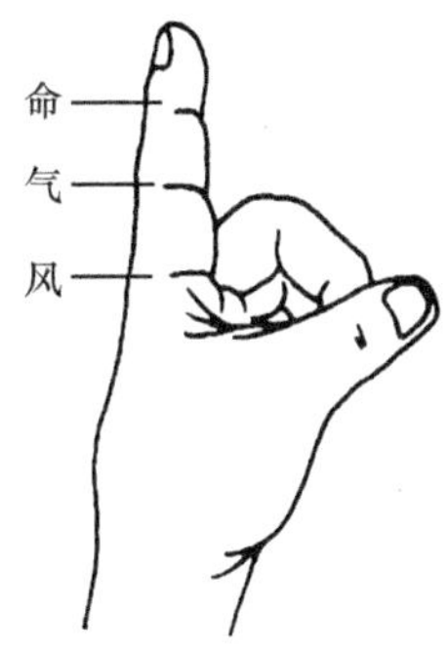

图6-1　小儿指纹三关

2. 病理小儿指纹(表 6-2)

表 6-2 病理小儿指纹

要点	指纹表现	临床意义
三关测轻重	显于风关	邪气入络,邪浅病轻
	显于气关	邪气入经,邪深病重
	达于命关	邪入脏腑,病情危重
浮沉分表里	浮而显露	外感表证
	沉隐不显	内伤里证
红紫辨寒热	红色	外感表证、寒证
	紫红	里热证
	青色	疼痛、惊风
	紫黑	血瘀
淡滞定虚实	浅淡而纤细	虚证
	浓滞而增粗	实证

(五) 望舌

望舌,又称舌诊,是观察患者舌质和舌苔的变化以诊察疾病的方法,是中医诊法的特色之一。

舌象,是指舌质和舌苔的外部形象。望舌主要是观察舌质和舌苔两方面的变化。舌质,又称舌体,是指舌的肌肉脉络组织;舌苔,是指舌面上附着的一层苔状物。

1. 舌与脏腑经络的关系　手少阴心经、足太阴脾经、足少阴肾经、足厥阴肝经等通过经络直接或间接地与舌相联系,脏腑的精气上荣于舌,因此其病变可从舌质和舌苔的变化中反映出来。

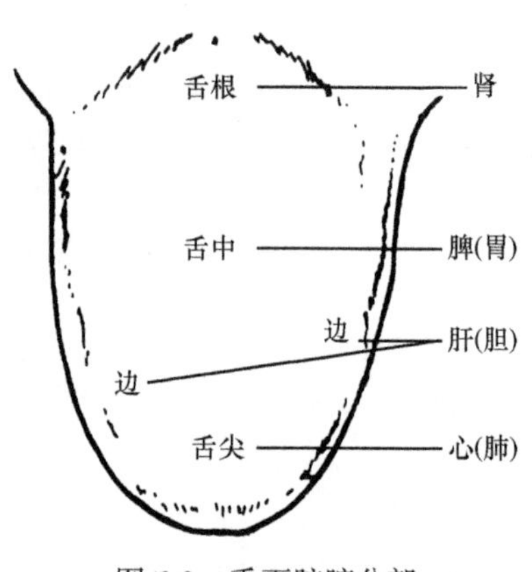

图 6-2　舌面脏腑分部

脏腑病变反映于舌面,按一定的规律分布,舌尖属心肺,舌边属肝胆,舌中属脾胃,舌根属肾(图 6-2)。

2. 舌诊的方法及注意事项　望舌时以充足而柔和的自然光线为佳,患者取坐位或仰卧位,自然伸舌于口外,充分暴露舌体;先看舌质,后看舌苔。按舌尖、舌中、舌边、舌根的顺序观察。注意辨别染苔等假象。

3. 舌诊的内容　舌诊主要是观察舌质和舌苔两个方面的变化。正常舌象的主要特征是:舌体柔软灵活,舌色淡红明润;舌苔薄白均匀,苔质干湿适中。简称“淡红舌,薄白苔”。

(1) 望舌质:主要观察舌色、舌形和舌态。

1) 望舌色:①淡白舌,主气血两虚、阳虚。淡白瘦薄为气血两虚;淡白胖嫩为阳虚水湿内停。②红舌,主热证。舌体不小,色鲜红,苔黄为实热证;舌体小,鲜红少苔或无苔为虚热证。③绛舌,主里热亢盛、阴虚火旺。舌绛有苔,为温热病热入营血或脏腑内热炽盛;舌绛少苔或无苔,或有裂纹,多属久病阴虚火旺。④紫舌,主瘀血。舌紫暗或有瘀斑、瘀点,为瘀血内阻;舌淡紫润滑,为阴寒内盛或阳气虚衰;舌紫红、紫绛,干枯少津,为热毒炽盛。

情境案例 6-1　诊断分析 2

该患者舌红,为热证。

2) 望舌形:①老舌,多见于实证;嫩舌,多见于虚证。②胖大舌,主水湿内停或痰湿热毒上泛;瘦薄舌,主气血两虚或阴虚火旺。③芒刺舌,提示脏腑热极或血分热盛。④裂纹舌,主邪热炽盛或血虚不润。⑤齿痕舌,主脾虚,或水湿内盛。

3）望舌态:①强硬舌,主热入心包,或高热伤津,或风痰阻络。②痿软舌,主阴液亏损,或气血俱虚。③颤动舌,主肝风内动。④歪斜舌,多见于中风或中风先兆。

（2）望舌苔:观察苔色和苔质的变化。

1）望苔质:①薄、厚苔,主要反映邪正的盛衰和邪气之浅深。透过舌苔能隐隐见到舌质者为薄苔,不能见到舌质者属厚苔。薄苔可见于正常人,亦主表证,病轻邪浅;厚苔主痰湿、食积、里热等证,病情深重。舌苔由薄转厚,提示邪气渐盛,或表邪入里,为病进;舌苔由厚转薄,提示正气胜邪,或内邪消散外达,为病退。②润、燥苔,主要反映体内津液的盈亏和输布情况。舌苔润泽有津,干湿适中,不滑不燥,为润苔;舌面水分过多,伸舌欲滴,扪之湿滑,为滑苔;舌苔干燥,扪之无津,甚则干裂,为燥苔。润苔可见于健康人,病中见润苔,表明津液未伤;滑苔主痰饮、水湿;燥苔表明体内津液已伤。③腻、腐苔,主要测知阳气与湿浊的消长。苔质致密,颗粒细小,融合成片,如涂油腻,揩之不去,刮之不脱,称为腻苔;苔质疏松,颗粒粗大,状如豆腐渣堆积舌面,揩之可去,称为腐苔。腻、腐苔皆主痰浊、食积。④剥苔,舌苔全部或部分脱落,脱落处光滑无苔,可见舌质,称为剥苔,主胃气不足,胃阴枯竭或气血两虚,也是全身虚弱的一种征象。

2）望苔色:①白苔,主表证、寒证、湿证。苔薄白而润,为表证初起,或阳虚内寒;苔薄白而滑,为外感寒湿,或脾肾阳虚,水湿内停,苔白厚腻,为湿浊内停,或痰饮、食积。②黄苔,主热证、里证。苔薄黄为风热表证;黄滑苔,为阳虚寒湿之体,痰饮聚久化热,或为气血亏虚,复感湿热之邪;苔黄腻,主湿热或痰饮内蕴,或为食积化腐;苔黄而干,主邪热伤津,燥结腑实。③灰黑苔,主阴寒内盛,或里热炽盛。苔灰黑湿润多津,是寒湿内盛;苔灰黑干燥无津液,为里热炽盛。

情境案例 6-1　诊断分析 3

该患者黄腻苔,为湿热或痰饮内蕴。

知识拓展

舌下脉络

正常人舌下位于舌系带两侧各有一条纵行的大络脉,称为舌下络脉。其管径一般不超过2.7mm,长度不超过舌尖至舌下肉阜连线的3/5,颜色暗红,络脉无怒张、紧束、弯曲、增生,排列有序。

舌下络脉异常及其临床意义:舌下络脉短而细,周围小络脉不明显,舌色偏淡者,多属气血不足,脉络不充;舌下络脉粗胀,或呈青紫、绛、绛紫、紫黑色,或舌下细小络脉呈暗红色或紫色网络,或舌下络脉曲张如紫色珠子状大小不等的结节等改变,皆为血瘀的征象。

二、闻　　诊

闻诊是通过听声音和嗅气味来诊察疾病的方法。听声音是指用耳听取患者的语言、呼吸、咳嗽、呕吐、腹鸣等声音。嗅气味,是用鼻嗅辨呼吸、口腔、分泌物和排泄物的气味。

考点:闻诊的概念和基本内容。

（一）听声音

一般而言,在疾病状态下,语声高亢有力,声音连续者,为阳证、实证、热证;语声低微细弱,声音断续者,为阴证、虚证、寒证。

1. 语言　沉默寡言,声音低弱,多属虚证、阴证;烦躁多言,声高有力,多属实证、阳证。神识不清,语无伦次,声高有力者,称为谵语,多为热扰心神之实证;神识不清,语言重复,时断时续,声音微弱者,称为郑声,多属心气大伤之虚证。

2. 呼吸(表6-3)

表6-3 呼吸变化

	临床表现	临床意义
喘	呼吸急促,张口抬肩,甚至鼻翼煽动,不能平卧	病邪壅肺或肺肾亏虚
哮	呼吸急促似喘,喉间有哮鸣音	痰饮内伏,复感外邪
气短	呼吸气急而短促,气短不足以息而不能接续	肺肾气虚,久病体虚
少气	呼吸微弱而声低,气少不足以息,言语无力	痰饮、气滞或元气虚

3. 咳嗽　干咳无痰或少痰,多属燥邪犯肺或肺阴亏虚;咳有痰声,痰多易咳,为湿痰咳嗽;咳声不扬,痰黄稠,不易咯出,多因热邪犯肺。

4. 呕吐　呕声低微,吐势徐缓,吐出清水痰涎,多属脾胃阳虚;呕声响亮,吐势较猛,吐出黏稠黄水,为热伤胃津。呕吐酸腐味的食糜,为食滞胃脘。

5. 腹鸣　腹鸣是气体或液体通过肠道而产生的一种气过水声或沸泡音,(4~5)次/分。若脘腹鸣响,如饥肠辘辘,得温得食则减,饥寒则重,为脾胃虚寒;腹鸣高亢而频急,脘腹痞满,大便泄泻,为感受风寒湿邪;腹鸣阵作,腹痛欲泻,泻后痛减,胸胁满闷不舒,为肝脾不调。腹鸣稀少,为大肠传导功能失常。

(二) 嗅气味

一般来说,各种排泄物与分泌物气味酸腐臭秽者,多属实热;气味不重或微有腥臭者,多属虚寒。口气臭秽者,多属胃热;口气酸臭,伴脘腹胀满,多属食积胃肠。久流浊涕腥秽,为鼻渊,多属湿热上蒸;咳吐脓血腥臭痰,为热毒炽盛之肺痈所致;咳痰黄稠味腥,为肺热壅盛。大便酸臭难闻,属肠有积热;溏泄而腥,属脾胃虚寒;大便泄泻臭如败卵,矢气酸臭者,为宿食积滞。小便黄赤臊臭,为膀胱湿热;尿甜并散发烂苹果气味者,多为消渴。妇女带下黄稠臭秽,多属湿热;带下清稀而腥,多属寒湿。

情境案例6-1　诊断分析4

该患者新病咳喘,为实证。咳嗽,痰黄黏稠,咯吐不爽,味腥臭,为肺热壅盛。

三、问　　诊

问诊是医护人员对患者或陪诊者进行有目的的询问以了解病情的方法。问诊的主要内容包括一般情况、主诉、病史和现在症等。

考点:问诊的主要内容。

在询问病情时,医护人员的态度既要严肃认真,又要和蔼可亲;语言要通俗易懂,不使用医学术语。应围绕主诉有目的、有步骤地询问,既要重视主症,又要全面翔实,必要时可提示或启发,但要避免暗示套问。对危急患者,应抓住主症扼要询问并重点检查,以防贻误治疗时机。

知识拓展

新编十问歌

问诊首当问一般,一般问清问有关。一问寒热二问汗,三问头身四问便。
五问饮食六胸腹,七聋八渴俱当辨,九问旧病十问因,再将诊疗经过参。
个人家族当问遍,妇女经带并胎产。小儿传染接种史,疹痘惊痫嗜食偏。

(一) 问寒热

问寒热是询问患者有无怕冷或发热的感觉。寒与热是疾病的常见症状之一,是辨别病邪性质和人体阴阳盛衰的重要依据,是问诊的重点。

寒指患者自觉怕冷的感觉，临床上有恶风、畏寒、恶寒之分。恶风是指遇风觉冷，避之可缓；恶寒是指自觉怕冷，添加衣被或近火取暖而不能缓解；畏寒是指自觉怕冷，添衣加被或近火取暖而能够缓解。热即发热，指体温升高，或体温正常而自觉全身或局部发热的感觉。

问寒热，要询问寒热的有无、特征、发作时间及兼症。临床常见的寒热表现有恶寒发热、但寒不热、但热不寒、寒热往来四种类型。

1. 恶寒发热　恶寒发热指恶寒与发热同时出现，多见于外感病的表证阶段。若恶寒重发热轻，为风寒表证；发热重恶寒轻，为风热表证；发热轻而恶风，为伤风轻证。

2. 但寒不热　但寒不热指感觉怕冷而不觉发热，属里寒证。新病恶寒，肢体、脘腹冷痛，脉沉紧，见于里实寒证；久病畏寒，面色㿠白，舌淡胖嫩，见于里虚寒证。

3. 但热不寒　但热不寒指感觉发热而无怕冷，或反恶热，多属阳盛阴虚的里热证，可分为壮热、潮热、微热三种类型。

(1) 壮热：指高热，体温在 39℃以上持续不退，不恶寒反恶热。常见于伤寒阳明经证和温病气分阶段，属里实热证，多兼面赤、烦渴、大汗、脉洪大等。

(2) 潮热：指发热如潮汐之有定时。下午 3~5 时热势较高，为日晡潮热，为胃肠燥热内结所致；午后和夜间有低热，为午后潮热，多属阴虚火旺；发热以夜间为甚，称为身热夜甚，见于温病热入营血，灼伤营阴。

(3) 微热：指发热不高，体温一般不超过 38℃，称为微热或低热。长期低热，伴颧红、五心烦热，为阴虚发热；长期微热，劳累则甚，伴疲乏、少气、自汗等，属气虚发热。

4. 寒热往来　寒热往来指恶寒与发热交替发作，为半表半里证。寒热往来无定时，多见于少阳病；寒热往来有定时，常见于疟疾。

考点：问寒热的临床意义。

(二) 问汗

汗是阳气蒸化津液从腠理达于体表而成。询问患者汗出的异常情况，可诊察病邪的性质、津液的盈亏及人体阴阳的盛衰等。问汗，主要了解有无汗出，汗出的时间、部位、多少及兼症等。

1. 有汗无汗(表 6-4)

表 6-4　有汗无汗鉴别

临床表现		临床意义
无汗	表证无汗	风寒表实证
	里证无汗	津血亏虚或阳气虚
有汗	表证有汗	风寒表虚证或风热表证
	里证有汗	里热证或里虚证

2. 特殊汗出

(1) 自汗：指醒时经常汗出，活动尤甚，多见于气虚证和阳虚证。

(2) 盗汗：指睡则汗出，醒则汗止，常见于阴虚证。

考点：问汗的临床意义。

(三) 问疼痛

疼痛是疾病过程中最常见的自觉症状之一，人体的任何部位都可以发生疼痛。问疼痛，主要询问疼痛的部位、性质、程度、时间、加剧或缓解的因素及兼症等。

1. 问疼痛的性质(表 6-5)

表 6-5　疼痛的性质及临床意义

性质	疼痛性质	临床意义
胀痛	疼痛伴有胀满感	气滞
刺痛	疼痛如针刺之感	瘀血
冷痛	疼痛伴有冷感而喜暖	寒证
灼痛	疼痛伴有灼热感而喜凉	热证

续表

性质	疼痛性质	临床意义
绞痛	疼痛剧烈如刀绞割	有形实邪阻滞气机或寒邪凝滞
重痛	疼痛伴有沉重感	湿邪困阻气机
隐痛	痛势较缓可忍耐，但连绵不止	精血亏虚或阳气不足
窜痛	痛处游走不定，或走窜攻痛作痛	气滞或风胜

2. 问疼痛的部位

(1) 头痛：痛在前额或连及眉棱骨，属阳明经病；痛连项背，属太阳经病；痛在两颞，属少阳经病；痛在巅顶，属厥阴经病。凡发病急、病程短、头痛较剧、痛无休止者，多为外感头痛，属实证；凡病程较长、头痛较缓、时痛时止者，多为内伤头痛，多属虚证。

(2) 胸痛、胁痛：胸痛多为心肺病变(表6-6)；胁痛多与肝胆病有关。

表6-6 胸痛鉴别

临床表现	临床意义
左胸前区憋闷作痛，时痛时止	痰、瘀阻滞心脉(胸痹)
胸痛彻背，甚痛如刀绞，面青肢冷	心脉急骤闭塞(厥心痛)
胸痛咳喘，壮热面赤	热邪壅肺(肺热)
胸痛壮热，咳吐脓血腥臭痰	痰热壅肺(肺痈)
胸痛，颧红盗汗，午后潮热	肺阴亏虚(肺痨)

(3) 胃脘痛：一般喜暖为寒证，喜凉为热证。进食后疼痛加剧，多属实证；进食后疼痛缓解，多属虚证。

(4) 四肢痛、腰痛：四肢痛，多见于痹证，多因风、寒、湿邪侵袭或湿热蕴结；独见足跟或胫膝酸痛，为肾虚。腰痛多为肾虚，或寒湿痹病，或瘀血阻络，或结石阻滞。

(四) 问饮食口味

问饮食口味，主要是询问口渴与饮水、食欲与食量，以及口味等情况，可以了解体内津液的盈亏及输布是否正常、脾胃及有关脏腑功能的盛衰。

1. 问口渴与饮水　口不渴，为津液未伤，多见于寒证、湿证；口渴，为津液已伤，多见于燥证、热证(表6-7)。

表6-7 问口渴与饮水

临床表现	临床意义
大渴喜冷饮，伴壮热大汗	热盛伤津
口渴多饮，伴尿多，多食消瘦	消渴
口渴咽干，鼻干唇燥，发于秋季	燥邪伤津
口渴咽干，夜间尤甚，颧红盗汗，五心烦热	阴虚津亏

2. 问食欲与食量(表6-8)

表6-8 问食欲与食量

	临床表现	临床意义
食少	久病食欲减退，面色萎黄，食后腹胀	脾胃虚弱
	纳呆少食，脘闷腹胀，头身困重	湿邪困脾
厌食	厌食，脘腹胀痛，嗳腐酸臭	食滞胃脘
	厌食油腻，胁肋灼热胀痛，口苦泛恶	肝胆湿热
	消谷善饥，多饮多尿，形体消瘦	胃火炽盛(消渴)
	饥不欲食，脘痞，干呕呃逆	胃阴不足

3. 问口味　口淡无味，多是脾胃气虚；口甜而黏腻，多属脾胃湿热；口中泛酸，多因肝胃郁热；口苦，多为心火上炎，或肝胆火热；口中酸腐，多为伤食；口咸，多属肾虚及寒证。

考点：问饮食口味的临床意义。

(五) 问二便

问二便，是询问患者大、小便的有关情况，如颜色、性状、气味、便量、便次、排便感觉及兼症等。问二便可了解消化功能和水液的盈亏与代谢情况，亦可判断疾病的寒热虚实。

临床链接：健康人的大小便

健康成人白天一般排尿3~5次，夜间0~1次，每昼夜总尿量1000~2000ml。尿次和尿量常受饮水量、气温、出汗、年龄等因素的影响。健康人一般每日大便1次，成形不燥，排便顺畅，多呈黄色，无脓血、黏液及未消化的食物。

1. 问大便（表6-9）

表6-9 问大便

	临床表现	临床意义
便秘	腹胀满闷，痛而拒按	实证
	硬如羊粪，排便困难	气血不足
泄泻	大便溏泄，伴纳呆腹胀	脾胃虚弱
	黎明前腹痛泄泻，泄后则安	脾肾阳虚
	腹痛泄泻，泻后痛减，脘闷嗳腐	食滞胃脘
	大便脓血，里急后重	湿热痢疾

2. 问小便（表6-10）

表6-10 问小便

临床表现	临床意义
小便清长量多	寒证
小便色黄短赤	热证
癃闭	肾阳不足、湿热下注
新病尿频，尿急，尿痛，小便短赤	膀胱湿热
久病尿频，色清量多，夜间尤甚	肾阳不足

考点：问二便的临床意义。

（六）问睡眠

问睡眠，主要询问睡眠时间的长短、入睡的难易、是否易醒、有无多梦等情况，可测知人体卫气的循行、阴阳的盛衰、气血的盈亏及心肾的功能。睡眠异常主要有失眠（也称不寐）和嗜睡（也称多寐）（表6-11）。

表6-11 问睡眠

	临床表现	临床意义
失眠	不易入睡，心烦多梦，潮热盗汗，腰膝酸软	心肾不交
	睡后易醒，心悸，纳少乏力	心脾两虚
	失眠而夜卧不安，脘闷嗳气腹胀	食滞胃脘
嗜睡	困倦嗜睡，伴头目昏沉，身重脘闷	痰湿内盛
	饭后困倦嗜睡，兼神疲倦怠，食少纳呆	脾气虚弱

（七）问经带

1. 问月经 月经是指发育成熟女子有规律的周期性胞宫出血。妇女多在14岁左右月经初潮，到49岁左右绝经。月经一般每月1次，周期为28日左右，行经3~5日，经量中等（一般为50~100ml），经色正红无块，经质不稀不稠。问月经，主要询问月经的周期，行经的天数，月经的量、色、质，以及有无痛经或闭经等情况（表6-12），还要询问末次月经日期，以及初潮或绝经年龄。

表6-12 问月经

	临床表现	临床意义
经期	先期	脾气亏虚、血热妄行
	后期	营血亏虚、气滞寒凝
	先后无定期	肝气郁滞

续表

	临床表现	临床意义
经量	过多	血热内扰、气虚不固
	过少	营血亏虚、寒凝血瘀
	崩漏	肾虚、脾虚、血热、血瘀
	闭经	气血亏虚、气滞血瘀、阳虚寒凝
色质	经色淡红质稀	血虚
	经色深红质稠	血热
	经色紫黯夹血块	血瘀
痛经	经前或经期小腹胀痛或刺痛	气滞或血瘀
	小腹冷痛，得温痛减	寒凝或阳虚
	经期或经后小腹隐痛	气血两虚

2. 问带下　带下是女性阴道分泌的少量、无色、无臭的分泌物。问带下，应询问带下的量、色、质和气味等情况。若带下量多色白，质稀如涕，淋漓不断无臭味，多属脾肾阳虚，寒湿下注；带下色黄，质黏臭秽，多属湿热下注。

（八）问小儿

问小儿，除一般问诊内容外，还应结合小儿的特点，主要询问出生前后的情况、喂养史、生长发育史、预防接种史、传染病史和家族遗传病史等。询问病情时，尤应注意发病时有无受惊、伤食、受寒等情况。

四、切　　诊

切诊，是医护人员用手触按患者的脉搏、肌肤等以了解病情的方法，包括脉诊和按诊，以脉诊为主。

考点：切诊的概念。

（一）脉诊

脉诊，又称切脉，是中医独特的诊断方法，是医护人员用手指触按脉搏而得动脉应指的形象，来辨别病证的部位、性质及正邪盛衰的一种诊断方法。

考点：脉诊（切脉）的概念。

1. 脉诊的部位和方法

（1）部位：脉诊常用“寸口”脉（桡动脉腕后搏动处）诊法。寸口为手太阴肺经的原穴所在，是脉之大会，能够反映脏腑的气血状况。寸口脉分寸、关、尺三部，通常以腕后高骨（桡骨茎突）处为标记，其内侧部位为关，关前（腕侧）为寸，关后（肘侧）为尺。两手合而为六部脉，分候相应脏腑（表6-13）。

考点：寸口脉的三部。

表6-13　常用寸口三部分候脏腑

	寸	关	尺
左	心	肝胆	肾
右	肺	脾胃	命门

（2）方法：诊脉时以环境安静，医患双方气血平和为佳。医护人员以自己的一呼一吸（即一息）或钟表去计算患者的脉搏至数。

1）体位：患者取正坐位或仰卧位，前臂自然平展，和心脏置于同一水平，手腕伸直，掌心向上，腕背下垫一松软的脉枕。

2）布指：医护人员面对患者，以诊脉者中指定患者关位，食指按寸位，无名指按尺位，三指略呈弓形，指端平齐，以指腹切按脉体（图6-3）。布指的疏密要得当，应根据患者手臂长短及医者手指粗细而调整。小儿寸口部位较短，多用“一指定关法”诊脉。

3）指力：诊脉时，用较轻指力按在寸口脉搏跳动处皮肤以诊察脉象称为举，即浮取或轻取；用较重指力，甚至按到筋骨以诊察脉象称为按，即沉取或重取；用力不轻不重，按至肌肉以诊察脉象称为寻，即中取。寸口脉每部有轻、中、重取三法，寸、关、尺三部，共称“三部九候”。

4）时间：每手诊脉的时间不应少于 1 分钟，两手以 3 分钟左右为宜。

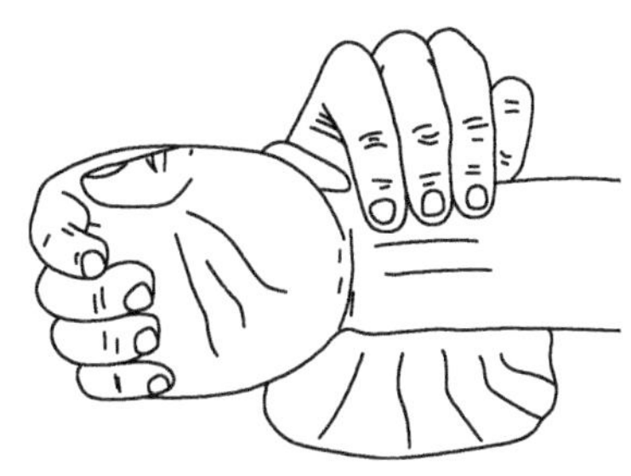

图 6-3　诊脉布指

2. 正常脉象　正常脉象又称平脉、常脉，是正常人在生理条件下出现的脉象。正常脉象的形象特征是：寸、关、尺三部皆有脉，不浮不沉，不快不慢，一息 4～5 至［（60～90）次/分］，不大不小，从容和缓，节律均匀，尺脉沉取有一定的力量，并随生理活动、气候、季节和环境等的不同而有相应的变化。

有的人脉不见于寸口，而从尺部斜向手背，称为斜飞脉；若脉出现在寸口的背侧，称为反关脉，均为生理性变异现象，不属病脉。

3. 常见病脉与主病　疾病反映于脉象的变化，称为病理脉象，简称“病脉”（表 6-14）。

表 6-14　常见病脉的脉象及主病

内容	脉名	脉象	主病
部位深浅	浮脉	轻取即得，重按稍减	表证
	沉脉	轻取不应，重按始得	里证
速率快慢	迟脉	一息不足 4 至	寒证
	数脉	一息 5~7 至	热证
力量强弱	虚脉	三部脉举之无力	虚证
	实脉	三部脉举按皆有力	实证
脉道粗细	洪脉	脉形宽大，充实有力	热盛
	细脉	脉细如线，应指明显	气血俱虚
	濡脉	浮细无力而软	虚证，湿困
脉流利度	滑脉	脉来流利，应指圆滑	痰饮，食积，实热
	涩脉	脉细行迟，艰涩不畅	精伤，血少，气滞，血瘀
脉紧张度	弦脉	端直而长，如按琴弦	肝胆病，疼痛，痰饮
	紧脉	脉来绷急，强劲有力	实寒证，疼痛
脉的节律	结脉	脉来缓慢，止无定数	阴盛气结，寒痰血瘀
	代脉	脉来缓慢，止有定数	脏气衰微
	促脉	脉来急数，止无定数	阳热亢盛，痰食停积

4. 相兼脉与主病　临床疾病错综复杂，因而患者的脉象也常是两种或两种以上的脉象相兼出现。凡两种或两种以上的单因素脉相兼出现构成的脉象，称为“相兼脉”。这些相兼脉象的主病，一般就是各种组成脉象主病的总和（表 6-15）。

表 6-15　常见相兼脉及主病

脉象	主病	脉象	主病
浮紧脉	表寒证	沉迟脉	里寒证
浮数脉	表热证	滑数脉	痰热，湿热，食积内热
弦紧脉	寒证，疼痛	洪数脉	气分热盛
弦数脉	肝郁化火，肝胆湿热	细数脉	阴虚火旺

情境案例 6-1　诊断分析 5

该患者发热，口干欲饮，符合肺热壅盛，津液大伤的特点。大便数日未行，是邪热伤津，肠失濡润，符合实热证的特点。胸痛，咳嗽，提示病位在肺；咯黄痰，舌红，苔黄，脉滑数，符合肺实热证的特点；腻苔提示痰浊。综合上述，考虑病证性质为痰热壅肺。

（二）按诊

按诊是医护人员用手直接触摸或按压患者的某些部位，以了解局部的冷热、润燥、软硬、压痛、肿块或其他异常变化来诊察疾病的方法。按诊主要包括按脘腹、按肌肤、按手足等。

1. 按脘腹（表 6-16）

表 6-16　按脘腹

	临床表现	临床意义
疼痛	疼痛喜按，按之痛减，腹壁柔软	虚证
	疼痛拒按，按之痛甚，腹部硬满	实证
肿块	肿块推之不移，痛有定处	癥积
	肿块推之可移，或痛无定处，聚散无常	瘕聚

2. 按肌肤（表 6-17）

表 6-17　按肌肤

	临床表现	临床意义
寒热	肌肤寒冷，或伴体温偏低	阳气衰少
	肌肤灼热，体温升高	实热证
滑涩	久病肌肤枯涩	气血两伤
	肌肤甲错	瘀血久停
肿胀	按之凹陷，抬手不能即起	水肿
	按之凹陷，抬手即起	气肿
疮疡	肿硬不热	寒证
	肿处灼手而有压痛	热证

3. 按手足　手足冷凉者，多为阳虚寒盛，属寒证；手足俱热者，多为阳盛热炽，属热证。手足背热甚，多为外感发热；手足心热甚，多为内伤发热。若额上热甚于手心热者，为表热；手心热甚于额上热者，为里热。

第 2 节　辨　证

引言：患者，女，17 岁。暑假期间，因淋雨而感冒，表现为发热，微恶风寒，头身疼痛，舌苔黄腻，脉濡数。去医院诊治，取中药 3 剂，服后痊愈。3 个月后，该同学又感冒了，表现为发热，微恶风寒，鼻咽干燥，口渴欲饮，舌边尖红，脉浮数。因嫌看病麻烦，即按前一次医生的处方，原方服药 3 剂，但病情依然如故。该同学非常迷茫，为什么同是感冒，同一方剂此次治疗却没有效果呢？让我们一起来学习辨证的有关知识，共同帮助该同学解除疑惑。

辨证是将四诊（望、闻、问、切）所收集的资料（症状和体征），通过分析、综合，辨清疾病的原因、性质、部位和邪正之间的关系，概括、判断为某种证的过程。

辨证是中医认识疾病和诊断疾病的方法，主要有八纲辨证、脏腑辨证、六经辨证、卫气营血辨证、三焦辨证等。

考点：辨证的概念。

情境案例 6-2

患者，女，62 岁。今晨突起腹痛欲便，呕吐宿食清水，恶寒肢凉，大便清稀，苔白滑，脉沉有力。

一、八纲辨证

八纲指阴、阳、表、里、寒、热、虚、实八个纲领。临床上疾病的表现错综复杂，但基本上都可用八纲加以归纳，其中阴、阳两纲是八纲中的总纲，可以概括其他六纲，即表、热、实证属阳，里、寒、虚证属阴。

考点：八纲的概念。

（一）表里辨证

表、里是辨别病位深浅的两个纲领。

1. 表证　表证是指六淫、疫疠等邪气经皮毛、口鼻侵入机体，正气（卫气）抗邪所表现轻浅证候的概括。主要见于外感疾病初期阶段。

常见的证候表现：恶寒（或恶风）发热，头身疼痛，脉浮，苔薄白为主要表现。或可见鼻塞、流涕、喷嚏、咽喉痒痛等症状。

考点：表证的概念及常见的证候表现。

2. 里证　里证泛指病变部位在内，由脏腑、气血、骨髓等受病所反映的证候。

常见的证候表现：不同的里证，表现为不同的证候，但其基本特点为：无新起恶寒发热，以脏腑症状为主要表现，一般病情较重，病程较长。里证的具体证候辨别，必须结合脏腑辨证、六经辨证、卫气营血辨证等方法，才能进一步明确。

考点：里证的概念及常见的证候表现。

情境案例 6-2　诊断分析 1

该患者以腹痛、呕吐等内脏证候为主症，无恶寒发热，有脉沉，故为里证。

3. 半表半里证　半表半里证指外感病邪由表入里的过程中，邪正相争，少阳枢机不利，病位处于表里进退变化之中所表现的证候。

常见的证候表现：往来寒热，胸胁苦满，心烦喜呕，默默不欲饮食，口苦咽干，目眩，脉弦等。其中往来寒热、胸胁苦满为特征性表现。

考点：半表半里证的概念及常见的证候表现。

4. 表证与里证的鉴别　辨别表证和里证，主要是审察寒热症状，内脏症状是否突出，舌象、脉象等变化（表 6-18）。

表 6-18　表证与里证的鉴别

鉴别要点	表证	里证	半表半里证
寒热	恶寒发热	但寒不热或但热不寒	寒热往来
主要症状	头身疼痛、鼻塞喷嚏	内脏症状（咳喘、心悸、腹痛等）明显	胸胁苦满
舌苔	变化不明显	变化明显	变化不明显
脉象	浮脉	沉脉	

考点：表证和里证的鉴别。

知识拓展

辨 病 位

辨病位就是确定病变现阶段证候所在的位置。

病位有笼统与具体之分。笼统的病位有表、里、脏、腑等。具体的病位又可分为空间性病位(如心、脾、胃、小肠、肌肤、筋骨等)和时间性病位(如卫分、气分、营分、血分等,随着病程的阶段变化而有浅深层次)。

每一病位概念各有特定的证候,如心悸、心痛等为病位在心的主症;新起恶寒发热、头身疼痛、脉浮等为表证的特定证候。认识和掌握每一病位的特定表现,有利于辨别证候的病位。

护考链接

1. 八纲辨证是指:表里、寒热、虚实和 A. 浮沉 B. 盛衰 C. 润燥 D. 正邪 E. 阴阳

点评:八纲指阴、阳、表、里、寒、热、虚、实八个纲领,所以答案为E。

2. 表证和里证的鉴别要点为 A. 咳嗽是否伴有咳痰 B. 寒热症状、内脏症状是否突出 C. 头身疼痛与否 D. 舌象的变化 E. 出汗量之多少

点评:辨别表证和里证,主要是审察寒热症状、内脏症状是否突出,所以答案为B。

(二) 寒热辨证

寒、热是辨别疾病性质的两个纲领。

1. 寒证 寒证是感受寒邪或阳虚阴盛,导致机体功能活动衰退所表现的具有冷、静、湿、白特点的证候。

考点:寒证的概念。

常见的证候表现:恶寒喜暖,面色㿠白,肢冷蜷卧,口淡不渴,痰、涎、涕清稀,小便清长,大便溏薄,舌淡苔白而润,脉迟或紧等。

情境案例 6-2 诊断分析 2

该患者呕吐清水,恶寒肢凉,大便清稀,苔白,脉沉等均为寒象,故病性为寒。

2. 热证 热证是感受热邪,或脏腑阳气亢盛,或阴虚阳亢,导致机体功能活动亢进所表现的具有热、动、燥、黄或红特点的证候。

考点:热证的概念。

常见的证候表现:恶热喜冷,面红目赤,烦躁不宁,口渴喜冷饮,潮热盗汗,五心烦热,痰涕黄稠,小便短赤,大便燥结,舌红苔黄而燥,脉数等。

3. 寒证与热证的鉴别(表 6-19)

考点:寒证与热证的鉴别。

表 6-19 寒证与热证的鉴别

鉴别要点	寒证	热证
面色	白	赤
寒热	恶寒喜热	恶热喜冷
口渴	口淡不渴	渴喜冷饮
手足	厥冷	烦热
小便	清长	短赤
大便	溏薄	燥结
舌象	舌淡苔白	舌红苔黄
脉象	沉迟	滑数

(三) 虚实辨证

虚、实是辨别邪正盛衰的两个纲领。

1. 虚证 虚证是指人体阴阳、气血、津液、精髓等正气亏虚,而邪气不著,表现为不足、松弛、衰退特征的各种证候。常见的有气虚、血虚、阳虚、阴虚等。

考点:虚证的概念。

常见的证候表现:各种虚证的表现不一致,一般可见面色淡白或萎黄,形寒肢冷,气短自汗,小便失禁,大便溏泄,舌淡胖嫩,脉虚沉迟;或五心烦热,颧红盗汗,口干咽燥,舌红少苔,脉虚细数。

临床链接：辨虚证证候

气虚证指元气不足，气的功能减退，或脏腑组织的功能减退，以气短、乏力、神疲、脉虚为主要表现的虚弱证候。

血虚证指血液亏虚，不能濡养脏腑、经络、组织，以面、睑、唇、舌色淡白，脉细为主要表现的虚弱证候。

阳虚证指体内阳气亏损，其温养、推动等作用减弱，以畏寒肢凉为主要表现的虚寒证候。

阴虚证指体内阴液亏少而无以制阳，滋润、濡养等作用减退，以咽干、五心烦热、盗汗、脉细数为主要表现的虚热证候。

2. 实证　实证指人体感受外邪，或疾病过程中阴阳气血失调，体内病理产物蓄积，以邪气盛，正气不虚为基本病理，表现为有余、亢盛、停聚特征的各种证候。

考点：实证的概念。

常见的证候表现：实证的临床表现十分复杂，一般常见高热、脘腹胀满、疼痛拒按、胸闷烦躁、呼吸气粗、痰涎壅盛、大便秘结、小便不利、舌质苍老、舌苔厚腻、脉实而有力。

情境案例 6-2　诊断分析 3

该患者突起腹痛，呕吐，脉搏有力，病性为实。综合前二，考虑病性为里寒实证。

3. 虚证与实证的鉴别（表 6-20）

考点：虚证与实证的鉴别。

表 6-20　虚证与实证的鉴别

鉴别要点	虚证	实证
病程	长	短
体质	虚弱	壮实
精神	委靡	兴奋
声息	声低息微	声高息粗
疼痛	喜按	拒按
胸腹胀满	按之不通，胀满时减	按之疼痛，胀满不减
发热	五心烦热，午后微热	高热
恶寒	畏寒，得衣近火则减	恶寒，添衣加被不减
舌象	质嫩，苔少或无苔	质老，苔厚腻
脉象	无力	有力

（四）阴阳辨证

阴、阳是辨别疾病属性的两个纲领。

1. 阴证　阴证是体内阳气虚衰，或阴寒内盛所表现的证候。其主要表现为：精神委靡，面色㿠白，身重蜷卧，畏寒肢冷，倦怠乏力，气短声低，口不渴，大便稀溏，小便清长，舌淡胖嫩，脉沉迟或弱。

2. 阳证　阳证是体内热邪壅盛，或阳气亢盛的证候。其主要表现为：精神烦躁，面赤身热，气粗声高，喘促痰鸣，渴喜冷饮，大便秘结，小便短赤，舌质红绛，苔黄，脉洪滑实。

3. 亡阴与亡阳证　亡阴与亡阳证是疾病过程中出现的危重证候。一般是在高热大汗或剧烈吐泻或失血过多等情况下出现。

（1）亡阴证：是指体内阴液大量消耗或丢失而出现的阴液衰竭的证候。主要表现为：汗热而黏，呼吸短促，身灼肢温，渴喜冷饮，躁扰不安，舌红干，脉细数无力。

（2）亡阳证：是指体内阳气严重耗损而表现出的阳气虚脱的证候。主要表现为：冷汗淋漓，面色苍白，四肢厥冷，气息微弱，口不渴或渴喜热饮，舌淡润，脉微欲绝。

阴阳互根，亡阴可迅速导致亡阳，亡阳后也可出现亡阴，最终阴阳离决而死亡。临床上对亡阴、亡阳证要高度重视，应迅速辨明，及时抢救。

二、脏腑辨证

脏腑辨证是在认识脏腑生理功能、病变特点的基础上，将四诊所收集的症状、体征及有关病情资料，进行综合分析，从而判断疾病所在的脏腑部位、病因、病性等，是为临床治疗提供依据的辨证归类方法。

考点：脏腑辨证的概念。

（一）心与小肠病辨证

心主血脉，主神志，心的病变主要表现为血脉运行失常和神志活动异常，如心悸、心痛、心烦、失眠多梦、昏迷、发狂等。

小肠主泌别清浊，小肠的病变主要表现为二便异常，如腹泻、尿频、尿赤等(表6-21)。

表6-21　心与小肠病辨证

证型	临床表现
心气虚	心悸胸闷，气短神疲，自汗，活动后加重，舌淡，脉虚
心血虚	心悸，失眠多梦，健忘头晕，面白无华，唇舌色淡，脉细
心火炽盛	心烦失眠，面赤口渴，舌尖红赤，尿黄便秘，苔黄，脉数有力；或口舌生疮疼痛，或吐血衄血，或狂躁谵语
心血瘀阻	心悸怔忡，心胸憋闷刺痛，痛引肩背内臂，时作时止，舌质紫暗或见瘀点、瘀斑，脉细涩或结代；重者暴痛欲绝，口唇青紫，肢厥神昏，脉微欲绝
小肠实热	心烦，口渴喜冷饮，口舌生疮，小便赤涩，尿道涩痛或尿血，舌红苔黄，脉数

(二)肺与大肠病辨证

肺主气，司呼吸，主宣发肃降，通调水道。肺的病变主要表现为呼吸功能失常、宣降功能失调、水液代谢障碍及卫外功能不固等，如咳嗽、气喘、咯痰、胸痛、声音嘶哑或水肿等。

大肠主传导糟粕，大肠的病变主要表现为传导功能失常，如泄泻、便秘、痢疾等(表6-22)。

表6-22　肺与大肠病辨证

证型	临床表现
肺气虚	咳喘无力，动则尤甚，咯痰清稀，声低气怯，或自汗，畏风，易于感冒，体倦神疲，面色淡白或㿠白，舌淡苔白，脉弱
肺阴虚	干咳无痰，或痰少而黏，或痰中带血，口燥咽干，声音嘶哑，形体消瘦，午后潮热，五心烦热，颧红盗汗，舌红少津，脉细数
风寒束肺	咳嗽气喘，痰少稀白，鼻塞流清涕，微有恶寒发热，身痛无汗，苔薄白，脉浮紧
风热犯肺	咳嗽气喘，痰少而黄，鼻塞流浊涕，咽喉肿痛，发热，微恶寒，舌尖红，苔薄黄，脉浮数
热邪壅肺	咳嗽喘促，甚则鼻翼煽动，壮热烦渴，胸痛，或有咽喉红肿热痛，小便短黄，大便秘结，舌红苔黄，脉洪数
大肠湿热	腹痛腹胀，下痢脓血，里急后重，或暴注下泻，色黄热臭，肛门灼热，小便短赤，或身热口渴，舌红苔黄腻，脉滑数

(三)脾与胃病辨证

脾主运化，主统血。脾的病变主要表现为运化失职及脾不统血等，如纳少、腹胀腹痛、便溏、浮肿、出血等。

胃主受纳腐熟水谷，主降，胃的病变主要表现为腐熟功能失常，胃气上逆，如脘痛、呕吐、嗳气、呃逆等(表6-23)。

表6-23　脾与胃病辨证

证型	临床表现
脾气虚	纳少腹胀，食后胀甚，便溏，肢体倦怠，神疲乏力，少气懒言，形体消瘦，或肥胖，浮肿，面色淡黄或萎黄，舌淡苔白，脉缓或弱
脾阳虚	纳少腹胀，腹痛绵绵，喜温喜按，畏寒肢冷，四肢不温，大便稀溏，或肢体浮肿，小便短少，或妇女白带清稀量多，舌淡胖或有齿痕，苔白滑，脉沉迟无力
脾不统血	便血，尿血，衄血，或妇女月经量多、崩漏等，伴食少，便溏，神疲乏力，少气懒言，面色萎黄，舌淡，脉细无力
胃火炽盛	胃脘灼痛拒按，吞酸嘈杂，渴喜冷饮，或消谷善饥，或口臭，牙龈肿痛，便秘尿赤，舌红苔黄，脉滑数
食滞胃脘	脘腹胀痛，嗳腐吞酸，或吐物酸腐，吐后胀痛得减，或矢气臭秽，泻下酸臭，舌苔厚腻，脉滑
胃阴虚	胃脘隐隐灼痛，饥不欲食，或嘈杂，干呕呃逆，口燥咽干，大便干结，小便短赤，舌红少津，脉细数

临床链接:脾气虚的三种类型

脾气虚临床上有三种类型:脾不健运、中气下陷、脾不统血。三证均可见纳少,腹胀,大便溏薄,肢体倦怠,少气懒言,面色萎黄,舌淡苔白,脉缓弱等脾气虚证。①脾不健运以脾虚不运为特点,患者表现为水谷精微运化障碍,上述的脾气虚就是此种类型;②中气下陷是脾气升举无力的表现,患者多有脱肛、久泄、久痢、内脏下垂等症状;③脾不统血则是脾气亏虚,不能统摄血液而致血溢脉外见便血、尿血、肌衄、妇女月经过多等症状。

(四) 肝与胆病辨证

肝主疏泄,主藏血。肝的病变主要表现为疏泄失常及肝不藏血等,如精神抑郁、烦躁、胸胁少腹胀痛、头晕目眩、肢体震颤、手足抽搐、目疾、月经不调等。

胆储藏胆汁,胆的病变主要表现为胆汁疏泄失常,如黄疸、口苦等(表 6-24)。

表 6-24　肝与胆病辨证

证型	临床表现
肝气郁结	情志抑郁,善太息,胸胁、少腹胀痛,走窜不定。或咽部异物感,或瘿瘤,或胁下肿块,女子可见乳房胀痛、月经不调、痛经,舌苔薄白,脉弦
肝火上炎	头晕胀痛,面红目赤,口苦咽干,急躁易怒,或胁肋灼痛,或突发耳鸣耳聋,或吐血衄血,便秘尿赤,舌红苔黄,脉弦数
肝血虚	头晕眼花,视物模糊或夜盲,面白无华,爪甲不荣,或肢体麻木、筋脉拘急,手足震颤,或妇女月经量少色淡,甚则闭经,舌淡,脉细
肝阳上亢	眩晕耳鸣,头目胀痛,面红目赤,急躁易怒,失眠多梦,头重脚轻,腰膝酸软,舌红,脉弦有力或弦细数
肝胆湿热	身目发黄,或胁肋灼热胀痛,纳呆,厌油腻,口苦泛恶,腹胀,大便不调,小便短赤,舌红苔黄腻,脉弦滑数;或寒热往来,或阴囊湿疹,睾丸肿胀热痛,或阴部瘙痒,带下黄臭

(五) 肾与膀胱病辨证

肾藏精,主生长发育与生殖,主纳气,主水液。肾的病变主要表现为生长发育、生殖功能异常,水液代谢失调,呼吸功能减退,耳及二便异常等,如腰膝酸软或疼痛、耳鸣耳聋、齿摇发脱、阳痿遗精、精少不育、经闭不孕、水肿、呼吸气短而喘等。

膀胱储藏和排泄尿液,膀胱的病变主要表现为排尿的异常(表 6-25)。

表 6-25　肾与膀胱病辨证

证型	临床表现
肾阳虚	面色晄白,腰膝酸软冷痛,畏寒肢冷,下肢尤甚,头目眩晕,精神委靡,男子阳痿,女子宫寒不孕,或五更泄泻,或小便清长,夜尿增多,舌淡胖苔白,脉沉细无力
肾阴虚	腰膝酸软,眩晕耳鸣,齿摇发脱,男子遗精,女子经少、经闭,失眠健忘,口燥咽干,形体消瘦,五心烦热,潮热盗汗,颧红尿黄,舌红少苔,脉细数
肾不纳气	久病咳喘,呼多吸少,气不得续,动则喘甚,自汗,神疲乏力,声音低怯,腰膝酸软,舌淡苔白,脉沉弱
肾气不固	腰膝酸软,耳鸣,面白神疲,小便频数而清,或尿后余沥,或遗尿,尿失禁,夜尿增多;男子滑精早泄,女子带下清稀,或胎动易滑,舌淡苔白,脉弱
膀胱湿热	尿频尿急,排尿灼热涩痛,小便短赤,或尿血,小腹胀闷,或尿中有砂石,或发热腰痛,口渴,舌红苔黄腻,脉濡数

(六) 脏腑兼病辨证

人体是一个有机的整体,各脏腑之间在生理上相互联系,在病理上常常相互影响,或由脏及脏,或由脏及腑,或由腑及腑。凡两个或两个以上脏腑的病证并见者,称为脏腑兼病。常见脏腑兼病的证型有心肾不交、心脾两虚、肝肾阴虚、脾肾阳虚、肝胃不和等。

三、卫气营血辨证

卫气营血辨证是将外感温热病发展过程中所反映的不同病理阶段，分为卫分证、气分证、营分证、血分证四类，用以说明病位的深浅、病情的轻重和传变的规律，并指导临床治疗（表 6-26）。

表 6-26　卫气营血辨证

证型	临床表现
卫分证	发热，微恶风寒，头痛，无汗或少汗，咳嗽，口微渴，舌苔薄白，舌边尖红，脉浮数
气分证	壮热，不恶寒，汗出，渴喜冷饮，尿赤，舌红苔黄，脉数有力
营分证	身热夜甚，口不甚渴或微渴，心烦不寐，时有谵语，斑疹隐隐，舌红绛，脉细数
血分证	身热夜甚，躁扰不安，神昏谵语，吐血，衄血，便血，尿血，斑疹密布，舌深绛，脉细数

考点：卫气营血辨证的概念。

小结

1. 四诊包括望诊、闻诊、问诊和切诊四种诊断方法。望诊分为全身望诊、局部望诊、舌诊、望排泄物和望小儿指纹，其中舌诊是望诊的重点，包括望舌质和望舌苔。闻诊包括闻声音和嗅气味。问诊是医护人员了解病情，诊察疾病的重要方法，在四诊中占有重要地位，重点是问寒热、问汗、问饮食口味及问二便。切诊包括脉诊和按诊。舌诊和脉诊是中医诊法的特色。

2. 中医的辨证方法包括八纲辨证、脏腑辨证、六经辨证、卫气营血辨证、三焦辨证等。八纲辨证是辨证的基础，可以确定证候的纲领，在辨证中起着执简驭繁、提纲挈领的作用。脏腑辨证是中医辨证体系的重要内容，可辨清脏腑病位和病性，是临床辨证的基本方法，是内、妇、儿等科辨证的基础。卫气营血辨证是论治外感温热病的辨证方法，将温热之邪侵袭人体分为由浅入深传变的四个阶段，用以说明病情的轻重。

自 测 题

一、选择题

A_1 型题

1. 患者本来毫无食欲，久不能食，突然索食，且食量大增，此为
   A. 得神　B. 少神
   C. 失神　D. 假神
   E. 神乱
2. 满面通红多属
   A. 实热证　B. 阴虚证
   C. 肝胆湿热　D. 戴阳证
   E. 血瘀证
3. 紫舌常见
   A. 气滞　B. 血瘀
   C. 血虚　D. 阴虚
   E. 阳虚
4. 舌红少苔或无苔，多见于
   A. 阴虚证　B. 阳亢证
   C. 实热证　D. 表热证
   E. 戴阳证
5. 干咳无痰或少痰，多因
   A. 邪热犯肺　B. 阴虚肺燥
   C. 寒痰内停　D. 痰湿阻肺
   E. 痰热壅肺
6. 恶寒重发热轻，最常见于
   A. 里寒证　B. 伤风证
   C. 表热证　D. 表寒证
   E. 半表半里证
7. 睡则汗出，醒则汗止，称为
   A. 大汗　B. 自汗
   C. 盗汗　D. 战汗
   E. 绝汗
8. 经常不能获得正常睡眠的病证，中医称之为
   A. 眩晕　B. 不寐
   C. 痿证　D. 神昏
   E. 头痛
9. 辨别表证与里证，首先应审查
   A. 有无恶寒发热　B. 有无头痛
   C. 有无咳嗽　D. 有无周身酸痛

E. 有无汗出

10. 痰少黏难出，口干舌燥，属
A. 热痰　B. 燥痰
C. 风痰　D. 湿痰
E. 寒痰

11. 下面属虚证的临床症状为
A. 体质多壮实　B. 精神委靡，声低息微
C. 声高气粗　D. 脉象有力
E. 胸腹按之疼痛，胀满不减

A_2 型题

12. 患者，男，40岁。泄泻3年，每日3~5次，早晨5时左右即有腹痛，泻后痛减，便质清稀，夹杂有较多的不消化食物，并伴有畏寒、腰腿困痛、头晕耳鸣等症状。查体：面色淡白，舌淡苔白而润，脉沉细而弱。此人所患病证是
A. 脾虚泄泻　B. 肝郁泄泻
C. 湿热泄泻　D. 食积泄泻
E. 脾肾阳虚泻

13. 患者，女，15岁。2日前冒雨淋湿，症见恶寒发热无汗，咳嗽吐痰清稀，头身疼痛不适，其脉象可见
A. 浮缓　B. 浮紧
C. 沉紧　D. 浮数
E. 沉

14. 患者，男，27岁。恶寒发热，头身疼痛，鼻塞流涕，咽喉痒痛，咳嗽，舌苔薄白，脉浮。当诊断为
A. 里证　B. 表证
C. 寒证　D. 热证
E. 虚证

A_3 型题

（15~17题共用题干）

患者，男，38岁。2日前冒雨淋湿，出现恶寒发热，无汗，头身疼痛，鼻痒喷嚏，时流清涕，口不渴，舌苔薄白，脉浮紧。

15. 此时诊断为
A. 里寒证　B. 表寒证
C. 表热证　D. 里热证
E. 伤风表证

16. 自服热姜汤出汗后，仍发热，微恶寒，咳嗽频作，痰黏而黄，咯痰不爽，咽痛口干，咳时汗出恶风，鼻流浊涕，头痛，舌尖红苔薄黄，脉浮数有力。其病证多属
A. 里寒证　B. 表寒证
C. 表热证　D. 里热证
E. 伤风表证

17. 昨晚发热加重，体温持续在39℃以上，不恶寒，咳嗽气粗，胸痛，咳吐浊痰，不易咯出，烦躁不安，口渴，尿短赤，大便干结，舌红苔黄腻，脉滑数。此时病证为
A. 实热证　B. 虚热证
C. 虚寒证　D. 实寒证
E. 表实证

二、临床情境化任务

患者，男，37岁。胃脘疼痛反复6个月，曾服温胃散寒止痛之剂疗效不理想，半个月来胃痛又作，现见：胃脘隐隐灼痛，嗳气时作，伴口燥咽干，小便短少，大便干结，舌红少津，脉细数。

1. 想一想：上述临床表现分属于四诊中的哪种诊法？
2. 说一说：脏腑辨证的证型是什么？

（张　瑾）

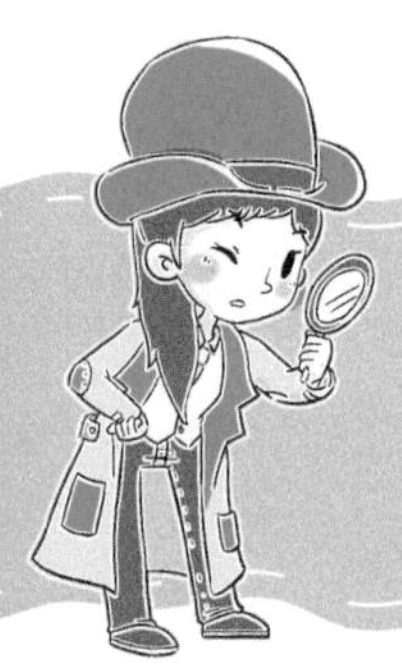

第7章 中医养生与防治(护理)原则

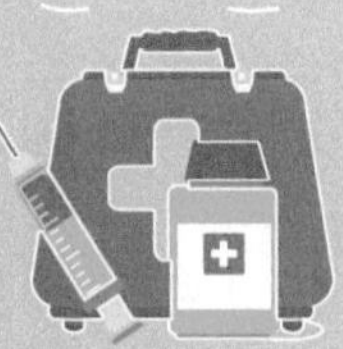

引言:“生、长、壮、老、已”是生命过程的必然规律,人类也不例外,如何在这一过程中提高生命的质量,使人不患病或少患病,患病后尽快康复,这是医学永恒的追求。人的生命只有一次,健康长寿,自古以来就是人类的共同愿望和追求。中医养生是根据中医学理论,研究人类生命规律,探索衰老机制,以及健身防病、抗老延寿理论和方法的学问,是中医学的特色和优势之一。那么怎样才能做到健康长寿呢?让我们一起来探讨它的真谛吧!

第1节 中医养生

养生,即保养生命之义,是指在中医基本理论指导下,根据生命发展的规律,采取各种方法保养身体,增强体质,预防疾病,增进健康,延年益寿的综合性保健措施。

考点:养生的概念。

一、养生的基本原则

中医养生学有着丰富的实践经验,养生方法颇多,但其基本原则,概括起来有以下几个方面。

(一) 顺应自然

顺应自然,就是“天人合一”的整体观,是养生所必须遵循的基本原则。人生长在天地之间,人的生理活动与自然界的阴阳消长变化周期基本同步,自然界的变化必然会影响人体,使之发生相应的生理和病理反应。另外,社会环境的变化,亦会对人的心理、生理造成一定的影响,调适不当,也会损害健康,导致疾病的发生。因此,养生必须适应环境,包括自然环境和社会环境。

(二) 形神共养

形指形体,神指精神,形是神的物质基础,神是形的外在表现,形与神是互相依存,对立统一的。所谓形神共养,是指不仅要注意形体的保养,而且要注意精神的调摄,更要使形神合一。只有这样,才能使形体强健,精神充沛,身体和精神协调,才能健康长寿,其中养神尤为重要。中医主张静以养神,动以养形。只有动静结合,才能形神共养,增强身心健康,延年益寿。

(三) 起居有常

起居有常是指日常生活、工作、学习、劳作和睡眠等各个方面要有一定的规律并合乎自然界阴阳消长的变化和人体生理的变化,使机体阴阳两个方面始终保持在一个平衡的状态。要养成按时作息的习惯,一般来说,一日之中,白天阳气较充盛,适合工作学习;夜晚阴气当令,适于卧床休息。即古人所说的“日出而作,日落而息”,才能有益于健康。

(四) 饮食有节

饮食是维持人体生长、发育和生命活动的基本物质条件,合理的饮食,良好的饮食方式和习惯,既可保证人体营养的需要,又可维护好脾胃的功能,以固后天之本,使气血旺盛,人就健康长寿。有人说“早餐吃好,午餐吃饱,晚餐吃少”是有一定道理的。

(五) 劳逸有度

必要的劳动和休息是人体生存和保持健康的基本条件,劳逸有度是指合理地安排各种活动,适度的劳作有助于气血流通，增强体质；必要的休息可以消除疲劳，恢复体力和脑力。《黄帝内经》主张“不欲太劳，不欲太逸”。体力劳动、脑力劳动和性生活均要适度，体力劳动要轻重相宜，脑力劳动要与体力劳动相结合，房事有节，可保精护肾。这样才能身体健康，防止疾病的发生。《黄帝内经》指出“久视伤血，久卧伤气，久坐伤肉，久立伤骨，久行伤筋”。所以要劳逸结合，动静有度。

（六）慎避外邪

人体一旦受到病邪的侵害而生病，健康就会受到损害。任何疾病的发生过程都是正气与邪气双方斗争的过程，病邪是导致疾病发生的重要条件。因此，应根据季节、气候、地域、生活居住和工作环境等各方面的情况采取相应的措施，以避免外界邪气的影响。

考点：中医养生的基本原则。

知识拓展

养生歌诀

少思虑以养心，寡色欲以养肾，勿妄动以养骨，戒嗔怒以养肝，
节饮食以养胃，省言语以养神，顺时令以养气，多读书以养胆。

——《春秋·庄子》

二、养生的主要方法

中医养生的方法很多，着眼点各异，但殊途同归，大致分以下几类。

（一）顺时养生

顺时养生是指按照一年四季阴阳变化的规律来调节人体之阴阳而达到健康长寿的目的。自然界有寒热温凉的变化，生物有春生、夏长、秋收、冬藏的过程，人的脏腑功能强弱、气血盛衰、气机升降也随自然界这种阴阳消长而变化。人要主动采取措施，顺应自然变化，才能避邪防病，保健延年。如春夏为阳气所主，秋冬为阴气所主，顺时养生就要遵循“春夏养阳，秋冬养阴”的原则。在春夏季节，人们要顺应阳气发泄的趋势，多做户外活动，加强体育锻炼，使阳气更加充盛；秋冬季节，天气转凉，阳气渐收，阴气渐长，又必须防寒保暖，适当调整作息时间，使阴精潜藏于内，阳气不致外泄。

（二）调神养生

精神情志活动对人体生理、病理变化都有着很大的影响，心情舒畅，情绪乐观，则气机调畅，气血平和，正气充沛，就可以防止或减少疾病的发生。

1. 避免不良刺激，静以养神　既要避免外源性不良刺激，如来自社会、自然、家庭等的不良刺激；又要防止内源性不良刺激，如积极治疗躯体疾患等。

2. 提高自我心理调摄能力　加强文化、思想修养，淡泊名利，知足常乐。

（三）惜精养生

不过分压抑性欲以防气机郁滞，也不有意放纵以防耗伤肾精。惜精在于保肾，做到房事有节、食疗保肾、运动保健、药物调治、针灸推拿保肾等。

（四）饮食养生

饮食要有节，要按时节量，不过饥过饱。五味均衡，避免饮食偏嗜，忌肥甘厚味，寒温适宜，清洁卫生。

（五）运动养生

生命在于运动，运动是健康之本，是祛病延年的良方。“流水不腐，户枢不蠹”。经常适量锻炼身体，能够调畅气机，疏通经络，强筋壮骨，强健体魄，从而增强体质，提高机体抗病能力。如传统的太极拳、五禽戏、八段锦、气功等；现代的运动有散步、慢跑、爬山、舞蹈、游泳、器械锻炼等。运动养生要因人而异，根据个人的喜好及体质特点选择适合自己的运动方式和运动量，不可勉强为之，也不可操之

过急,贵在循序渐进,持之以恒。

(六) 中药养生

中药养生最常用的是药膳,药膳适用于普通人群的保健,如山药、蜂蜜、枸杞子等。中医有根据药物的颜色与五脏相对应的"五色食疗"等。同时还要因人、因时、因地制宜,如老人体质虚弱,大剂量强补不宜,而应当少量多次进补;小儿脏腑娇嫩,药膳宜平淡,性味不宜过偏;"女子以血为本",药膳应以补血、补阴为主等。

(七) 针灸推拿养生

针灸推拿关元、气海、百会、足三里等腧穴可强身健体,增强抵抗力;按摩涌泉穴可补肾;全身保健按摩、足疗等也可强身健体。

考点:中医养生的主要方法。

知识拓展

寿星彭祖的养生之道

且不说彭祖是否活了八百多岁,其养生之法还是为我们提供了很多启发。①重视运动:坚持每日练功。首先正襟端坐,拭揉双目,按摩肢体,舐唇咽液,闭气纳息,服气数十遍;然后起身,熊经鸟伸,导引行步。这就是沿用到今天的"导引法"。②保持良好的生活习惯:彭祖坚持顺乎自然,顺应四季节气变化;他认为长寿的秘方在于不伤身体,劳逸结合,心情舒畅,衣食不求华贵。③和谐夫妻生活:彭祖主张夫妻生活和谐有节。

护考链接

中医养生的三个层次包括 A. 养身、养病、养心 B. 养身、养性、养心 C. 养病、养性、养心 D. 养身、养性、养神 E. 养身、养性、养病

点评:中医养生可预防疾病,精神情志活动由心主宰,所以答案为 B。

第 2 节 防治(护理)原则

防治(护理)原则,是指预防、治疗和护理疾病的原则。学习防治(护理)原则,对疾病的预防、治疗和护理都有着普遍的指导意义。

情境案例 7-1

张某和王某同时感冒,张某表现为发热重,恶寒轻,流浊涕,口微渴,咽痛,舌红,苔薄黄,中医辨证为"风热证";王某表现为发热轻,恶寒重,流清涕,口不渴,舌苔薄白,中医辨证为"风寒证"。

一、早治(护)防变

早治(护)防变,是指采取一定的措施,防止疾病的发生与发展。早治(护)可防止疾病的发生和已病防变。"预防为主"是我国卫生工作的四大方针之一,中医学对此极为重视,早在《黄帝内经》中就提出了"不治已病,治未病"的著名论点,强调防患于未然。治未病,包含未病先防和既病防变两个方面。

知识拓展

孙思邈与"治未病"

孙思邈,唐代著名医家,史称"药王"。他将疾病分为"未病"、"欲病"、"已病"三个层次,要求医生要"消未起之患,治未病之疾,医之于无事之前",并创造了一整套养生延年的方法,对后世预防保健工作的影响很大。

(一) 未病先防

未病先防,就是在疾病发生之前,采取各种预防措施,防止疾病的发生。疾病的发生,主要与正气不足(发病的内在根据)和邪气入侵(发病的外在条件)密切相关。因此,要做到未病先防,一是要通过养生以提高人体正气的抗病能力;二是要防止病邪的侵害。

1. 增强正气　增强正气即通过顺时养生、调神养生、惜精养生、饮食养生、运动养生、中药养生和针灸推拿养生等方法,来提高人体正气的抗病能力。

2. 防止病邪的侵害

(1) 避其邪气:病邪的入侵是导致疾病发生的外在条件,故未病先防除了提高正气的抗病能力外,还要防止病邪的侵害。包括讲究卫生,保护环境,防止水源、空气和食物的污染,避免六淫、疠气侵袭,以及防范外伤、虫兽伤等。

(2) 人工免疫与药物预防:我国很早就开始用药物来预防疾病,《黄帝内经》中记载“小金丹……服十粒,无疫干也”。元代人们用紫草煎剂来预防麻疹。近年来运用中草药预防疾病的方法,如用贯众、板蓝根、大青叶来预防流行性感冒(简称流感)、腮腺炎;用茵陈、栀子来预防肝炎等,都是简单易行、行之有效的方法。16 世纪发明的人痘接种术预防天花,开创了人工免疫的先河,为后世免疫学的发展做出了极大的贡献。

(二) 既病防变

未病先防是最理想、最积极的防范措施,而既病防变则指一旦疾病发生,则要早期诊断,早期治疗,防止疾病的发展与传变。

1. 早期诊治　疾病初期,病情较轻,病位较浅,正气未衰,较易治愈,因而传变较少。因此,早期正确的诊断,及时有效和彻底的治疗,就能把疾病消灭于萌芽状态。如温病卫分证阶段就要早期诊治,否则,病邪步步深入,正气受损,病情深重、复杂,就较难治愈,容易产生传变或危变。

2. 控制传变　传变是指疾病在脏腑组织中的转移变化,又称传化。疾病的传变,都有一定的途径和规律性。外感病有六经传变或卫气营血传变、三焦传变;如清代名医叶天士提出的“务在先安未受邪之地”,即为针对疾病的传变规律,实施预见性治疗,以控制其病理传变的具体体现。内伤杂病有五行生克制化规律传变或经络传变,如《金匮要略》中的“治未病者,见肝之病,知肝传脾,当先实脾”。临床宜根据不同疾病的传变规律,采取相应有效的治疗与护理措施,阻止其传变,防止病情发展、恶化。

知识拓展

齐桓公的故事

春秋战国时期,神医扁鹊为齐桓公诊病。初诊告之“君有疾在腠理,不治将深”。桓侯不信,并加以讥讽。再诊告之“君有疾在血脉,不治将深”。桓侯不悦,未予理睬。三诊告之“君有疾在肠胃,不治将深”。桓侯不应,恼怒于形。四诊发现桓侯之疾,已至骨髓,成为不治之症,遂悄然而去。后桓侯果然病发,且日渐危重,寻扁鹊不得,抱病死去。说明病后要及早治疗,以防越来越深、越来越重。

二、治病求本

治病求本,指在治疗和护理疾病时必须寻求疾病的本质(病因病机),并针对本质进行治疗和护理。“求本”,就是辨清病因病机,确立诊断。治病求本是中医学治疗和护理疾病的主导思想,是辨证论治(施护)的根本原则。临床运用“治病求本”这一原则时,必须正确掌握“治标与治本”、“正治与反治”及“病治异同”三种方法。

知识拓展

头痛如何治本

头痛是一个常见症状,它可由外感、气血亏虚、肾虚、痰湿、肝阳上亢、瘀血等多种原因引起,治疗时不能简单地头痛医头,而应该辨证,找出病因,分别采用解表、补益气血、补肾、燥湿化痰、平肝潜阳、活血化瘀等法进行治疗,这就是“治病求本”。疾病有各种错综复杂的原因,它通过若干症状表现出来,必须从诸多复杂的表现中进行综合分析,找出疾病发生的原因,然后进行针对性的治疗。

(一) 治标与治本

标与本是一对相对的概念,它主要说明事物的主次关系等。"本"是矛盾的主要方面,"标"是矛盾的次要方面,不同情况下标与本之所指不同。如以正气与邪气而言,正气为本,邪气为标;以病因与症状而言,病因为本,症状为标;以先病与后病而言,先病为本,后病为标;以新病与旧病而言,旧病为本,新病为标。在疾病的发展变化过程中,由于有标本主次和轻重缓急的不同,因而治疗(护理)上就有先后缓急之分,具体有急则治标、缓则治本及标本兼治三种。

1. 急则治标　当标病急重,已成为疾病矛盾的主要方面,若不及时解决,患者会有很大痛苦甚至危及生命时,就必须采取暂时性的急救措施先治标病。例如,肺痨患者突然出现大咯血,虽然阴虚为本,咯血为标,但若不及时止血,患者就有可能出现气随血脱,甚至死亡,所以就应当迅速止血先治标,待血止后再滋阴润肺治其本。

2. 缓则治本　缓则治本指在病势缓和、病情不急的情况下,治疗要从疾病的本质着手。如肺阴虚的咳嗽,肺阴虚为本,咳嗽为标,治疗采用滋阴润肺的方法以治其本,肺阴虚得到纠正,咳嗽才能逐渐消除。

3. 标本兼治　当标病、本病并重或均不太急时,就应该标本同时治疗,既治标又治本。如气虚患者患感冒,此时,气虚为本,表邪为标,治疗若单纯补气治本,则易使邪气滞留,表证难解;若仅用发汗解表治标,则易损伤正气,使正气更虚。所以要益气解表,标本兼顾,使正胜邪退而痊愈。

(二) 正治与反治

疾病的变化是错综复杂的,在多数情况下,疾病的证候与疾病的临床表现是一致的(采取正治),但在某些时候也会出现疾病的证候与疾病的临床表现不一致,甚至相反的现象,即出现假象,如真寒假热和真热假寒等(采取反治)。正治与反治是指所用中药的寒热性质、补泻效用,与疾病的本质、表现之间的逆从关系而提出的两种治疗方法,都是"治病求本"这一治疗(护理)原则的具体运用。

1. 正治　正治指疾病的临床表现与疾病本质(证候性质)一致的情况下,逆着疾病临床表现的性质进行治疗的一种治疗法则,故又称"逆治"。即采用方药的性质与疾病证候的性质及临床表现均相反,符合治病求本的基本原则。由于临床上大多数疾病的本质和临床表现的性质是一致的,如寒证有寒象、热证有热象、虚证有虚象、实证有实象等。"正"含有"正常"的意思,所以,正治法是临床上最常用的治疗方法。疾病证候有寒、热、虚、实的区别,所以正治法就有"寒者热之"(寒证出现寒象,用温热方药进行治疗)、"热者寒之"(热证出现热象,用寒凉方药进行治疗)、"虚者补之"(虚证出现虚象,用补益方药进行治疗)、"实者泻之"(实证出现实象,用攻泻方药进行治疗)四种方法。

2. 反治　反治指疾病的临床表现与疾病本质(证候性质)相反的情况下,顺着其临床表现的性质进行治疗的一种治疗法则,故又称"从治"。即采用方药的性质与临床表现相同,与疾病证候的性质相反,实质也是逆着疾病的本质进行治疗,仍然符合治病求本的基本原则。疾病临床表现的性质与疾病本质相反的情况较少见,多见于病势深重时,所以反治法在临床上较少用。具体有"热因热用"(用热性药物治疗阴盛格阳的真寒假热证)、"寒因寒用"(用寒性药物治疗阳盛格阴的真热假寒证)、"塞因塞用"(用补益药物治疗虚证闭塞不通的真虚假实证,如气虚臌胀用补法)、"通因通用"(用通利药物治疗具有通泄症状的一些病证,如食积泄泻用下法)四种方法。

(三) 病治异同

中医治疗和护理疾病,主要不是着眼于疾病的异同,而是着眼于证候的区别。在辨证论治(施护)思想的指导下,相同的证候采用相同的治疗和护理方法;不同的证候则采用不同的治疗和护理方法。

1. 同病异治　同病异治指同一种疾病,由于其发病的时间、地区,以及患者机体的反应性不同,或其病情处于不同的发展阶段,所表现出的证候不同,因而采用不同的治疗和护理方法。如感冒有风寒和风热之别,治法也就有辛温解表和辛凉解表之不同。

2. 异病同治　异病同治指不同的疾病,在其发展过程中,只要出现了相同的证候,就可以采用相同的方法进行治疗和护理。如子宫脱垂、脱肛、久泻、胃下垂等不同的疾病,因其病机证候相同,均属中气下陷,都可以采用补中益气、升提举陷的治法,给予补中益气汤进行治疗。

情境案例 7-1　护理分析

中医护理疾病主要着眼于证候的异同。张某和王某都是感冒,但张某为"风热证",故护理方法为"辛凉解表";王某为"风寒证",故护理方法为"辛温解表",即所谓"证同治(护)亦同,证异治(护)亦异"。

三、扶正祛邪

疾病的过程,从邪正关系来说,是正气与邪气矛盾双方互相斗争的过程,正邪力量的消长盛衰,决定着疾病的发生、发展与转归。因此,扶助正气,祛除邪气,使疾病向好转、痊愈的方向发展,就成为指导治疗和护理的一个重要原则。

(一) 扶正

扶正即扶助正气,增强体质,提高机体抗病和康复能力的一种治则,属于补法,适用于各种虚证,即"虚者补之"。临床上可根据具体情况,分别采取益气、养血、滋阴、助阳、填精等治法。扶正多用补益的药物及针灸、推拿、气功、体育锻炼等,而精神的调摄和饮食营养的补充,对扶正也具有重要作用。

(二) 祛邪

祛邪即祛除邪气,削弱或祛除病邪的侵袭和损害,使邪去正安的一种治则,属于泻法,适用于各种实证,即"实者泻之"。临床上可根据病证的不同,分别运用发汗、催吐、泻下、清热、散寒、祛湿、利水、消导、行气、活血、化痰等治法。

(三) 攻补兼施

攻补兼施即扶正祛邪兼用。适用于正气已虚而邪气仍实的虚实夹杂病证。临床上可根据正虚、邪实的主次情况,分别采用扶正兼祛邪、祛邪兼扶正、先祛邪后扶正和先扶正后祛邪等方法。例如,气虚感冒,如以气虚为主,单扶正易恋邪,应以补气为主兼解表;若以邪实为主,单攻邪易伤正,应以解表为主兼补气。

扶正祛邪总的原则,应该做到"扶正不留邪,祛邪不伤正"。

四、调整阴阳

疾病发生发展的过程,就是人体阴阳的相对平衡状态遭到破坏,出现了阴阳的偏盛或偏衰的结果。因此,调整阴阳,损其偏盛,补其偏衰,恢复阴阳的协调平衡,是中医治疗和护理疾病的一条基本原则。调整阴阳的治则包括损其有余、补其不足和补损兼用三个方面。

(一) 损其有余

损其有余,是指祛除阴或阳其中一方偏盛有余的病证。适用于阴阳偏盛有余的实证,采用"实则泻之"的原则。对于"阴胜则寒"的实寒证,采取"寒者热之"的温散阴寒法;对于"阳胜则热"的实热证,采取"热者寒之"的清泻阳热法(图 7-1)。

(二) 补其不足

补其不足,是指补其阴或阳其中一方偏衰不足的病证。适用于阴阳偏衰虚证,采用"虚则补之"的原则。阴虚则补阴,阳虚则补阳,阴阳两虚则阴阳双补(图 7-2)。

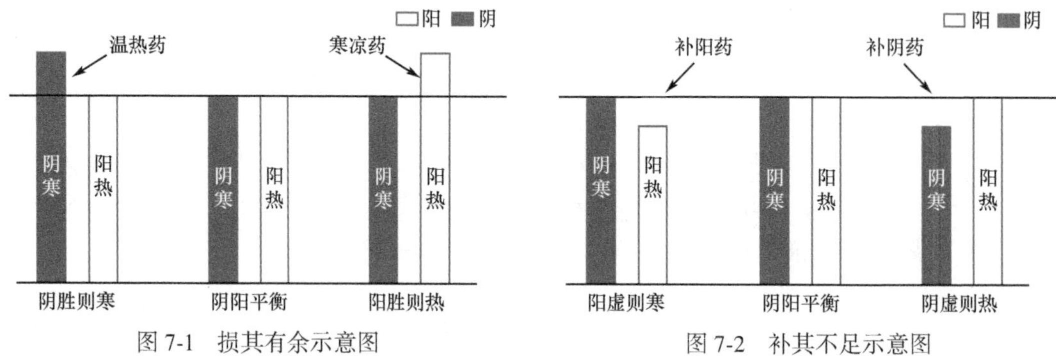

图 7-1　损其有余示意图

图 7-2　补其不足示意图

（三）补损兼用

由于阴阳双方之间存在着对立制约、消长变化的关系，在疾病过程中，一方的偏盛，亦可导致对方的不足。《黄帝内经》曰："阴胜则阳病，阳胜则阴病"，亦即阴寒内盛易于损伤阳气，阳热亢盛易于耗伤阴液，故在治疗阴或阳偏盛时，应注意有没有阳或阴偏衰情况的同时存在。如已引起相对一方偏衰，出现了阴液亏损或阳气不足时，在"损其有余"时，应兼顾"补其不足"，如在温散阴寒的同时兼以助阳，在清泻阳热的同时兼以滋阴。

五、调理气血

气和血都是构成人体和维持人体生命活动的基本物质。气与血有着密切的关系，气能生血、行血、摄血，故称"气为血之帅"；血能载气、养气，故称"血为气之母"。疾病的过程往往伴有气血失调的病理变化。调理气血就是针对气血失调的病理变化而确立的治疗和护理原则。

（一）调气

1. 补气　补气适用于气虚证。由于人体气的生成，源于肾所化生的先天之气、脾胃运化的水谷精气及肺吸入的自然界清气。因此，补气多为补益肺、脾胃、肾等脏腑，由于脾胃为气血生化之源，故以调补脾胃为重点。

2. 理气　理气适用于气机失调的病证。气机失调的病证有气滞、气逆、气陷、气闭、气脱等。调理气机失调，气滞者宜行气、气逆者宜降气、气陷者宜补气升气、气闭者宜顺气开窍通闭、气脱者宜益气固脱。

（二）调血

1. 补血　补血适用于血虚证。由于血来源于水谷精微，与脾胃、心、肝、肾等脏腑的功能密切相关。因此，补血时，应注意同时调治这些脏腑的功能，其中又因"脾胃为后天之本，气血生化之源"，故尤为重视对脾胃的调补。

2. 理血　血运失常的病变主要有血瘀、出血等，而血寒是血瘀的主要病因，血热、气虚、瘀血是出血的主要病因。血瘀者宜活血化瘀；血寒者宜温经散寒行血；出血者宜止血，且根据出血的不同病机施以清热、补气、活血等法。

（三）气血双调

1. 气血双补　气血双补适用于气血两虚证。

2. 行气活血　行气活血适用于气滞血瘀证。

3. 益气摄血　益气摄血适用于气虚出血证。

六、调治脏腑

疾病在发生发展过程中，由于人体脏腑组织之间在生理上的相互联系，病理上往往会出现脏腑阴阳气血失调和功能紊乱。因此,调治脏腑,就成为中医治疗和护理疾病的一项基本原则。

(一) 调理脏腑阴阳气血

脏腑是人体生命活动的中心,脏腑阴阳气血是人体生命活动的根本,脏腑的阴阳气血失调是脏腑病理改变的基础。因此,调理脏腑阴阳气血是调整脏腑的基本原则。

(二) 顺应脏腑的生理功能

五脏藏精气而不泻,六腑传化物而不藏。脏腑的阴阳五行属性、气机升降出入规律等生理特性不同,故调整脏腑须顺应脏腑之特性而治。如脾胃属土,脾喜燥恶湿,胃喜润恶燥。脾气主升,以升为顺,胃气主降,以降为和。故治脾常宜甘温之剂以助其升运,而慎用阴寒之品以免助湿伤阳。治胃常用甘寒之剂以通降,而慎用温燥之品以免伤其阴。

(三) 协调脏腑之间的关系

1. 根据五行相生规律调节　其治则主要有"虚则补其母"与"实则泻其子"两个方面。

2. 根据五行相克规律调节　其治则主要是"抑强扶弱"。

3. 根据五行制化规律调节　五行之间生中有克,克中有生,相互生化,相互制约,循环不息。因此,根据五行调节机制对脏腑功能进行调整,不仅要补母泻子,抑强扶弱,调整相关两脏的关系,而且更要将两者结合起来,调整相关三脏之间的关系,如木克土,土生金,金克木,既要抑木扶土,又要培土生金,佐金平木,使之协调平衡。

七、三因制宜

三因制宜,包括因时制宜、因地制宜、因人制宜。疾病的发生、发展、变化和转归,与季节气候,地域环境,以及个体的体质、性别、年龄等都密切相关。因此,在治疗和护理疾病时,必须考虑这些因素,区别对待。

(一) 因时制宜

因时制宜指根据不同季节的气候特点来考虑用药的治疗和护理原则。如同为感冒风寒证,在春夏季节,气候温热,人体腠理比较疏松而多汗,宜用辛温发散轻剂,以免发汗太过,耗伤气津;秋冬季节,气候寒凉,人体腠理比较致密,可用辛温发散重剂,以免发汗不够,影响解表。

(二) 因地制宜

因地制宜指根据不同地区的地理环境特点来考虑用药的治疗和护理原则。如西北高原地区地势高,气候寒凉,少雨干燥,人体腠理致密,易外感风寒,用药可予辛温解表重剂;而东南沿海地区地势低,气候温热,多雨潮湿,易外感风热、湿热,多用辛凉解表和化湿法治疗。

(三) 因人制宜

因人制宜指根据患者的年龄、性别、体质、生活习惯等不同特点来考虑用药的治疗和护理原则。

1. 年龄　年龄不同,其生理状况和病变特点亦不同。如老年人功能减退,气血衰少,患病多虚证或虚中夹实,治疗宜补慎攻;小儿生机旺盛,脏腑娇嫩,气血未充,患病后易寒易热,易虚易实,病情变化较快,用药宜轻,慎补慎攻。

2. 性别　男女性别不同,各有其生理病理特点。妇女有经带胎产诸疾;男子有阳痿、早泄、遗精等病,治疗和护理应有区别。

3. 体质　人的体质有强弱、寒热之别。体质强者,患病多为实证,攻邪药量宜重;体质弱者,患病多为虚证,祛邪药量宜轻。阳盛阴虚偏热之体,慎用温热药;阴盛阳虚偏寒之体,慎用寒凉药。

综上所述,因时、因地制宜强调了自然环境对人体的影响,因人制宜是指治疗和护理疾病时不能孤立地看待病证,要考虑到不同人的特点。三因制宜的治疗原则,充分体现了中医治病的灵活性。只有全面、动态地看问题,具体情况具体分析,因时、因地、因人制宜,确定正确的治疗(护理)原则和方法，才能取得理想的治疗和护理效果。

考点：中医防治(护理)原则包括哪几个方面？

第3节　治疗(护理)方法

治疗(护理)方法即治(护)法，是在治疗(护理)原则指导下的具体方法，常用的有汗、吐、下、和、温、清、消、补八种，简称“八法”(表7-1)。

治疗方法与治疗原则不同，治疗原则是治疗疾病的原则，是确立治疗方法的依据，而治疗方法是在治疗原则指导下的具体方法，它从属于一定的治疗原则。例如，各种病证从邪正关系来说，都离不开邪正斗争及其消长、盛衰的变化，因而扶正祛邪就是治疗疾病的基本原则之一。在这个治疗原则的指导下，虚证患者，确立扶正的治疗原则，采取益气、养血、滋阴、补阳等治疗方法；实证患者，确立祛邪的治疗原则，采取发汗、涌吐、攻下、散寒、清热、消导等治疗方法。

考点：中医治病(护理)八法。

表7-1　中医治病八法

简称	全称	含义	适应证
汗法	解表法	运用发汗解表的方药解除表证的方法	外感表证
吐法	催吐法	运用涌吐的方药引邪由口中吐出的方法	邪在胃脘、胸膈以上的病证
下法	泻下法	运用泻下通便的方药逐邪外出的方法	邪结肠道等里实证
和法	和解法	运用和解或疏泄的方药祛病邪、扶正气、调和脏腑的方法	邪在少阳；表里、脏腑不和等病证
温法	祛寒温阳法	运用温热的方药祛寒邪、补阳气的方法	里寒证或阳虚证
清法	清热法	运用寒凉的方药清除热邪的方法	里热证或阴虚证
消法	消导法	运用消导、消散的方药治疗邪实积聚的方法	里实证
补法	补益法	运用补养的方药消除虚证的方法	虚证

护考链接

1. 引导病邪或有害物质，从口涌吐的方法为　A. 汗法　B. 下法　C. 吐法　D. 和法　E. 清法

点评：使病邪或有害物质从口而出是吐法的特点，所以答案为C。

2. “虚则补之，实则泻之”属于　A. 反治　B. 正治　C. 治标　D. 标本兼顾　E. 以上都不是

点评：逆着疾病临床表现的性质进行治疗是正治的特点，所以答案为B。

小结

1. 养生，就是根据生命的发展规律，采取能够保养身体、减少疾病、增进健康、延年益寿的手段所进行的保健活动。养生的基本原则有：顺应自然、形神共养、起居有常、饮食有节、劳逸有度、慎避外邪等。养生的主要方法有：顺时养生、调神养生、惜精养生、饮食养生、运动养生、中药养生和针灸推拿养生等。

2. 防治(护理)原则包括早治(护)防变及治疗(护理)疾病时必须遵循的各种基本原则。其中，早治(护)防变包括未病先防及既病防变两个方面。未病先防主要通过养生等方法以增强正气和防止病邪的侵害来实现，既病防变则是指一旦疾病发生，要早期诊断，早期治疗，防止疾病的发展与传变。治疗和护理原则包括治病求本、扶正祛邪、调整阴阳、调理气血、调治脏腑和三因制宜等。其中，治病求本是中医学治疗和护理疾病的主导思想，是辨证论治(施护)的根本原则。

3. 治疗(护理)方法是在治疗(护理)原则指导下的具体方法。常用的有汗、吐、下、和、温、清、消、补八种。

自 测 题

一、选择题

A_1 型题

1. 最早提出“治未病”思想的医籍是
   A.《伤寒杂病论》　B.《黄帝内经》
   C.《千金方》　D.《难经》
   E.《本草纲目》
2. 中医治疗和护理疾病的根本原则是
   A. 治病求本　B. 扶正祛邪
   C. 调治脏腑　D. 调理气血
   E. 三因制宜
3. 大出血患者应当采取的措施是
   A. 急则治标　B. 缓则治本
   C. 标本兼治　D. 扶正
   E. 祛邪
4. 不属于治则的是
   A. 治病求本　B. 扶正祛邪
   C. 调理气血　D. 活血化瘀
   E. 调治脏腑
5. “见肝之病，当先实脾”的治疗和护理原则属
   A. 早治(护)防变　B. 治病求本
   C. 调理脏腑　D. 调理气血
   E. 三因制宜
6. 下列何项属正治法
   A. 标本兼治　B. 塞因塞用
   C. 寒者热之　D. 因人制宜
   E. 寒因寒用
7. “通因通用”适用于下列哪种病证
   A. 脾虚泄泻　B. 肾虚泄泻
   C. 食积泄泻　D. 气虚泄泻
   E. 寒湿泄泻
8. 素体阳虚又感受寒邪的患者，治以助阳解表法，属于
   A. 先治其标　B. 先治其本
   C. 标本兼治　D. 虚则补之
   E. 以上皆不是
9. “老年慎泻，少年慎补”的用药原则属
   A. 因时制宜　B. 因地制宜
   C. 因人制宜　D. 标本同治
   E. 治病求本

A_2 型题

10. 患者，男，43岁。烦渴多饮，口干舌燥，兼见小便频多，舌边尖红苔薄黄，脉洪数。其治法是
    A. 清法　B. 和法
    C. 消法　D. 汗法
    E. 补法
11. 患者，男，3岁。形体明显消瘦，肚腹膨胀，面色萎黄无华，发结如穗，夜卧不安，食欲不振，多食多便，其治法是
    A. 清法　B. 和法
    C. 消法　D. 温法
    E. 补法

A_3 型题

(12、13题共用题干)

患者，男，55岁。头痛头晕1年，伴心悸不宁，遇劳则重，气短自汗，畏风，神疲乏力，面白无华，舌淡苔薄白，脉沉细弱。

12. 给患者拟定的治疗(护理)原则是
    A. 扶正　B. 祛邪
    C. 先扶正后祛邪　D. 先祛邪后扶正
    E. 以上都不是
13. 给患者确定的治疗和护理方法是
    A. 和法　B. 温法
    C. 补法　D. 消法
    E. 清法

二、临床情境化任务

根据所学“中医养生和防治(护理)原则”，结合校园学生学习、生活特点和自己的实际情况，给自己制订一份合理的、切实可行的养生保健计划。

(李　徵)

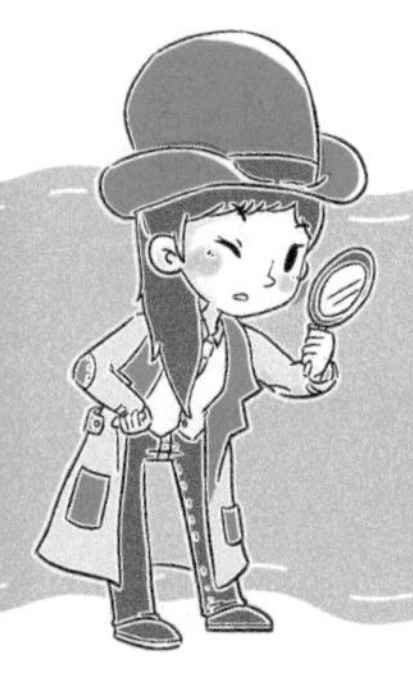

第 8 章 中药与方剂

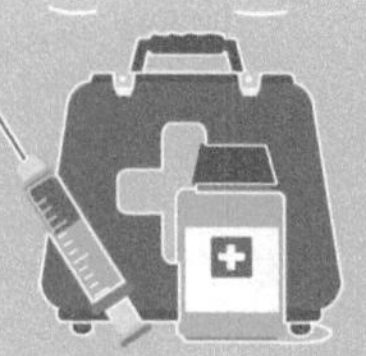

引言：进入 21 世纪以来，“药源性疾病”日渐增多的现实，促使世界医药学家把注意力转向自然界，转向天然药物，“回归大自然”已成为国内外医药学界一种越来越普遍和强烈的呼声。所谓“回归大自然”就是提倡使用天然药物，而中药所使用的植物、动物及矿物都来源于大自然。

第 1 节　中药基本知识

情境案例 8-1

患者，男，25 岁。4 日前进食大量油炸烘烤食物，至今一直未解大便，伴脘腹胀满，口干舌燥，脐腹按之有硬块，压痛阳性，无肌紧张及反跳痛，舌质红，苔黄燥起刺，脉沉实。证属阳明腑实证，予大承气汤治疗。

中药是我国传统药物的总称。它是在中医理论指导下，用以防病治病的天然药物及其简单加工品，包括植物药，动物药，矿物药及部分化学、生物制品类药物。其中植物药占大多数，应用也最广泛，故古代将中药称为“本草”。

知识拓展

“道地药材”

“道地药材”也称“地道药材”，是指历史悠久、产地适宜、品质优良、疗效突出、带有地域特点的药材，如吉林的人参、山东的阿胶、山西的党参、四川的黄连、云南的田七、宁夏的枸杞等。由于中药的质量依赖于产地的自然条件，因此选择使用“道地药材”是保证药效的重要前提。你还知道哪些“道地药材”呢？

一、中药的性能

中药的性能是对中药作用的基本性质和特征的高度概括，是依据用药后的机体反应归纳出来的。中药性能又称药性，药性理论是中药理论的核心，主要包括四气、五味、归经、升降浮沉、毒性等。

考点：中药的性能概念。

（一）四气

四气又称四性，即中药的寒、热、温、凉四种药性，反映药物在影响人体阴阳盛衰，寒热变化方面的作用倾向，是说明药物作用性质的重要概念之一。中药四气中，温热与寒凉属于两类不同的性质。一般来说，凡能减轻或消除热证的药物，多属于凉性或寒性；凡能减轻或消除寒证的药物，多属于温性或热性。其中，温次于热，凉次于寒。温热属阳，寒凉属阴，故四性从本质而言，实际上是寒热二性（表 8-1）。

表 8-1　四气的主要作用

四气	作用	主治
寒凉	清热泻火、凉血解毒、滋阴降火、疏散风热	热证
温热	温中散寒、补火助阳、发散风寒	寒证

考点：四气的概念。

（二）五味

五味，是辛、甘、酸、苦、咸五种味道。此外，还有淡味和涩味，但通常将淡味附于甘味，将涩味附于酸味，故仍称五味。确定味的主要依据最初是药物的真实滋味。如黄连、黄柏之苦，甘草、枸杞之甘，乌梅、五味子之酸等，但随着用药实践与对药物作用认识的不断提高，“味”的确定更重要的是根据临床经验归纳总结出来的，是对药物作用的高度概括（表 8-2）。

考点：五味的概念和作用。

性味是辨识药物功效的重要依据。每一种药物都具有性和味，因此就有了性味不同，功用不同的情况。如黄连和芒硝，同为寒性药，均可清热。黄连味苦，故能清热燥湿，用于肠胃湿热泻痢；而芒硝味咸，故能软坚泻下，用于实热积滞，燥结便秘。又如紫苏和薄荷，同为辛味药，均可发散。紫苏性温，故能解表散寒，用于风寒感冒；而薄荷性凉，故能发散风热，用于风热感冒。因此，只有认识和掌握了药物的全部性能，才能全面准确地了解和使用药物。

表 8-2 五味的主要作用

五味	作用	代表药物
辛	发散、行气、活血、化湿、开窍	麻黄、薄荷、红花
甘	滋补、和中、缓急	人参、熟地、甘草
酸	收敛、固涩	乌梅、五倍子、山茱萸
苦	泻火、燥湿、通泄、下降	莲子、龙骨、乌贼骨
咸	软坚、散结、泻下	海藻、昆布、芒硝
淡	渗湿、利尿	薏苡仁、猪苓、茯苓

（三）归经

归经是药物对于机体某部位的选择性作用。主要对某经（脏腑或经络）或某几经发生明显的作用，而对其他经的作用较小，或没有作用。归经指明了药物作用的适应范围。它是以脏腑、经络理论为基础，以所治具体病证为依据总结出来的用药理论。如枇杷叶能治咳喘而归肺经；蜈蚣能治痉挛抽搐证故归肝经等。

（四）升降浮沉

升降浮沉是药物在人体内作用的四种趋势。一般分为升浮和沉降两类。它与疾病的病机或证候所表现出的趋势或趋向是相对而言的（表 8-3）。

表 8-3 升浮沉降的主要作用

	趋向	作用	主治
升浮	上升、发散	升阳、解表、催吐、开窍等	腹泻、脱肛、表证、宿食、窍闭神昏
沉降	下降、泄利	清热泻火、泻下通便、降逆止呕、潜阳息风、利水渗湿等	里热证、实热便秘、喘咳、呕吐、呃逆、肝阳上亢、肝风内动、水肿

具体而言，病位在上、在表者宜升浮不宜沉降，病位在下、在里者宜沉降不宜升浮；病势上逆者，宜降不宜升，病势下陷者，宜升不宜降。

影响药物升降浮沉的因素主要有药物的气味、质地轻重等，并受炮制和配伍的影响。一般而言，大凡味属辛、甘，气属温热及质轻的药物多具有升浮性；味属酸、苦、咸，气属寒凉及质重的药物多具有沉降性。通过炮制可改变药物的升降浮沉之性，如酒炒则升、姜制则散、醋炒则收敛、盐炒则下行等。升降浮沉还受配伍的影响，如少量升浮药在大量沉降药中能随之而降，少量沉降药在大量升浮药中便随之上升。这说明药物的升降浮沉之性并非是固定不变的。

（五）毒性

中药毒性主要是指药物的毒副作用。古本草书籍在其药物性味之下标注的“大毒”、“小毒”、“有毒”，大都指药物毒副作用的大小。认识中药的毒性，对减轻或消除药物的有害作用，对指导临床安全用药有着重要的意义。

二、中药的用法

中药的用法，主要包括配伍、禁忌、剂量、煎服法等内容。

（一）配伍

根据病情及用药规律，将两种或两种以上药物配合应用，称为配伍。前人把单味药应用和药物之间的配伍关系总结为七个方面，称为药物“七情”。

考点：药物“七情”。

（1）单行：指用单味药物治疗疾病。如人参（独参汤）治疗气虚欲脱证。

（2）相须：将两种以上性能和功效相似的药物配合应用，以增强疗效。如石膏配知母能增强清热泻火的功效；大黄配芒硝可增强泻下通便的功效。

（3）相使：指在性能功效上有某种共性的药物配合应用，以一种药物为主，另一种药物为辅，辅药能提高主药的疗效。如治疗脾虚水肿，以黄芪为主药，配伍茯苓，可增强黄芪补气利水的作用。

（4）相畏：指一种药物的毒性反应或副作用，能被另一种药物减轻或消除。如生半夏的毒性能被生姜减轻或消除，所以说生半夏畏生姜。

（5）相杀：指一种药物能减轻或消除另一种药物的毒性反应或副作用。如生姜能减轻或消除生半夏的毒性，所以说生姜能杀生半夏毒。

相畏与相杀，实际上是一种配伍关系的两种不同的提法。

（6）相恶：指两种药物合用后，相互牵制而使原有疗效降低，甚至丧失。如人参的补气作用能被莱菔子削弱，所以说人参恶莱菔子。

（7）相反：指两种药物合用后，能产生剧烈的不良反应。如“十八反”、“十九畏”中的若干药物。

药物“七情”，除单行外，都是临床配伍时必须加以注意的。相须、相使有利于提高疗效，是临床常用的配伍方法；相畏、相杀在应用毒性药物时应酌情考虑；相恶、相反属配伍禁忌。

情境案例 8-1　配伍分析 1

大承气汤中大黄性味苦寒，泻热通便，荡涤胃肠实热积滞；芒硝性味咸寒，泻热软坚，润燥通便，两药合用可增强泻热通便之功，为配伍“七情”中的“相须”。

（二）禁忌

中药用药禁忌，主要是配伍禁忌、妊娠禁忌、服药禁忌三个方面。

1. 配伍禁忌　在用药配伍时，相恶、相反的药物为配伍禁忌。古人概括为“十八反”、“十九畏”。

知识拓展

中药的“十八反”与“十九畏”

“十八反”与“十九畏”是目前医药界共同认可的配伍禁忌。但历代医家也有持不同意见者，现代对此进行了实验研究，取得了不少成绩，认为“十八反”与“十九畏”对人体毒副作用的大小与药物的绝对剂量及相互间的相对剂量有关。

（1）十八反：甘草反甘遂、大戟、芫花、海藻；乌头反贝母、瓜蒌、半夏、白蔹、白及；藜芦反人参、沙参、丹参、玄参、细辛、芍药。

（2）十九畏：硫磺畏朴硝；水银畏砒霜；狼毒畏密陀僧；巴豆畏牵牛子；丁香畏郁金；川乌、草乌畏犀角；牙硝畏三棱；官桂畏赤石脂；人参畏五灵脂。

2. 妊娠禁忌　损害胎元或引起胎漏、胎动不安、堕胎小产的药物为妊娠禁忌药物。

（1）禁用：毒性药或药性峻猛有损胎元的药物，如巴豆、牵牛子、水蛭、虻虫、麝香、甘遂、大戟、砒霜等应禁用。

（2）慎用：祛瘀通经、行气破滞、攻下导积、辛热滑利的药物，如桃仁、红花、大黄、枳实、附子、肉桂等应慎用。

3. 服药饮食禁忌　服药饮食禁忌是药后调护的重要方面，俗称“忌口”。

（1）忌食有刺激性及不易消化的食物，如生冷、油腻、腥膻、煎炸的食物。

（2）忌食对某些病证不利的食物，如消渴忌糖、水肿忌盐等。

（三）剂量

用药的重量称为剂量。主要指一剂药中每味药的成人一日内服量（或外用量）。用量是否得当将直接影响药效。剂量主要根据药物的性质、剂型、配伍，以及患者的年龄、性别、体质、病情等具体情况而定。

除剧毒药、峻烈药、精制药及某些贵重药以外，一般单味中药常用的内服剂量为 3~10g；部分药物的常用量较大，为 15~30g；新鲜药物的常用剂量加倍，为 30~60g。

（四）煎服法

中药煎服法正确与否，对疗效有很大的影响，因此需高度重视，认真对待。

1. 汤剂的煎法　汤剂是临床最常用的剂型，根据药物性质及病情的差异，应采取不同的煎药方法，医护人员应将汤剂的正确煎煮方法向患者交代清楚。

(1) 煎用器具：煎药以沙锅为佳，沙锅性质稳定、传热性能缓和、不易与中药所含成分发生化学变化。不锈钢锅、搪瓷锅、玻璃烧杯也可采用，忌用铁、铜等金属器具，以免受热后与某些药物发生化学反应，降低疗效，甚至产生毒副作用。

(2) 煎药前浸泡：煎药前先将药物倒入药具内，加冷水浸泡 30~60 分钟，目的是使水渗进药物内部。

(3) 煎药时加水要适量：用水以新鲜洁净为基本前提。用水量视药量、药物质地及煎药时间而定。一般情况下，每剂药煎煮 2~3 次，第一煎水量可多些，加水至超过药面 3~5cm 为宜，第二煎、第三煎则可略少，加水至超过药面 2~3cm 为宜。

(4) 煎药用火：一般遵循“先武后文”的原则，在未沸腾前先用武火（大火），水沸后改为文火（小火），以免水分迅速蒸发，影响药物有效成分的煎出。

(5) 煎药时间（表 8-4）

表 8-4　中药煎煮时间

	第一煎于沸后煮	第二煎于沸后煮
一般药	30 分钟	25 分钟
解表药	20 分钟	15 分钟
滋补药	60 分钟	55 分钟

(6) 特殊煎法：某些药物因质地、性质不同，煎法比较特殊，处方上需加以注明（表 8-5）。

表 8-5　中药特殊煎法

煎法	药物	方法
先煎	质坚、介壳、矿物类药物，如龟板、石决明、生石膏等	打碎先煎
后下	气味芳香或久煎会丧失有效成分的药物，如薄荷、木香、钩藤等	先进行浸泡，其他药煎好前 4~5 分钟时入锅
包煎	细小种子、粉末状、花粉类药物，如车前子、滑石、蒲黄等	用纱布包好，再与其他药同煎
另煎	某些贵重药，如人参、鹿茸、羚羊角片等	切成小片单煎取汁，再与其他药混合服用
烊化	胶质、黏性大且易溶的药物，如阿胶、鹿角胶、芒硝等	单独溶化，趁热与煎好的药汁混合均匀口服
冲服	某些芳香、贵重药及不耐高温且难溶于水的药物，如三七、麝香等	研细末或取汁，用药液或温开水冲服
泡服	某些不耐高温煎煮的药物，如胖大海、番泻叶等	用开水泡服

考点：汤剂煎药的用具、浸泡、用水、用火和时间等。

2. 给药方法

(1) 口服给药：是临床使用中药的主要给药途经。口服给药的效果，除受剂型等因素的影响外，还与服药时间、服药剂量及服药温度等服药方法有关。

1) 服药时间：根据病情和药性适时服药是合理用药的重要方面。①清晨空腹时，因胃及十二指肠内均无食物，所服药物可避免与食物混合，能迅速吸收入肠，充分发挥药效。峻下逐水药则应晨起空腹时服用，既利于药物迅速入肠发挥作用，还可避免夜间频频起床而影响睡眠。②攻下药、驱虫药及其他治疗胃肠道疾病的药物宜饭前服用,因饭前服用,有利于药物的消化吸收,故多数药物都宜饭前服用。③对胃肠道有刺激药物、消食药宜饭后服用,胃中存有食物可使药物与食物混合,减少药物对胃肠的刺激。无论饭前服用或饭后服用的药物,服药时间与进食时间都应间隔 1 小时左右,以免影响药物与食物的消化吸收及药效的发挥。④安神药,宜睡前 30~60 分钟服用。⑤缓下剂,宜在睡前服用,以便于次日清晨排便。⑥涩精止遗药,宜在晚间服用。⑦截疟药,宜在疟疾发作前 2 小时服用。⑧呕吐患者宜小量频服或稍加姜汁同服。⑨急性病则不规定时间服用。

2) 服药剂量:①一般疾病,每日 1 剂,分 2~3 次服用。②重病、急病者,可每隔 4 小时左右服药 1 次,昼夜不停,使药力持续。③发汗药、泻下药,如药力较强,服药应适可而止,一般以得汗、得下为度,以免汗下太过损伤正气。④呕吐患者服药宜小量频服,以免引起呕吐。

临床链接:中药服用的注意事项

(1) 服用中药的同时忌烟酒,忌食辛、辣、油腻类食物。
(2) 皮肤病及疮伤病忌食鱼虾腥及刺激性食物。
(3) 若与西药联用应错开服药时间。
(4) 小儿、孕妇及老人应遵医嘱。
(5) 煎好的中药汤剂应在 2~8℃ 的冰箱中保存,免煎中药应放置在避光、干燥处保存。

3) 服药温度:①一般汤剂都宜温服。寒证用热药,宜于热服;辛温解表药用于外感风寒表实证,不仅药宜热服,服药后还需加盖衣被以助汗。②热病用寒药,如热在胃肠,患者欲冷饮者,药可凉服;如热在其他脏腑,患者不欲冷饮者,寒药仍以温服为宜。

(2) 其他给药:中药的给药方法除口服给药外,常见的还有:含漱给药、滴鼻给药、滴眼给药、滴耳给药、皮肤给药、肛门给药、阴道给药、注射给药等。

考点: 中药常用的服药方法;口服给药的时间、剂量和温度。

护考链接

1. 患者,女,18 岁,1 日前受凉后自感恶寒,头身疼痛,有鼻塞、打喷嚏、流清涕、咽喉痒痛等症状,舌苔薄白,脉浮紧。医生开了 3 剂药,患者询问护士煎药方法。护士告知患者每付药在第一煎、第二煎沸后各应
A. 煮 80 分钟、煮 30 分钟 B. 煮 60 分钟、煮 50 分钟 C. 煮 40 分钟、煮 20 分钟 D. 煮 30 分钟、煮 25 分钟 E. 煮 20 分钟、煮 15 分钟

点评:患者服用的是解表药,解表药入汤剂不宜久煎,第一煎应于水沸后煮 20 分钟,第二煎应于水沸后再煮 15 分钟,所以答案应选 E。

2. 患者,男,25 岁。4 日来一直未排大便,伴脘腹胀满,矢气频作,午后潮热,口干舌燥,纳食欠佳,夜寐尚可,小便自调。查脐腹按之有硬块,压痛阳性,无肌紧张及反跳痛,舌质红,苔黄燥,脉沉实。医生予大承气汤治疗。护士告知患者服药时间应为
A. 饭前服 B. 晨起空腹服 C. 饭后服 D. 睡前服 E. 小量频服

点评:患者服用的是攻下药,攻下药宜饭前服用,所以答案应选 A。

三、常用中药

(一) 常用中药的分类

1. 解表药　凡以发散表邪,解除表证为主要功效的药物,称为解表药。解表药大多味辛发散,可使表邪从汗而解。根据解表药的药性不同,可分为辛温解表药和辛凉解表药两类(表 8-6)。

表 8-6　解表药分类

分类	功效	适应证
辛温解表药	性味辛温,发汗力强,有发散风寒的功效	风寒表证,见恶寒重、发热轻、头身疼痛、舌苔薄白、脉浮紧等
辛凉解表药	性味辛凉,发汗力弱,有疏散风热的功效	风热表证,见发热重、恶寒轻、咽干口渴、舌苔薄黄、脉浮数等

给药护理:解表药大多气味芳香,入汤剂不宜久煎,以免有效成分挥发而降低药效;汤剂宜温服,

服药后静卧，加盖棉被，或喝些热开水或热粥以助药力，促使微微出汗，但须注意保持衣被干爽，并注意休息，防止汗出当风；饮食宜清淡易消化，多饮开水，忌食酸性食物，以免酸收而影响发汗效果；注意观察病情，按时测量并记录体温、脉搏等，防止高热抽搐、虚脱或其他并发症。

2. 清热药　凡以清泄里热为主要功效的药物，称为清热药。清热药药性多寒凉，具有清热泻火、凉血、解毒及清虚热等功效。主要用于里热证，症见高热、口渴、小便短赤、大便干燥、舌红苔黄、脉数等。根据其性能及作用特点，可分为清热泻火药、清热燥湿药、清热解毒药、清热凉血药、清退虚热药五类（表 8-7）。

表 8-7　清热药分类

分类	功效	适应证
清热泻火药	性味多甘寒，功效清热泻火	急性热病、温病邪入气分证，症见高热、汗出、烦渴、谵语、发狂、舌苔黄燥、脉洪数等。包括肺热、胃热、心热、暑热等多种实热证
清热燥湿药	性味苦寒，功效清热燥湿	湿热病证，如湿热泻痢、黄疸、淋浊、带下、湿疮等
清热解毒药	性味多苦寒，功效清热解毒	各种热毒病证，如热病高热、斑疹、丹毒、疮痈、咽喉肿痛、热痢等
清热凉血药	性味多甘苦咸寒，功效清热凉血	温热病热入营血证，症见身热、烦躁不眠、神昏谵语、斑疹、吐血、衄血、便血、舌质红绛等
清退虚热药	性味多甘寒或苦寒，功效清退虚热	温热病后期，邪热未尽，阴液已伤而致夜热早凉，热退无汗；其他疾病因阴血不足所致的骨蒸潮热、盗汗、五心烦热、虚烦不眠、舌红少苔、脉细数等虚热证

给药护理：保证房间良好的通风，根据患者发热程度调节室温，高热不退者，配合物理降温，汗出过多者应及时更换衣被，保持衣被干燥；饮食以清补之品为宜，可多饮清凉饮料、果汁等；中暑及高热汗出较多者，多饮含盐饮料，忌食辛辣、油腻之品；热病患者常见急躁易怒，要做好精神安慰工作；严密观察发热程度、汗出情况、神志变化及有无出血等，详细记录体温、呼吸、脉搏、血压等情况。

临床链接：良药苦口话黄连

黄连是以苦著称的药物之一。因其色黄、根呈连珠状而得名。“良药苦口利于病”是人们早已熟知的至理名言。黄连正是因其苦才在清热解毒方面具有很高的医疗价值。《神农本草经》将其列为上品。现代医学也将它作为良好的苦味健胃药和治疗痢疾的特效药。更为有趣的是，就连蜜蜂采黄连花汁酿造的蜜，也与黄连有相同的功效。难怪宋代有位诗人在阳春三月，百花争艳的时刻，唯见那色白如玉、娇嫩欲滴的黄连花，引来成群结队的蜜蜂逐香的情景，即兴作诗，为后人留下了“蜂闹黄连采蜜花”的佳句。

3. 温里药　凡能温里散寒，治疗里寒证的药物，称为温里药。温里药性味辛热，能温里散寒，助阳回阳。主要适用于寒邪内侵，阳气受困之里实寒证；或阳气衰微，阴寒内盛所致的面色苍白、畏寒肢冷、脘腹冷痛、呕吐泻痢、小便清长、舌淡苔白、脉沉细等里虚寒证；或大汗淋漓、四肢厥冷、脉微欲绝等亡阳证。

给药护理：要积极采取防寒保暖措施，提高室温，加厚衣被，以防风寒侵袭；饮食宜以温补为主，如姜、葱、蒜、胡椒等，以加强药物的温中散寒效果，忌食生冷之品。

4. 泻下药　凡能通利大便，排除肠内积滞和体内积水的药物，称为泻下药。主要适用于大便秘结、胃肠积滞、实热内结、水饮停滞等里实证。根据泻下药的作用与适应证的不同，可分为攻下药、润下药、峻下逐水药三类（表 8-8）。

表 8-8　泻下药分类

分类	功效	适应证
攻下药	性味多苦寒，泻下力较强，有攻下通便、降泻火热的功效	热结便秘及火热上炎之里实热证
润下药	多为植物种子或种仁，富含油脂，有润燥滑肠的缓泻作用	年老体弱、病后、产后、津血亏虚、肠燥便秘证
峻下逐水药	均有毒，泻下力峻猛，能引起剧烈腹泻，部分药兼有利尿作用	水肿、胸腹积水、痰饮喘满等邪实而正气未虚的实证

给药护理：服泻下药后，大多会引起腹痛、呕吐、便次增多等胃肠道反应，服药前应向患者交代清楚可能出现的症状，服药后要注意观察泻下物的形状、颜色、气味等，并做好记录；饮食宜熟、烂、软鲜的半流质或软食，多食蔬菜、汤类、香蕉等润肠通便之物，通下后，以糜粥调理一二日，以助胃气。

5. 祛风湿药　凡以祛除风寒湿邪、解除痹痛为主要功效的药物，称为祛风湿药。适用于风寒湿痹所致的筋骨疼痛、筋脉拘急、麻木重着、关节屈伸不利等症状。

给药护理：本类药物多对胃肠道有刺激，宜饭后服用；长期服用祛风湿药酒时，应严密观察病情，以防药物蓄积中毒，告知患者若有唇舌麻木、头晕、心悸等症状时，即为中毒反应，应立即停药。

6. 芳香化湿药　凡气味芳香，以化湿健脾为主要功效的药物，称为芳香化湿药。适用于脾为湿困，运化失常所致的脘腹胀满、呕吐泛酸、大便稀溏、食少体倦、舌苔白腻等症状，对于湿温初起，痰湿壅盛者亦可选用。

给药护理：本类药含挥发油而气味芳香，入汤剂不宜久煎，以免降低药效；饮食忌肥甘厚腻，以免影响脾之运化。

7. 利水渗湿药　凡以通利水道、渗利水湿为主要功效的药物，称为利水渗湿药。适用于水肿，小便不利、淋病、湿温、黄疸、湿疮等水湿病证。

给药护理：饮食宜清淡，可多食白菜、芹菜、马齿苋等有利尿作用的食物；注意观察小便排出是否通畅、尿量变化及水肿消退情况等。

知识拓展

美容美食——薏苡仁

薏苡仁又称苡米，它既是利水渗湿的常用中药，又是人们生活中不可缺少的保健美食。每日喝一碗薏苡仁与多种杂粮共煮的“八宝粥”，可健脾益胃，健康长寿。药理研究已经证明，薏苡仁具有抗肿瘤和增强免疫功能的双重作用。此外，薏苡仁还是一味美容价值较高的药用食品，每日取100g薏苡仁煮粥食用，可使皮肤光滑细腻、白净润泽。

8. 化痰止咳平喘药　凡以消除痰涎，减轻或制止咳嗽、喘息为主要功效的药物，称为化痰止咳平喘药。根据化痰止咳平喘药的不同性能，可分为温化寒痰药、清化热痰药、止咳平喘药三类（表 8-9）。

表 8-9　化痰止咳平喘药分类

分类	功效	适应证
温化寒痰药	性多温燥，有温化寒痰或燥湿化痰的功效	寒痰或湿痰所致的咳喘痰稀等症状
清化热痰药	性属寒凉而润，以清化热痰或润燥化痰为主要功效	热痰或燥痰所致的咳喘痰稠、咯吐困难等症状
止咳平喘药	主要有止咳或平喘的功效	咳嗽、喘息症状

给药护理：重点是观察咳喘的变化及痰的质、量、色、味及咳痰是否通畅。患者痰多而咳出无力时，可给予翻身拍背，必要时将痰吸出；痰稠者，可让患者吸入水蒸气或雾化吸入，使痰液易于咯出；患者宜多饮水，进食清淡易消化的食物，少食油腻，忌食过冷、过甜、过咸、辛辣等刺激性食品。

9. 理气药　凡能疏畅气机,消除气滞的药物,称为理气药。其作用强烈者,又称破气药。本类药物具有行气止痛、降逆止呕、疏肝解郁、破气消积等功效。适用于气机郁滞所致的各种病证。如脾胃气滞之脘腹胀痛、恶心呕吐、嗳气泛酸;肝气郁滞之胁肋胀痛、乳房胀痛、月经不调;肺气壅滞之胸闷咳喘等。

给药护理:理气药不宜久煎,以免芳香气味散发,影响药效;饮食宜以温通类膳食为主,忌食生冷瓜果,以免影响药效发挥或损伤肠胃。

10. 止血药　凡以制止体内外出血为主要功效的药物,称为止血药。适用于各种出血证。根据止血药的特点,有凉血止血、收敛止血、祛瘀止血、温经止血等不同作用。

给药护理:注意观察出血的部位、数量、颜色、次数,定时测量并记录血压、脉搏、呼吸等,如有变化,及时报告医生;大出血时,要及时采取急救措施;饮食宜易消化且富于营养,忌辛辣刺激之品,禁烟酒;患者因出血易见精神紧张或恐惧,应注意做好精神调护。

11. 活血祛瘀药　凡以通利血脉、促进血行、消散瘀血为主要功效的药物,称为活血祛瘀药。其作用强烈者,又称破血逐瘀药。适用于血行不畅、瘀血阻滞之证。

给药护理:本类药物宜饭后服用,或适当配伍消食健胃药,以助药物吸收;宜食温通类食物,忌用滋腻之品;伴疼痛者应注意观察疼痛程度,做好精神安慰工作。

12. 补益药　凡以补益人体气血阴阳不足,消除虚弱证候为主要功效的药物,称为补益药或补虚药。主要适用于正气虚衰和正虚邪实或病邪未尽、正气已衰的病证。根据补益药的性能与适应范围,可分为补气药、补血药、补阴药、补阳药四类(表 8-10)。

表 8-10　补益药分类

分类	功效	适应证
补气药	性味甘温,主要有补肺气、益脾气的功效	脾肺气虚证。症见食少便溏、倦怠乏力、少气懒言、动则气喘等
补血药	性味甘温或甘平,以滋补生血为主要功效	血虚证。症见面色萎黄不华,唇、舌、指甲色淡,头晕眼花等
补阴药	性味甘寒,质多滋润,以滋养阴液、生津润燥为主要功效	阴虚证。症见干咳少痰、咽干口渴、两目干涩、潮热盗汗等
补阳药	性多温热,以温补肾阳为主要功效	肾阳虚证。症见神疲畏寒、腰膝酸软或冷痛、尿频遗尿、不孕不育等

给药护理:本类药物入汤剂宜文火久煎以增强疗效;需长期服用方能见效,应指导患者坚持用药;药物宜饭前空腹服用,以利吸收;忌食辛辣、油腻、生冷及纤维素多不易消化的食物。

临床链接:小儿千万不可乱补人参

2 岁的壮壮聪明漂亮,人见人爱。可体质太差,隔三差五就往医院跑,妈妈既心疼,又心急。听人说人参炖老母鸡是大补,于是立即动手,连鸡肉带人参让壮壮吃了一小碗。可吃后不到 3 个小时,壮壮又哭又闹,脸红得像个小关公,小鼻子还直流血!妈妈赶紧抱起壮壮上医院。医生告诉妈妈:“这是人参中毒,人参中毒表现为全身发热,眩晕,胸闷气短,严重抽搐,甚至死亡。鼻子出血是人参中毒最明显的症状。”壮壮妈妈真是后悔不已。所以,小儿千万不可乱补人参哦!

13. 收涩药　凡以收敛固涩为主要功效的药物,称为收涩药或固涩药。本类药味多酸涩,分别具有收敛止汗、敛肺止咳、涩精缩尿、固崩止带、涩肠止泻等作用。主要适用于久病体虚、正气不固所致的自汗、盗汗、久咳虚喘、遗精、滑精、尿频、遗尿、崩漏、带下、久泻、久痢等气、血、精、津液耗散滑脱的病证。

给药护理:膳食宜平补,忌食生冷寒凉之品。

14. 消导药　凡以健运脾胃、促进消化、消除宿食积滞为主要功效的药物,称为消导药。主要适用于食积不化所致的脘腹胀满、嗳腐吞酸、恶心呕吐、大便失常，以及脾胃虚弱，消化不良等症状。

给药护理：本类药物一般宜饭后服用；少食多餐，膳食以平补而易于消化的半流质或软食为宜，忌食生冷、硬物、肥甘厚味之品；注意观察患者腹痛及大便形状等变化。

知识拓展

长寿减肥话山楂

相信很多人都吃过山楂片、山楂卷、山楂汁等山楂制品，它们酸甜可口，营养丰富。常吃能增强食欲，改善睡眠，保持骨骼和血液中钙的恒定，预防动脉粥样硬化，使人延年益寿，因此也被人们视为“长寿食品”。而山楂减肥茶更是受到肥胖者的青睐，取山楂、麦芽各30g，决明子15g，茶叶、荷叶各6g。先将山楂、麦芽、决明子同置锅内加水煎煮30分钟，然后加入茶叶、荷叶再煮10分钟。共煎2次，将2次药汁混合当茶饮，每日1剂，连服10日。适于肥胖病、冠心病、高脂血症等患者服用。

15. 平肝息风药　凡以平肝潜阳、息风止痉为主要功效的药物，称为平肝息风药。主要适用于肝阳上亢，头晕目眩；肝风内动，惊痫抽搐等症状。

给药护理：本类药物宜饭后服用；注意生活护理，眩晕患者服药后，要静卧调养，避免情绪波动；惊痫、痉厥患者，要注意观察其血压、脉搏、神志、瞳孔等的变化，发现异常立即报告医生，妥善处理。

16. 开窍药　凡以开窍醒神为主要功效的药物，称为开窍药。本类药物味辛芳香，能通关开窍，启闭醒神。适用于热入心包或痰阻清窍所致的神昏谵语，以及惊痫、中风等病出现突然昏厥等内闭实证。

给药护理：本类药物宜少量频服；要密切注意体温、脉搏、呼吸、血压等变化；昏迷患者要保持呼吸道通畅，鼻饲给药后，要注意口腔护理。

17. 安神药　凡以安定神志为主要功效的药物，称为安神药。根据属性的不同，安神药分为养心安神药和重镇安神药两类(表8-11)。

表8-11　安神药分类

分类	功效	适应证
养心安神药	种子类植物药，质润，有养心安神的功效	心肝血虚，血不养心所致的心悸、怔忡、虚烦不眠、健忘多梦等
重镇安神药	多为矿物类、介类药物，有重镇安神的功效	心神不宁、躁动不安等实证

给药护理：宜睡前半小时服药，以提高疗效；饮食以清淡可口、少刺激为原则，勿过饮，忌辛辣、肥甘、烈酒、浓茶、咖啡等；加强对患者的精神护理，解除心理负担，消除紧张情绪，保持心态平和，以利睡眠。

18. 驱虫药　凡以驱除或杀灭体内寄生虫为主要功效的药物，称为驱虫药。主要适用于肠道寄生虫病，如蛔虫病、蛲虫病、绦虫病、钩虫病等。

给药护理：驱虫药一般应在早晚空腹时服，以使药力充分作用于虫体，增强药效；服药后注意观察虫体排出的情况，特别是驱绦虫时，要确保虫体全部排出；忌食油腻之品，驱虫后要注意调理脾胃功能。

19. 外用药　凡以外用为主要使用形式的药物，称为外用药。外用药具有解毒疗疮、化腐生肌、排脓消肿、杀虫止痒等功效。主要用于外科、伤科、皮肤科及五官科之痈疽疮疡、疥癣、湿疹、麻风、梅毒、目赤肿痛、咽喉肿痛、毒蛇咬伤等。主要应用形式有局部涂搽、敷贴、熏洗、点眼、吹喉等。

给药护理：外用药多具有毒性，无论外用或内服，均应注意观察毒性反应。

（二）常用中药（表 8-12）

表 8-12　常用中药

分类	药名	性味	功用	用量用法
解表药	麻黄	辛、微苦，温	发散风寒，宣肺平喘，用于风寒表实无汗证，外感喘咳	2～10g，煎服
	桂枝	辛、甘，温	发散风寒，温经通阳，用于风寒表证，风湿痹痛	3～10g，煎服
	紫苏	辛，温	发散风寒，行气宽中，用于风寒表证，气滞胸闷、咳喘	5～10g，煎服，不宜久煎
	生姜	辛，微温	发散风寒，温中止呕，止咳，用于风寒表证，胃寒呕吐，风寒咳嗽。有“呕家圣药”之称	3～10g，煎服或捣汁冲服
	桑叶	甘、苦，寒	发散风热，清肝明目，清肺润燥，用于风热表证，目赤肿痛，肺热燥咳	5～10g，煎服或入丸散剂，外用煎水洗眼
	菊花	辛、甘、苦，微寒	发散风热，平肝明目，清热解毒，用于风热表证，眩晕，目赤，疮疡肿毒	5～10g，煎服或入丸散剂
	薄荷	辛，凉	发散风热，清利头目，利咽透疹，用于风热表证，头痛，目赤咽痛，麻疹	3～6g，煎服，宜后下
	柴胡	苦、辛，微寒	和解退热，疏肝解郁，升阳举陷，用于寒热往来，外感发热，肝气郁结，气虚下陷。为治疗少阳证之要药	3～10g，煎服
清热药	石膏	辛、甘，大寒	清热泻火，除烦止渴，收敛生肌，用于气分实热证，肺热咳嗽，胃火牙痛，疮疡不敛	15～60g，生石膏打碎先煎，煅石膏研末外用
	知母	苦、甘，寒	清热泻火，滋阴润燥，用于气分实热证，阴虚发热，燥咳，消渴	6～12g，煎服
	栀子	苦，寒	泻火除烦，清热利湿，凉血止血，用于热病心烦，湿热黄疸、淋证，血热出血。为治疗湿热黄疸和湿热淋证的常用药	5～10g，煎服
	黄芩	苦，寒	清热燥湿，泻火解毒，止血，安胎，用于湿热证，肺热咳嗽，血热出血，胎热不安。善清肺火及上焦实热	3～10g，煎服
	黄连	苦，寒	清热燥湿，泻火解毒，用于湿热证及实火证。善治胃肠湿热之吐泻	2～5g，煎服，外用适量
	黄柏	苦，寒	清热燥湿，泻火解毒，退热除蒸，用于湿热证及热毒证，阴虚发热，盗汗。尤善治下焦湿热证	3～12g，煎服
	金银花	甘，寒	清热解毒，疏散风热，用于热毒疮痈，风热证	6～15g，煎服
	连翘	苦，寒	清热解毒，消痈散结，用于热毒病证，痈疮疖肿。古人称之为“疮家圣药”	6～15g，煎服
	板蓝根	苦，寒	清热解毒，凉血利咽，用于热毒病证，热病斑疹，丹毒，喉痹，痄腮	10～15g，煎服
	地黄	甘、苦，寒	清热凉血，养阴生津，用于热入营血，阴虚内热，肠燥便秘	10～30g，煎服
	玄参	苦、甘、咸，寒	清热凉血，养阴润燥，散结，用于热入营血，阴虚燥咳，便秘咽痛，瘰疬	10～15g，煎服
	地骨皮	甘、淡，寒	清虚热，凉血清肺，用于阴虚发热，血热出血，肺热咳嗽	10～15g，煎服
	青蒿	苦、辛，寒	清虚热，解暑，凉血，截疟，用于阴虚发热，暑热，血热，疟疾	6～12g，煎服，不宜久煎

续表

分类	药名	性味	功用	用量用法
温里药	附子	辛、甘,大热,有毒	回阳救逆,补火助阳,散寒止痛,用于亡阳厥逆,肾阳虚证,寒痹	3~15g,煎服,先煎0.5~1小时
	肉桂	辛、甘,热	补火助阳,散寒止痛,温通经脉,用于肾阳不足,中焦虚寒,寒痹	1~5g,煎服,宜后下
泻下药	大黄	苦,寒	泻下通积,泻火解毒,活血祛瘀,利湿退黄,用于热结便秘,热毒疮疡,瘀血证,黄疸。为治疗积滞便秘之要药	3~30g,煎服,入汤剂宜后下,或开水泡服。外用适量
	番泻叶	甘、苦,寒	泻下导滞,用于热结便秘,习惯性便秘及老年便秘	2~6g,入煎剂宜后下,或开水泡服
	火麻仁	苦,平,有毒	润肠通便,滋养补虚,用于肠燥便秘,血亏津枯便秘	10~15g,打碎后煎服
	巴豆	辛,热,有毒	泻下逐水,祛痰利咽,外用蚀疮,用于胸腹积水,喉痹,恶疮顽癣	0.1~0.3g,入丸散剂。外用适量
祛风湿药	独活	辛、苦,微温	祛风除湿,发散风寒,用于风湿痹痛,风寒表证。性善下行,尤以下半身的肌肉、关节疼痛最为适宜	3~10g,煎服。外用适量
	木瓜	酸,温	舒筋活络,化湿和胃,用于筋脉拘挛,湿阻呕吐,腹泻。为治久风顽痹,筋脉拘挛之要药	6~10g,煎服
	桑寄生	苦、甘,平	祛风湿,补肝肾,强筋骨,安胎,用于风湿痹痛,筋骨痿软,胎动不安	9~15g,煎服
芳香化湿药	藿香	辛,微温	化湿,止呕,解暑,用于湿困脾胃,呕吐,暑湿表证	3~10g,煎服
	苍术	辛、苦,温	燥湿健脾,祛风除湿,养肝明目,用于湿困脾胃,风寒表证,湿痹,夜盲	3~10g,煎服
	厚朴	辛、苦,温	燥湿,行气,消胀,平喘,用于湿困脾胃,湿阻气滞,胸闷咳喘	3~10g,煎服
	砂仁	辛,温	化湿行气,温中止泻,安胎,用于湿困脾胃,脾胃气滞,呕泻,胎动不安	3~6g,煎服,宜后下
利水渗湿药	茯苓	甘、淡,平	利水渗湿,健脾,安神,用于水肿,小便不利,脾虚泄泻,失眠	9~15g,煎服
	薏苡仁	甘、淡,微寒	利水渗湿,健脾除痹,清热排脓,用于水肿,小便不利,风湿痹痛,肺痈,肠痈	9~30g,煎服
	车前子	甘,寒	利尿通淋,清肝明目,清肺化痰,用于热淋,小便不利,肝热目赤,肺热咳嗽	9~15g,煎服,宜包煎
	滑石	甘、淡,寒	利尿通淋,清热解暑,祛湿敛疮,用于热淋,小便不利,暑热,湿疹,湿疮	10~20g,煎服,宜包煎。外用适量
	金钱草	甘、淡,微寒	利湿退黄,排石通淋,解毒消肿,用于湿热黄疸,热淋,石淋,恶疮肿毒	15~60g,煎服。外用适量
化痰止咳平喘药	半夏	辛,温,有毒	燥湿化痰,降逆止呕,消痞散结,用于寒痰,湿痰,寒饮呕吐,梅核气,结胸证。为化痰、止呕要药	3~10g,煎服
	川贝母	苦、甘,微寒	清化热痰,润肺止咳,散结消肿,用于咳嗽证,瘰疬,疮痈。尤宜用于内伤久咳、燥痰、热痰证	3~10g,煎服
	苦杏仁	苦,微温,有小毒	止咳平喘,润肠通便,用于咳嗽气喘,肠燥便秘。为治咳喘要药	5~10,煎服,宜打碎入煎。生品宜后下

续表

分类	药名	性味	功用	用量用法
理气药	陈皮	辛、苦,温	理气健脾,燥湿化痰,用于脾胃气滞,湿痰,寒痰。为治痰要药	5~10g,煎服
	木香	辛、苦,温	行气止痛,用于脾胃气滞,泻痢腹痛。为湿热泻痢里急后重之要药	3~10g,煎服
	香附	辛、微苦,平	疏肝理气,调经止痛,用于肝气郁滞,月经不调。为妇科调经要药	5~10g,煎服
止血药	白及	苦、甘、涩,寒	收敛止血,消肿生肌,用于出血而无明显瘀滞者,多用于肺胃出血,疮痈,疮口不敛	6~10g,煎服研末服,每次3~6g。外用适量
	小蓟	苦、甘,凉	凉血止血,散瘀消痈,利尿,用于血热出血,血尿,热毒疮疡	5~10g,煎服。外用鲜品适量
	三七	甘、微苦,温	祛瘀止血,活血定痛,用于出血而兼瘀滞者,跌打损伤,血瘀疼痛。为止血良药、伤科要药	3~10g,煎服;研末服,每次1~2g。外用适量
	艾叶	苦、辛,温,有小毒	温经止血,散寒止痛,用于虚寒性出血,虚寒痛经,月经不调。为虚寒性崩漏出血之要药	3~10g,煎服。外用适量
活血祛瘀药	丹参	苦,微寒	活血祛瘀,凉血消痈,安神,用于瘀血阻滞,热毒痈疮,热病神昏。为妇科要药及活血祛瘀之要药	5~15g,煎服
	川芎	辛,温	活血行气,祛风止痛,用于血瘀气滞疼痛,风湿痹痛。为妇科活血调经之要药及治疗头痛要药	3~10g,煎服
	益母草	苦、辛,微寒	活血调经,利水消肿,用于妇科瘀滞证,水肿,小便不利。为妇科经产要药	10~30g,煎服;或熬膏、入丸剂。外用适量
补益药	人参	甘、微苦,微温	大补元气,补脾益肺,生津,安神,用于元气虚脱证,脾肺肾气虚证,消渴,心悸失眠	3~10g,另煎兑入汤剂服
	黄芪	甘,微温	补气升阳,固表,利水,托毒生肌,用于脾胃气虚,中气下陷,自汗,疮溃不敛,水肿。为补益中气的要药	9~30g,煎服
	白术	苦、甘,温	补气,利水,固表,安胎,用于脾胃虚弱,水肿泄泻,自汗,胎动不安	6~12g,煎服
	熟地	甘,微温	补血滋阴,益精补髓,用于血虚证,肝肾阴虚,精血亏虚	9~15g,煎服
	当归	甘、辛,温	补血,活血,调经,润肠,用于血虚证,月经不调,肠燥便秘。为补血要药,妇科要药	6~12g,煎服
	北沙参	甘,微寒	养阴润肺,益胃生津,用于肺胃阴虚	5~10g,煎服
	枸杞子	甘,平	补肝肾,益精明目,用于肝肾阴虚,头昏目暗	6~12g,煎服
	肉苁蓉	甘、咸,温	补肾阳,益精血,润肠燥,用于肾阳不足,精血亏虚,肠燥便秘	10~15g,煎服
	杜仲	甘,温	补肝肾,强筋骨,安胎,用于肾阳不足,胎动不安。为治肝肾不足的要药	6~10g,煎服
收涩药	五味子	酸、甘,温	敛汗,敛肺,固精,生津,用于虚汗,久咳,久泻,遗精	1.5~6g,煎服
	山茱萸	酸,温	涩精固脱,补益肝肾,用于大汗虚脱,遗精,尿频,肝肾亏损。为补益肝肾的要药	5~10g,煎服
	莲子	甘、涩,平	补脾益肾,止泻,止带,用于脾虚久泻,遗精,带下	5~15g,煎服
消导药	神曲	甘、辛,温	消食和胃,解表,用于饮食积滞,外感食滞	6~15g,煎服
	麦芽	甘,平	消食,健脾,回乳消胀,用于米面薯芋食滞,以及妇女断乳用或乳汁郁积乳房胀痛	10~15g,大剂量30~120g,煎服
	山楂	酸、甘,微温	消食健胃,活血散瘀,用于肉食积滞,产后瘀阻腹痛	10~15g,煎服

续表

分类	药名	性味	功用	用量用法
平肝息风药	天麻	甘,平	息风止痉,平肝潜阳,祛风止痛,用于肝风内动,肝阳眩晕,痹痛肢麻。为止眩晕要药	3~10g,煎服
	钩藤	甘,微寒	息风止痉,清热平肝,用于肝风内动,头痛眩晕。为治肝风内动,惊痫抽搐之要药	10~15g,煎服,入煎剂宜后下
	牡蛎	咸,微寒	平肝潜阳,软坚散结,收敛固涩,用于阴虚阳亢,瘰疬,痰核,虚汗,遗精	10~30g,煎服,宜打碎先煎
	石决明	咸,寒	平肝潜阳,清肝明目,用于肝阳上亢,肝火目赤。为凉肝、镇肝之要药,也为目疾之常用药	3~15g,煎服,宜打碎先煎
开窍药	麝香	辛,温	开窍醒神,活血通经,催产,用于神昏窍闭,疮肿,死胎不下。为醒神回苏之要药	0.06~0.1g,入丸散剂。不宜入煎剂。外用适量
	石菖蒲	辛,温	开窍豁痰,化湿和胃,安神聪耳,用于痰湿蒙蔽清窍,湿阻腹胀,健忘,耳聋	5~10g,煎服。外用适量
安神药	朱砂	甘,寒,有毒	清心镇惊,安神解毒,用于惊悸,癫痫,疮疡肿毒	0.1~0.5g,入丸散剂或研末冲服。外用适量
	酸枣仁	酸,甘,平	养心安神,敛汗,用于虚烦不眠,自汗,盗汗	9~15g,煎服
	柏子仁	甘,平	养心安神,润肠通便,用于虚烦失眠,肠燥便秘	3~10g,煎服
驱虫药	使君子	甘,温	杀虫消积,用于蛔虫,蛲虫,小儿疳积	9~12g,捣碎入煎剂
	苦楝皮	苦,寒,有毒	杀虫,疗癣,用于蛔虫,蛲虫,钩虫,疥癣湿疮。为驱杀蛔虫之良药	4.5~10g,煎服。外用适量
	槟榔	苦,辛,温	杀虫消积,行气利水,用于多种肠道寄生虫病,食积气滞,泻痢后重,水肿。以驱杀绦虫为佳	3~10g,煎服
外用药	硫黄	酸,温,有毒	外用解毒杀虫疗疮,用于疥疮,顽癣,为治疥疮要药;内服补火助阳通便,用于肾虚喘咳,便秘	外用适量。内服1~3g,炮制后入丸散剂,不宜多服、久服
	蛇床子	辛、苦,温,有小毒	温肾壮阳,杀虫止痒,祛风燥湿,用于肾阳衰微,湿疹湿疮,寒湿带下	3~10g,煎服;或入丸散剂。外用15~30g,水煎熏洗

(三)常用中成药(表8-13)

表8-13 常用中成药

分类	功效应用	名称
解表	辛温解表	川芎茶调散、参苏丸、九味羌活丸、小青龙合剂
	辛凉解表	银翘解毒丸、桑菊感冒片、小柴胡颗粒、清开灵口服液
	解表透疹	小儿回春丸、透表回春丸、小儿羚羊散
	表里双解	防风通圣丸、葛根芩连片、清眩丸、双解香苏丸、普济散
	解表消食	小儿至宝锭、消食苏风丸、甘露茶
清热	清热泻火	上清丸、龙胆泻肝丸、夏枯草丸、拨云退翳丸
	清热燥湿	连香冲剂、香连丸、苦参丸、四妙丸、白带丸
	清热解毒	银黄注射液、黄连上清丸、牛黄解毒丸(片)、抗病毒冲剂、清热解毒口服液、新癀片、六神丸、紫金锭
	清热凉血	紫草丸、复方大青叶合剂
	清热祛暑	藿香正气水、祛暑丸、清暑益气丸、六一散、十滴水

续表

分类	功效应用	名称
泻下	清热通便	调胃承气丸、通便灵冲剂、当归龙荟丸
	温中通便	半硫丸、三物备急丸
	温肠通便	麻仁丸、麻仁润肠丸、五仁润肠丸
温里	温中散寒	理中丸、附子理中丸、黄芪建中丸
	回阳救逆	回阳救急丸、四逆注射液、参附注射液
	温经散寒	温经丸、虚寒胃痛冲剂、艾附暖宫丸
祛风湿	祛风散寒除湿	蕲蛇药酒、追风丸、冯了性药酒、风湿药酒、追风透骨丸、祛风胜湿酒
	祛风清热除湿	湿热痹冲剂、当归拈痛丸
	祛风除湿、强筋壮骨	独活寄生丸、大活络丹、国公酒、五加皮酒
利湿	燥湿化浊	平胃散、香薷丸、香砂平胃冲剂、健胃散
	渗湿利水	五苓散、胃苓散、五皮丸
	温阳利水	真武丸、济生肾气丸
	清热利湿	三金片、利胆片、护肝宁片
	峻下逐水	十枣丸、消水导滞丸、舟车丸
消导	消积导滞	保和丸、香砂养胃丸、木香顺气丸
	消痞化积	化积丸、枳实消痞丸、小儿化积丸、补脾益肠丸
止咳化痰平喘	燥湿化痰	二陈丸、半夏止咳糖浆、杏苏止咳冲剂、川贝枇杷膏、橘红痰咳冲剂
	温化寒痰	苏子降气丸、射干麻黄丸、小青龙冲剂(糖浆)、川贝止咳露
	清热化痰	泻白丸、急支糖浆、川贝枇杷冲剂、罗汉果止咳冲剂、蛇胆川贝枇杷膏
	润燥化痰	百合固金丸、养阴清肺膏、蛤蚧定喘丸
	止咳平喘	川贝枇杷膏、麻杏止咳糖浆
	化痰散结	消瘰丸、礞石滚痰丸
理气	理气止痛	越鞠丸、香砂六君子丸、槟榔顺气丸、消食顺气丸、良附丸
活血	活血化瘀	血府逐瘀丸、冠心苏合丸、复方丹参片、丹参注射液、元胡止痛片、大黄䗪虫丸、失笑散
	活血调经	调经丸、温经丸、保坤丹、益母草流浸膏、乌鸡白凤丸、生化汤丸、益母片
	活血消癥	鳖甲煎丸、乳痞消片、桂枝茯苓丸
	通经下乳	下乳涌泉散、通乳冲剂
	疗伤止痛	跌打丸、七厘散、三七片、三七伤药片、接骨散、八厘散、跌打药精
止血	收敛止血	十灰散、四生丸、槐角丸、震灵丸、仙鹤草膏、止血散
驱虫	杀虫驱虫	使君子丸、乌梅丸、肥儿丸、健儿素、小儿千金散
安神	重镇安神	朱砂安神丸、宁神定志丸、清脑安神丸
	养心安神	养血安神片、天王补心丹、柏子养心丸、酸枣仁合剂
息风	息风止痛	牵正散、紫雪(散)、牛黄清心丸、再造丸、天麻首乌片、天麻钩藤冲剂、复方杜仲片、猴枣散、养血清脑颗粒、正天丸
开窍	开窍醒神	安宫牛黄丸、局方至宝丹、安脑牛黄片、温通开窍类、苏合香丸、冠心苏合丸、苏冰滴丸

续表

分类	功效应用	名称
固涩	固表止汗	玉屏风散、当归六黄散、柏子仁丸
	涩肠止泻	健脾止泻糖浆、四神丸
	涩精止遗	锁阳固精丸、桑螵蛸散、金锁固精丸、缩泉丸
	收涩止带	千金止带丸、除湿白带丸
补益	补气	四君子丸、补中益气丸、参苓白术丸、玉屏风颗粒
	补血	四物丸、阿胶补血膏、归参补血片、维血宁冲剂
	气血双补	归脾丸、十全大补丸、八珍丸、生脉冲剂、参脉注射液、人参鹿茸片
	补阴	玉泉丸、六味地黄丸、石斛夜光丸、杞菊地黄丸、知柏地黄丸
	补阳	金匮肾气丸、右归丸
	阴阳并补	鹿茸大补丸、龟鹿二仙丸、五子衍宗丸、健肾壮腰丸
外用	外用	冰硼散、如意金黄散、紫金锭、生肌散、烫伤膏、烧伤膏

第2节　方剂基本知识

引言：中医治病是以“方”为单位的，一般是什么证就用什么方，那么为什么要把药物组成方剂来使用？一首方剂又是如何组成的呢？

方剂，是在辨证审因确定治法之后，选择合适的药物，酌定用量，按照组方结构的要求，妥善配伍而成的用药方法。方剂是中药应用的主要形式。

一、方剂的组成原则

方剂的组成，不是简单地将药物堆砌，而是按照一定的组方原则组成的。方剂的组成原则，根据其在方中的作用和地位不同，概括为“君、臣、佐、使”药（表8-14）。方剂的组成就好比一盆菜：君药相当于主菜，臣药相当于配菜，佐药相当于佐料，使药相当于调料。

表8-14　方剂组成原则

组方原则	作用	特点	举例（四君子汤）
君药	针对主病（或主证）起主要作用	地位最高，必不可少，药力居首，用量较大	人参（补气健脾）
臣药	①加强君药的作用；②治疗兼病或兼证	药力、用量较小	白术（补气健脾燥湿）
佐药	①佐助：加强君、臣药的作用，或治疗次要兼证；②佐制：消除或减缓君、臣药的毒性、烈性	药力更小，用量较轻	茯苓（健脾渗湿，佐助药）
使药	①引经：引领方中各药到达病所；②调和：调和方中各药的药性、药味	用量较轻	炙甘草（调和诸药）

方剂的组成中，君药药味宜少，一般只用一二味，不宜过多，臣药、佐药药味较多，使药一般也只用一二味。

情境案例8-1　配伍分析2

大承气汤中大黄泻热通便，荡涤肠胃，为君药；芒硝助大黄泻热通便，并能软坚润燥，为臣药，两药相须为用，峻下热结之力甚强；积滞内阻，则腑气不通，故以厚朴、枳实行气散结，消痞除满，并助硝、黄推荡积滞以加速热结之排泄，共为佐使药。

二、方剂的变化规律

方剂的组成，虽有原则，但应根据病情等予以灵活变化，才能收到更好的效果。

1. 药味加减　药味加减即君药不变，增减臣药、佐药等。用于主证不变，而兼证（症）不同。如四君子汤主治脾胃气虚证，如兼咳嗽痰多，则加半夏、陈皮燥湿化痰，名为六君子汤。败毒散中有人参，主治气虚感冒，如为风寒感冒，则去人参，加荆芥、防风，名为荆防败毒散等。

2. 配伍变化　配伍变化即君药不变，配伍不同的臣药，方剂的主要作用也随之不同。如麻黄配桂枝，辛温解表，主治风寒表证，为麻黄汤；而配石膏则清肺平喘，主治肺热喘咳，则为麻杏甘石汤。

3. 药量变化　药量变化即药物不变，用量改变，从而方剂的功效、主治亦随之改变。如小承气汤和厚朴三物汤均由大黄、枳实、厚朴组成，但小承气汤大黄用量最大，以泻热通便为主，主治热结便秘；而厚朴三物汤厚朴用量最大，以行气消胀为主，主治气滞腹胀。

4. 剂型更换　剂型更换即方剂的组成不变，只是换了剂型。急性病、重证用汤剂或注射剂起效快，而慢性病、轻证则可用丸剂、片剂，药力持久，且携带、服用方便。如感冒重证用银翘散的汤剂较好，而轻证可用银翘片等。

三、常用剂型

剂型，是指根据病情和药物的特点，制成一定的形状类型。传统剂型有汤剂和膏、丹、丸、散等，现代剂型有片剂、胶囊、注射剂等。

1. 汤剂　汤剂是将中药饮片加水等煎煮去渣取汁而成的液体剂型，主要供内服，亦可外用。虽然煎煮麻烦，味苦难服，但由于其药物的组成能根据病情灵活加减变化，且起效快，因此仍然是最常用的剂型之一。

2. 膏剂　膏剂是药物用水或植物油煎熬去渣而制成，有内服和外用两种，内服的一般称药膏，服用方便，如治疗阴虚久咳的川贝枇杷膏；外用的一般称膏药，如狗皮膏等。

3. 丹剂　药效显著或药物贵重者方称为“丹”，如治疗神志昏迷的至宝丹，治疗失眠的天王补心丹。其实丹剂不是一个固定的剂型，可以是丸，也可以是散。此外还有外用丹剂。

4. 丸剂　丸剂是将药物研成细粉或将药材提取物加适宜的黏合剂制成球形的固体剂型。特点是吸收较慢，药效持久，且节省药材，便于携带和服用，如六味地黄丸。也有急救用的，如安宫牛黄丸。以前的丸剂服用不便，现代有浓缩丸、滴丸等，方便服用。

5. 散剂　散剂是将药物粉碎，制成粉末状制剂。内服散剂一般研成细粉，以温开水冲服。特点是节省药材，便于携带，如云南白药。

6. 酒剂　酒剂又称药酒，是将药物用白酒或黄酒浸泡，去渣取液供内服或外用。酒有活血通络之功，适用于跌打、风湿病或慢性虚弱性疾病等。

7. 片剂　片剂是将药物细粉或药材提取物与辅料混合压制而成，有用量准确、体积较小、服用方便等优点。味极苦或恶臭的药物可包糖衣，以易于服用。

8. 注射剂　注射剂，又称针剂，是将药物经过提取、配制等而制成的灭菌溶液等，供皮下、肌内或静脉注射的剂型，有剂量准确、药效迅速、不受消化影响、适于急救等优点，对神志昏迷、难以口服用药者尤宜。如丹参注射液、参附注射液等。

以上诸种剂型，各有特点，临证应根据病情与方剂特点酌情选用。此外，尚有颗粒剂、胶囊剂、灸剂、熨剂、灌肠剂、搽剂、气雾剂等，临床中都在广泛应用，而且还在不断研制新剂型，以提高药效，便于临床使用。

临床链接：中药配方颗粒剂

中药配方颗粒是由单味中药饮片经提取浓缩制成的，供中医临床配方用的颗粒剂，是以传统中药饮片为原料，经过提取、分离、浓缩、干燥、制粒、包装等生产工艺，加工制成的一种统一规格、统一剂量、统一质量标准的新型配方用药。其有效成分、性味、归经、主治、功效和传统中药饮片完全一致，保持了传统中药饮片的全部特征，既能保证中医传统的君、臣、佐、使和辨证施治、灵活加减的特点，优于中成药，又免去了患者传统煎煮的麻烦，卫生有效。中药配方颗粒在美国、欧洲、澳大利亚、韩国、日本、台湾、香港等国家和地区发展极快。

四、常用方剂

（一）常用方剂分类

根据方剂的主要功效不同，可将方剂分为解表剂等17类，简述如下：

1. 解表剂　解表剂的功效以发汗解表为主，用于外感表证，如感冒及多种疾病的初起等。风寒表证用辛温解表剂，如荆防败毒散；风热表证用辛凉解表剂，如银翘散。防治“甲型H1N1流感”的连花清瘟胶囊就是以银翘散为基础的。

解表剂大多味辛发散，主要活性成分为挥发油，不宜久煎，以免药效散失过多。服后宜避风寒，增衣被等以助汗，但以遍身微汗为佳，不出汗或出汗太多均不好。

2. 和解剂　和解剂有和解少阳或调和肝脾等作用，用于少阳病或肝脾不和等。如主治少阳病（半表半里证）的小柴胡汤；疏肝健脾的逍遥散，主治肝郁血虚之月经不调或肝郁脾虚之胁痛等。近来，逍遥散广泛用于美容、保健等方面，但要辨证使用。

3. 清热剂　清热剂有清热、泻火、凉血、解毒等作用，用于里热证，可分为清气、凉血、解毒、清脏腑热剂等。如用治温病气分热证高热的白虎汤，用治温病血分热证或一般血热出血的犀角地黄汤，用治肝胆湿热外阴瘙痒等的龙胆泻肝汤，用治胃热牙痛出血的清胃散等。

4. 温里剂　温里剂有温里、通经、散寒等作用，治疗里寒证，可分为温中祛寒、回阳救逆、温经散寒剂等。温中散寒剂如治疗脾胃虚寒腹痛泄泻的理中丸，脾胃虚寒胃脘隐痛的小建中汤；温经散寒剂如治疗血痹的黄芪桂枝五物汤；回阳救逆剂如治疗亡阳证的参附汤（参附注射液）。

5. 泻下剂　泻下剂有通便、泻火、逐水等作用，治疗里实便秘、实热内积或胸腹积水等。如既通便又泻火，有“釜底抽薪”作用，用于热结便秘等的大承气汤，因其作用较猛，近代还用该方加减治疗急腹症；如肠燥便秘，则用作用较缓的，润肠通便的麻子仁丸，据研究能有效治疗功能性便秘，且停药后药效仍持续。年老体弱、经期、孕妇、产后等慎用或禁用攻下剂。

6. 补益剂　补益剂有补气、补血、补阴或补阳等作用，治疗各种虚证，分为补气、补血、补阴、补阳剂等几类。代表方如补气的基本方四君子汤，补气升阳而擅治内脏下垂等的补中益气汤；补血的基本方四物汤；气血双补，用治心脾两虚失眠或脾不统血出血的归脾汤；用治肾阴虚的六味地黄丸；用治肾阳虚的肾气丸等。注意对虚不受补者，先调理脾胃，使之补而不滞。

部分女性月经过后，面色发黄，这是血虚的缘故，因此补血、调经、养颜已成为女性美容健身之要事。四物汤被称为“妇科养血第一方”，可直接煎汤喝，也可与乌骨鸡及枸杞子等同煮，食肉喝汤。

临床链接：服用六味地黄丸要辨证

六味地黄丸的适应证是肝肾阴虚。肝肾阴虚有何表现呢？首先看症状，经常头晕耳鸣、腰膝酸软，有的人午后两颧发红，潮热盗汗、五心烦热等，再看一下舌象和脉象，舌质是红的，舌苔是薄而少的，脉搏可能比较快（脉数）。这些就属于肝肾阴虚的表现。如果是手脚发凉，出冷汗，脸色发白，男性出现阳痿等，是肾阳虚证，就不适合用六味地黄丸了。

7. 固涩剂　固涩剂有收敛固涩的作用，用治正气虚导致的血、汗、精液、津液等耗散或滑脱的病证。代表方如固表止汗，治疗气虚自汗、容易感冒的玉屏风散；固精止遗，治疗肾虚遗精，形容其坚固如金制之锁的金锁固精丸；固崩止带，治疗脾虚白带过多的完带汤等。注意亡阳及实证者不宜用本类方剂。

8. 安神剂　安神剂有安定神志之功，治疗神志不安的病证。神志不安有虚实之分，实证宜重镇安神，代表方如朱砂安神丸，用治心火亢盛之失眠等；虚证宜补养安神，如天王补心丹用治阴虚内热之失眠多梦等，归脾汤用治心脾两虚之失眠。注意重镇安神剂多有金石类药物，易伤胃气，不宜久服；朱砂具有毒性，久服能引起慢性中毒，亦应注意。

9. 开窍剂　开窍剂有开窍醒神的作用，治疗神志昏迷属实证（闭证）者，其多见牙头紧闭，两手握拳，二便不通，脉实有力等。闭证有热闭、寒闭之分，热闭宜凉开，代表方如“凉开三宝”安宫牛黄丸、紫雪丹、至宝丹；寒闭宜温开，如苏合香丸等。现代有醒脑静注射液，用于昏迷的治疗。注意神志昏迷虚证禁用开窍剂。

10. 理气剂　理气剂有行气或降气的作用，治疗气滞或气逆证。行气代表方如疏肝理气，治疗肝郁胁痛和月经不调等的柴胡疏肝散；宽胸理气，治疗胸痹的瓜蒌薤白白酒汤。降气代表方如治疗肺气上逆喘咳痰多的苏子降气汤；治疗胃气上逆之呕吐、嗳气、呃逆的旋覆代赭汤等。年老体弱、孕妇及阴虚火旺者慎用。

11. 理血剂　理血剂有活血或止血的作用，治疗瘀血或出血。活血的代表方如治疗胸部瘀血心痛、胸痛的血府逐瘀汤，治疗中风后遗症的补阳还五汤，治疗产后瘀血腹痛、恶露不尽的生化汤；止血的代表方如治疗尿血的小蓟饮子，治疗虚寒崩漏的胶艾汤等。注意活血不伤正、止血不留瘀；此外，月经过多、孕妇慎用活血剂。

临床链接：产后必喝生化汤吗

生化汤化瘀生新、温经止痛，常用于产后瘀血腹痛、恶露不行等。现代研究认为其具有调节子宫收缩，减少因宫缩造成的腹痛等作用。在某些地区，产后必服生化汤已成习俗。那么产后是否必须服用生化汤呢？

产后 4 周阴道有一些血液、坏死组织及黏液排出，味腥无臭，称“恶露”，这是正常现象。只需注意休息，加强营养，注意卫生即可，没有必要服生化汤。若产后子宫复原不良或有残留的胎盘、胎膜或感染时，会出现恶露少，色紫暗夹血块，或腹痛、发热等，称为“恶露不下”，应及时就诊治疗。如无器质性病变，经辨证为产后失血，复因受寒，瘀血凝滞所致者，用生化汤则十分对证。否则，盲目服用生化汤是不科学的。

12. 治风剂　治风剂有疏散外风或平息内风的作用，治疗外风或内风病。外风即外感风邪，治宜疏散外风，如能疏风止痛，主治外感风邪头痛的川芎茶调散，方中药物以辛温之品为多，故主要用于风寒头痛，对于风热头痛亦可加减应用；内风即肝风内动之眩晕等，治宜平息内风，代表方如预防和治疗中风的镇肝熄风汤等。

13. 治燥剂　治燥剂有宣散外燥或滋润内燥的作用，治疗燥证。外燥指感受秋燥，分凉燥和温燥，治宜宣散，代表方如治疗凉燥的杏苏散，治疗温燥的桑杏汤等；内燥治宜滋润，如麦门冬汤，常用于治疗硅沉着病、慢性支气管炎、肺结核等属肺阴虚者，亦可治疗胃及十二指肠溃疡、慢性萎缩性胃炎等属胃阴不足者。

14. 祛湿剂　祛湿剂有化湿、利水、通淋等作用，治疗水湿病证。代表方如芳香化湿，治疗湿滞中焦之腹痛、吐泻清稀的藿香正气散；清热利湿，治疗湿热黄疸的茵陈蒿汤；清热利水通淋，治疗湿热淋证的八正散；利水消肿，治疗肾阳虚水肿的真武汤；既祛风湿又补气血益肝肾，治疗风湿病日久，面黄肌瘦，腰酸膝软的独活寄生汤等。

15. 祛痰剂　祛痰剂有化痰或消痰的作用，治疗各种痰病。痰有湿痰燥痰、寒痰热痰等不同，故分燥湿化痰、润燥化痰、温化寒痰、清热化痰等。代表方如燥湿化痰，治疗湿痰易咯的二陈汤；清热化痰，治疗热痰痰黄稠的清气化痰丸等。注意有咳血倾向者慎用燥烈之化痰剂，以免引起大咯血。

16. 消食剂　消食剂有消食化积等作用，治疗饮食积滞。代表方如保和丸。消食剂不宜长期使用，纯虚无食滞者禁用。

17. 驱虫剂　驱虫剂有驱虫或杀虫的作用，治疗肠道寄生虫病。代表方如乌梅丸，该方以用酸、苦、辛三种味的药为主，主要目的是安定蛔虫而不是驱虫。驱虫剂宜空腹服，忌油腻；年老体弱及孕妇慎用。

(二) 常用的方剂(表 8-15)

表 8-15 常用方剂

分类	方名	组成	功效	主治
解表剂	小青龙汤	麻黄、芍药、细辛、干姜、甘草、桂枝、五味子、半夏	解表散寒，温肺化饮	外感风寒，肺有痰饮之恶寒发热，咳喘痰稀量多
	银翘散	银花、连翘、竹叶、荆芥穗、牛蒡子、淡豆豉、薄荷、桔梗、生甘草、芦根	辛凉透表，清热解毒	风热感冒，温病初起(卫分证)
	桑菊饮	桑叶、菊花、桔梗、杏仁、连翘、芦根、薄荷、甘草	疏风清热，宣肺止咳	风热咳嗽
	败毒散	人参、甘草、茯苓、川芎、羌活、独活、柴胡、前胡、枳壳、桔梗	益气解表，祛风散寒	气虚兼感冒风寒
和解剂	小柴胡汤	柴胡、黄芩、半夏、人参、甘草、生姜、大枣	和解少阳	少阳证(半表半里证)之寒热往来等
	逍遥散	柴胡、芍药、当归、茯苓、白术、甘草、生姜、薄荷	疏肝解郁，养血健脾	肝郁血虚之月经不调；肝郁脾虚之胁痛等
清热剂	白虎汤	石膏、知母、甘草、粳米	清热泻火	气分实热证
	犀角地黄汤	水牛角、生地黄、芍药、牡丹皮	清热凉血，活血散瘀	温病血分证；血热出血
	仙方活命饮	金银花、防风、白芷、当归、陈皮、甘草、赤芍、贝母、天花粉、乳香、没药、穿山甲、皂角刺	清热解毒，活血消肿	热证疮疡初起
	龙胆泻肝汤	龙胆草、栀子、黄芩、柴胡、车前子、木通、泽泻、生地、当归、生甘草	清肝胆实火，泻下焦湿热	肝胆实热之头痛眩晕等；肝胆湿热之外阴瘙痒等
	清胃散	黄连、生地、牡丹皮、升麻、当归身	清胃凉血	胃火牙痛、牙龈出血等
	葛根黄芩黄连汤	葛根、黄芩、黄连、甘草	清热燥湿止泻	湿热泄泻
	白头翁汤	白头翁、黄连、黄柏、秦皮	清热解毒，凉血止痢	热毒痢疾
温里剂	理中丸	干姜、人参、白术、炙甘草	温中散寒，补气健脾	脾胃虚寒之腹痛、泄泻等
	小建中汤	桂枝、芍药、炙甘草、大枣、生姜、饴糖	温中补虚，缓急止痛	脾胃虚寒之胃脘隐痛等
	参附汤	人参、附子	大补元气，回阳救逆	亡阳证；元气大伤
泻下剂	大承气汤	大黄、芒硝、枳实、厚朴	峻下热结	热结便秘等
	麻子仁丸	麻子仁、芍药、枳实、厚朴、大黄、杏仁	润肠泻热，行气通便	肠燥便秘
补益剂	六君子汤	人参、白术、茯苓、炙甘草、半夏、陈皮	益气健脾，燥湿化痰	脾胃气虚兼咳嗽痰多等
	生脉散	人参、麦冬、五味子	大补元气，养阴生津	亡阴证；气津两伤
	补中益气汤	黄芪、人参、白术、当归、升麻、柴胡、橘皮、炙甘草	补中益气，升阳举陷	中气下陷之内脏下垂等
	四物汤	熟地黄、芍药、当归、川芎	补血和血	血虚证
	归脾汤	人参、黄芪、白术、当归、茯神、远志、酸枣仁、龙眼肉、木香、生姜、大枣、炙甘草	益气健脾，补血养心	心脾两虚之失眠等；脾不统血之出血
	六味地黄丸	熟地黄、山萸肉、干山药、泽泻、牡丹皮、茯苓	滋补肾阴	肝肾阴虚证
	肾气丸	附子、桂枝、干地黄、山茱萸、山药、茯苓、泽泻、牡丹皮	温补肾阳	肾阳虚证

续表

分类	方名	组成	功效	主治
固涩剂	玉屏风散	黄芪、白术、防风	益气固表止汗	气虚自汗、容易感冒
	四神丸	补骨脂、肉豆蔻、吴茱萸、五味子	温肾暖脾，涩肠止泻	脾肾阳虚之五更泻
	金锁固精丸	沙苑蒺藜、莲子、芡实、莲须、煅龙骨、煅牡蛎	补肾涩精	肾虚遗精
	完带汤	山药、白术、苍术、陈皮、人参、甘草、车前子、柴胡、白芍药、黑芥穗	补脾疏肝，化湿止带	脾虚湿盛之白带过多
安神剂	朱砂安神丸	朱砂、生地黄、黄连、当归、炙甘草	重镇安神，清心泻火	心火亢盛之失眠等
	天王补心丹	生地黄、当归、天门冬、麦门冬、酸枣仁、柏子仁、远志、人参、玄参、丹参、白茯苓、桔梗、五味子	滋阴养血，补心安神	心阴血虚之失眠多梦等
开窍剂	安宫牛黄丸	牛黄、郁金、黄连、朱砂、山栀、雄黄、黄芩、水牛角、冰片、麝香、珍珠、金箔	清热开窍，豁痰解毒	热陷心包之高热昏迷谵语等
	紫雪	水牛角、羚羊角、麝香、石膏、寒水石、滑石、玄参、升麻等	清热开窍，息风止痉	热盛动风之高热抽搐等
	至宝丹	水牛角、麝香、冰片、石膏、寒水石、玄参、升麻等	清热开窍，化浊解毒	痰热内闭之神志昏迷
理气剂	柴胡疏肝散	柴胡、芍药、甘草、枳壳、陈皮、川芎、香附	疏肝解郁，行气止痛	肝气郁滞之胁痛、月经不调、痛经等
	瓜蒌薤白白酒汤	瓜蒌实、薤白、白酒	通阳散结，行气祛痰	胸痹（心绞痛）
	苏子降气汤	紫苏子、半夏、前胡、当归、肉桂、厚朴、炙甘草	降气平喘，祛痰止咳	痰湿壅肺之喘咳痰多等
	旋覆代赭汤	旋覆花、代赭石、半夏、人参、炙甘草、大枣、生姜	降逆化痰，益气和胃	胃气上逆之呕吐、嗳气、呃逆
理血剂	血府逐瘀汤	当归、生地、桃仁、红花、桔梗、赤芍、柴胡、川芎、枳壳、牛膝、甘草	活血祛瘀，行气止痛	瘀血之胸痛、头痛等
	补阳还五汤	黄芪、赤芍、川芎、当归尾、地龙、桃仁、红花	补气活血通络	中风后遗症之偏瘫等
	生化汤	全当归、川芎、桃仁、炮干姜、炙甘草	化瘀生新，温经止痛	产后腹痛、恶露不行属瘀血证
	小蓟饮子	小蓟、藕节、蒲黄、木通、滑石、生地黄、当归、甘草、山栀子、淡竹叶	凉血止血，利水通淋	膀胱湿热之尿血、血淋
治风剂	川芎茶调散	川芎、荆芥、防风、细辛、白芷、薄荷、羌活、甘草	疏风止痛	外感风寒之头痛
	镇肝熄风汤	生杭芍、天冬、玄参、生龟板、生赭石、茵陈、生龙骨、生牡蛎、生麦芽、甘草、怀牛膝、川楝子	镇肝息风，滋阴潜阳	类中风（中风先兆）或中风属阴虚阳亢证
治燥剂	杏苏散	杏仁、苏叶、半夏、橘皮、前胡、枳壳、桔梗、茯苓、甘草、生姜、大枣	轻宣凉燥，宣肺化痰	外感凉燥咳嗽或外感风寒咳嗽
	桑杏汤	桑叶、杏仁、象贝、沙参、栀皮、香豉、梨皮	轻宣温燥，润肺止咳	外感温燥之干咳痰少等
	增液汤	生地、玄参、麦冬	滋阴清热，润燥通便	阴津亏虚之便秘

续表

分类	方名	组成	功效	主治
祛湿剂	藿香正气散	藿香、白芷、陈皮、紫苏、炙甘草、桔梗、茯苓、白术、厚朴、半夏曲、大腹皮、生姜、大枣	解表化湿，理气和中	湿困脾胃兼感冒风寒之腹痛吐泻、恶寒发热等
	茵陈蒿汤	茵陈、栀子、大黄	清热利湿退黄	肝胆湿热之黄疸(面目发黄，黄色鲜明)
	八正散	车前子、木通、扁蓄、大黄、栀子、滑石、甘草、瞿麦、灯心草	清热泻火，利水通淋	膀胱湿热之淋证(尿频、尿急、尿痛等)
	真武汤	附子、茯苓、白术、芍药、生姜	温阳利水	脾肾阳虚之水肿
	独活寄生汤	独活、寄生、牛膝、杜仲、茯苓、桂心、川芎、当归、芍药、干地黄、人参、甘草、秦艽、防风、细辛	祛风湿，止痹痛，益肝肾，补气血	风湿痹痛日久，腰酸膝软，面黄、消瘦等
祛痰剂	二陈汤	半夏、橘红、白茯苓、炙甘草	燥湿化痰，理气和中	湿痰之咳嗽痰白量多、易咯等
	清气化痰丸	胆南星、黄芩、杏仁、瓜蒌仁、枳实、茯苓、制半夏、陈皮	清热化痰，理气止咳	热痰之咳嗽痰黄稠等
	半夏白术天麻汤	半夏、白术、天麻、茯苓、甘草、橘红、生姜、大枣	燥湿化痰，平肝息风	痰湿上扰之眩晕耳鸣等
消食剂	保和丸	山楂、神曲、陈皮、连翘、茯苓、半夏、莱菔子	消食和胃	饮食积滞之腹痛吐泻等
驱虫剂	乌梅丸	乌梅、黄连、黄柏、细辛、蜀椒、干姜、桂枝、人参、当归、附子	温脏安蛔	蛔虫腹痛等

小结

1. 中药性能又称药性，主要包括四气、五味、归经、升降浮沉、毒性等。四气、五味用以说明药物的性质和功用，是中药性能的基础；升降浮沉用以说明药物作用的趋向；归经用以说明药物治病的适应范围；毒性则主要指药物的毒副作用。

2. 口服给药是临床使用中药的主要给药途径。口服给药的效果，除受剂型等的影响外，还与服药方法、时间、次数等有关。医护人员应指导患者正确地煎药与服药，以确保药物的临床疗效及用药安全。

3. 方剂是中医用药的主要形式，中药通过配伍成方，可增强作用，减轻副作用，并可兼顾全面，从而发挥比单味药更好的综合疗效。方剂的组成既有原则又有变化，并根据病情与药物特点制成不同的剂型以便于临床应用。

自 测 题

一、选择题

A_1 型题

1. 中药的四气是指
   A. 中药的四种特殊气味
   B. 寒凉药具有散寒、助阳的作用
   C. 温热药具有清热、解毒的作用
   D. 中药的辛、咸、甘、苦四种味道
   E. 中药的寒、热、温、凉四种药性
2. 中药补益药的服用时间应是
   A. 饭前服用　　B. 睡前服用
   C. 饭后服用　　D. 清晨服用
   E. 两餐间服用
3. 为防止与中药所含成分发生化学变化而影响疗效，煎药用具忌用
   A. 砂锅　　B. 不锈钢锅
   C. 搪瓷罐　　D. 铁锅
   E. 瓦罐
4. 具有收敛、固涩等作用的是
   A. 辛　　B. 甘　　C. 酸
   D. 苦　　E. 咸

5. 辛温发汗解表药宜
   A. 温服　B. 凉服　C. 热服
   D. 寒服　E. 以上都可以
6. 中药缓下剂的服用时间应是
   A. 饭前服用　B. 睡前服用
   C. 饭后服用　D. 清晨服用
   E. 两餐间服用
7. 下列剂型中,没有固定剂型的是
   A. 酒剂　B. 锭剂　C. 茶剂
   D. 丹剂　E. 散剂
8. 归脾汤的功效为
   A. 补中益气,升阳举陷
   B. 健脾和胃,消食止泻
   C. 益气补血,健脾养心
   D. 疏肝解郁,养血健脾
   E. 滋阴养血,益气温阳,复脉止悸
9. 肾气丸的功效为
   A. 补肾助阳　B. 温补肾阳,利水消肿
   C. 补肾阳益精血　D. 补肾健脾
   E. 补肾助阳益气
10. 生化汤的功效是
   A. 温经散寒,祛瘀养血 B. 活血化瘀,温经止痛
   C. 化瘀生新,行气止痛 D. 活血化瘀,疏肝通络
   E. 活血化瘀,缓消癥块

A_2 型题

11. 患者,男,25 岁。哮喘 6 年,每至春夏之季易发,伴咳嗽痰黄,查:舌红苔黄,脉滑数,治疗护理宜选
   A. 麻黄、杏仁、石膏　B. 麻黄、杏仁、全蝎
   C. 麻黄、杏仁、白果　D. 麻黄、杏仁、僵蚕
   E. 麻黄、杏仁、蜈蚣

A_3 型题

(12、13 题共用题干)

患者,女,21 岁。近日因饱食出现脘腹胀满,嗳腐吞酸,查:舌苔厚腻、脉弦滑。为食积停滞所致。

12. 给该患者拟定的治疗(护理)方药是
   A. 大承气汤　B. 麻黄汤　C. 四物汤
   D. 补中益气汤　E. 保和丸
13. 中药服用时间是
   A. 清晨服用　B. 睡前服用　C. 饭前服用
   D. 饭后服用　E. 空腹服用

二、临床情境化任务

请同学们拟出一份汤剂服用方法的告知单(提示:时间、剂量、温度)。

(闫　芳)

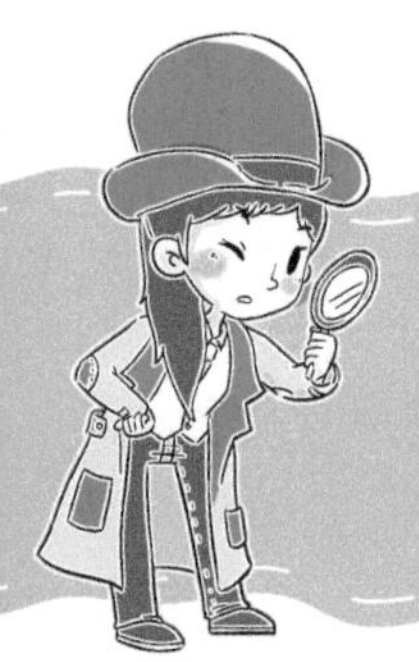

第 9 章 中医基础护理

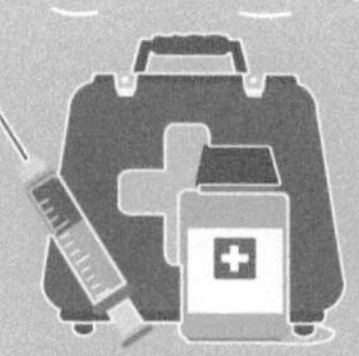

引言：同学们，前面 8 章我们学习了中医的基本知识、基本理论、基本治疗和护理方法，可是它们在中医临床护理中如何运用呢？这就是本章所讲述的重点内容，下面的内容将为你就中医基础护理的相关知识进行解释。

第 1 节　中医护理的基本概念

中医护理是祖国医学的重要组成部分，与中医学同步经历了起源、形成、发展等各个阶段。它是以中医基础理论为指导思想，用中医护理知识和技能对老弱病残幼或健康人实施护理，以达到促进健康、预防疾病、恢复健康、减轻痛苦的目的，是一门具有自然科学与社会科学属性的综合性应用学科。几千年来，在保障我国人民健康事业中发挥了积极的作用，同时也受到更多人的关注和研究。中医护理作为护理学科的一个分支，有着自己鲜明的特点，也有着自身的基本概念。

知识拓展

医护合一

中医护理学起源很早，可以说是伴随着中华民族一起诞生的。自从有了人类，就有了疾病，也就有了医药卫生活动。从医学起源来看，先护后医，护寓医中，医护合一，这是我国传统医药的特色之一。

一、整体护理

整体护理，源于中医人体观的整体观念，是中医护理的两大特点之一。整体观念即指人体是一个有机的整体，同时与自然、社会环境之间又有整体的联系。

二、辨证施护

辨证施护，是中医护理的精髓，是中医护理的另一特点，包含“辨证”和“施护”两个内容。所谓辨证就是将四诊所收集的资料、症状和体征，通过分析、综合，辨清疾病的原因、性质、部位和邪正之间的关系，概括、判断为某种证。施护就是根据辨证的结果，确定相应的护理计划、方法和措施。辨证是决定护理的前提和依据，施护是护理疾病的方法，同时也是检验辨证是否正确的手段。辨证施护的过程就是认识和护理疾病的过程。

第 2 节　生活起居护理

情境案例 9-1

患者，女，66 岁。哮喘反复 15 年，每至秋末冬初即发，来年春季缓解，夏如常人。秋末 2 日前因洗澡受凉，哮喘复发，胸闷，痰多，色白质稀，形寒肢冷，小便清长频数，大便溏薄。舌淡，苔白滑，脉浮滑。

生活起居护理，是指在患者患病期间，护理人员针对患者的病情分别给予环境的特殊安排和生活的护理照料。中医强调遵循自然发展规律，顺应四时气候，做到起居有常、劳逸有度，同时合理科学地设置适宜的环境，如安静通风的病室、病床摆放、色彩的搭配、温度湿度的调节、光线的调整、患者及家属的个人卫生等。以保养患者正气，使机体内外达到阴阳平衡，疾病得以康复。

一、顺应四时调阴阳

阴阳四时的变化，是万物生长变化的根本，患者的生活起居应适应此变化，遵循“春夏养阳，秋冬养阴”的原则，才能和万物一样，顺应阴阳之性而生活于生长收藏的规律之中。如果违反了适应四时阴阳变化的根本规律，生命的根本就要受到伤害，真气亦随之败损。所以，护理人员应帮助患者主动调节内外环境的协调一致，才能保证身体健康。

（一）春夏养阳

春夏之季由寒转暖，由暖转暑，宇宙万物新生繁茂，是人体阳气生长之时，应该增加室外活动的时间，以调养阳气，使阳气更加充沛，凡有耗伤阳气及阻碍阳气的情况皆应避免。

在春夏之季的护理中，其内容应具体贯穿到饮食、运动、起居、防病、精神等各个方面。要保护患者体内阳气不过分消耗，对慢性阳虚的患者，此时除用食物或药物补阳气以外，春季要防止风邪侵袭，夏季不贪凉夜露，损害阳气，在酷暑炎热之白昼，当避暑热，以免出汗过多伤阳气，可适当饮用生津止渴降温的饮料，此时体内阳气既无过多损耗，有所储备，则到秋冬就能抵御寒邪侵扰，这样不但有益于患者康复，亦可预防秋冬腹泻、咳喘等病证的发生。

情境案例 9-1　护理分析

该患者秋冬即发，痰白质稀，形寒肢冷，小便清长，大便溏薄。舌淡，苔白滑，脉浮滑，为阳虚之证。春夏之季人体皮肤腠理疏松，阳盛于外而虚于内，如予养其内虚之阳，以助生长之能，可达到扶正祛邪、促进病愈之目的。

（二）秋冬养阴

秋冬之季，气候由热逐渐转凉，万物都趋于收藏状态，人们应防寒保暖，使阴精藏于内，阳气不致外泄，所以在秋冬时节，要保护患者机体阴精藏而不外泄，对慢性阴虚精亏患者，借此季节以食或药来填补阴精，使阴精积蓄，才能预防春夏阳亢之时，对阴精的耗散。肾精亏损、肾阳虚的患者，则应温补阳气，此时以食补或药补为宜。所以在冬季，风和日暖之际，鼓励患者常晒太阳，以补体阳。

考点：顺应四时调阴阳。

二、环境适宜避外邪

良好的治疗、护理和康复环境，有利于患者的治疗和康复。病室应注意通风良好和阳光充足，保持安静，防止有害化学、物理、粉尘污染，为患者创造良好的治疗与护理环境。

（一）病室安排

病床安置应根据病证性质不同而定。如寒证、阳虚证者，多有畏寒怕风，宜安置在向阳温暖的病室内，使患者感到舒适；热证、阴虚证者，多有恶热喜凉之求，可集中在背阴凉爽的病室内，使患者感到凉爽、舒适、心静，有利于养病。

（二）病室安静、通风

病室内安静有助于患者休养。噪声的刺激常使患者心烦意乱，尤其是心气虚患者往往听到嘈杂的声响，就会加重心悸。护理人员应设法消除嘈杂之声（不能超过 40~60 分贝）。

病室内保持空气新鲜，能使患者身心愉快，有利于疾病的康复。通风要根据四时气候和病证的不同而异，夏季天气炎热，要经常开窗通风，其他季节，根据情况而定，每日至少通风换气 1~2 次，但切忌让患者直接吹风，防止风寒之邪侵袭。

（三）病室的温、湿度

病室温度一般以 18~20℃ 为宜。温度过高，使患者感到燥热不适，易中热邪；温度过低，会使患者感到寒冷，易受寒邪。不同的患者，对温度的要求不同，感受风寒、体弱、阳虚或老年患者，病室温度宜高些，可安排在向阳的房间。感受暑热、青壮年及阴虚或实热患者，喜凉怕热，室温宜稍低，可安排在阴面的房间。

病室湿度在50%～60%为宜,但应根据气候和不同证型进行调节。如夏季室温过热过湿,可开门窗通风,降温除湿;秋冬季节空气干燥,可适当增加湿度。湿盛患者,湿度宜低;燥证患者,湿度可略高些。

(四)病室整洁,光线适宜

病室内陈设要力求简单,保持清洁,一般病室内要求阳光充足,使患者感到舒适愉快。病室内除患者必需用品外,其余物品均不应放置。需保持地面、床椅等物品的清洁,并按要求定时消毒。

病室内光线要明亮、充足,使人感到舒适愉悦。患者休息时应拉上窗帘,有助于患者的睡眠。急性热病患者,光线可稍暗。对感受风寒、风湿及阳虚证患者,室内宜有充足的阳光。

三、起居有常适劳逸

患者应注意生活起居要有规律,不可过劳或过逸,要做到起居有常、动静结合,才有利于疾病的康复。

(一)因人施护

中医强调辨证因人施护,如体质虚弱的患者要注意慎避风邪;老年患者由于机体状况日趋下降,再加上疾病的困扰,正气虚衰,对外界环境的适应能力明显下降,容易感邪患病,故其应有合理的起居作息制度,保证充足的睡眠,慎起居,防寒保暖,宜少劳多憩,适当活动,慎防过逸伤气,久卧伤气,衣着要轻软保暖。

(二)睡眠

1. 制定合理的作息制度,保证充足的休息和睡眠　患者需要静心休养,培养正气,以达到早日康复的目的。其生活起居应有规律。要因人、因时、因地、因病制定不同的作息时间。如春季是万物生发的季节,阳气生发,应晚睡早起;夏季阳气旺盛,天气炎热,昼长夜短,应晚睡早起,中午暑热最盛之时应适时休息;秋季阳气始敛,阴气渐长,应早睡早起;冬季阴寒盛极,阳气闭藏,应早睡晚起。患者应有充足的休息,避免过多的活动,重证患者应卧床休息,一般每日睡眠时间不少于8～10小时。但睡眠也不宜过长,否则会使人精神倦怠。

2. 就寝环境　病室要安静,少滋扰,室内通风良好,夏季要凉爽,冬季要保暖,头边不能有炉火或取暖设备,防止热伤津液,出现头晕、目赤、鼻干等症状。

3. 就寝前护理　环境宁谧,病室内要尽量保持安静,室内光线宜暗。晚餐和就寝之间应当间隔一段时间,晚上进食、喝水宜少,以免胃中饱胀而夜寐不安。晚餐食物宜清淡,易消化,少吃油腻食物。

(三)适当活动

在病情允许的情况下,患者每日要保持适度的活动,促进气血运行,有利于疾病的康复。患者的活动,要根据不同的病证、体质、个人爱好及客观环境等进行安排。一般情况下,虚证、体弱患者,以静为主,辅以轻度活动;实证或急性病患者,需待症状减轻后方可循序渐进地恢复活动。

第3节　情志护理

情境案例9-2

患者,女,42岁。因肝癌入院。每日痛苦烦躁,怨天尤人,迁怒于周围的人和事,与病友关系都不融洽,治疗效果也不理想。

情志护理,是指在护理工作中,以中医基础理论为指导,注意观察了解患者的情志变化,掌握其心理状态,设法防止和消除患者的不良情绪状态,从而达到预防和治疗疾病的目的。

正常情况下，喜、怒、忧、思、悲、恐、惊等情绪是人体对外界事物的正常生理反应，不会引起疾病。但强烈或长期的情志刺激，超过了人体的承受范围，则可导致人体阴阳失调，气血不和，经络阻塞，脏腑功能紊乱而发病。正如《养性延命录》所说“喜怒无常，过之为害”。作为护理人员，要帮助患者消除紧张、恐惧、忧虑、愤怒等情绪因素的刺激，树立战胜疾病的信心。

考点：情志护理的概念。

一、情志护理的原则

(一) 关爱尊重，耐心细致

患者的情志状态和行为不同于常人，经常会产生寂寞、苦闷、忧愁、焦虑、悲哀、痛苦等不良情绪，甚至环境、生活的各个方面都会对情志产生影响。医护人员应以满腔的热情对待患者，善于体贴患者的疾苦，关心患者，做到和蔼可亲、关爱体贴、语言温和，以取得患者的信任，使患者从思想上产生安全感和乐观的情绪，从而增强战胜疾病的信心。

(二) 详审三因，辨证施护

患者由于职业、文化、家庭、性格、生活阅历等不同，其情感、兴趣、意志、欲望及病情亦有差异，他们的情志状态也就大不相同，如有的患者热情开朗，积极配合医护人员的工作，有的却孤独抑郁或焦躁不安，拒绝、排斥治疗。在护理过程中，要做到因人制宜，根据患者不同的情绪采取不同的心理疏导，才会收到事半功倍的效果。

(三) 静养心神，自我调摄

人体脏腑经络气血津液的功能活动，均有赖于气机的升降出入，而七情过激，首先是扰乱气机，导致各种疾病的发生。历代医家均认为神气清净，可健康长寿。护理过程中可引导患者通过自我心理调摄，保持良好的心境，将“静”融于患者的日常生活中，有利于疾病的康复。

(四) 鼓励支持，调畅情志

保持乐观的心态能使人体气血调和，脏腑功能正常，从而有益于健康。对于患者来说，乐观的心情可使其病情好转；反之，则加重。作为护理人员，要细心开导患者，鼓励患者保持积极乐观的情绪，增强战胜疾病的信心，这对患者的健康有着十分重要的意义。

考点：情志护理的原则。

情境案例 9-2　护理分析

该患者在得知自己患“绝症”后，产生了不良情绪，护理人员要本着关爱尊重、耐心细致的原则，体恤患者的疾苦，帮助她增强战胜疾病的信心。积极乐观的心态，有助于病情的好转。

二、情志护理的方法

“善医者，必先医其心，而后医其身”。护理工作中，必须加强情志护理，这不仅有助于患者的康复，还有“治病求本”之深意。情志护理的方法较多，在临床运用中应选择合适的方法，以取得较理想的效果。

(一) 说理开导法

说理开导法是指通过运用正确、巧妙的语言，对患者进行劝说开导，使患者端正对事物的看法，从而能自觉地调摄情志，提高战胜疾病的信心，积极配合治疗，使机体早日康复。在工作中，护理人员应关心患者的思想状况，与其进行有效的沟通，为患者讲解有关的医学知识，及时消除疑问，做好心理的疏导工作，以帮助患者从焦虑、沮丧、恐惧、愤怒等情绪中解脱出来，树立战胜疾病的信心。

(二) 情志相胜法

情志相胜法是指以五行生克制化关系为理论依据，有意识地采用一种情志抑制另一种情志，达到淡化甚至消除不良情志,保持良好的精神状态的一种情志护理方法。

《素问·阴阳应象大论》中指出“怒伤肝,悲胜怒。喜伤心,恐胜喜。思伤脾,怒胜思。忧伤肺,喜胜忧。恐伤肾,思胜恐”。古代医家常用此法治疗情志病证,如对于过度思虑所得之疾病,以怒激之。

知识拓展

“恐胜喜”

《儒林外史》中吴敬梓笔下的范进,屡试不第,50多岁那年中了举人之后,因大喜过望,气血上逆,昏倒在地,救醒后又喜极而疯,最后由其惧怕的岳父给其一记响亮的耳光,达到了意想不到的治疗效果,这就是典型的运用情志相胜法“恐胜喜”的例子。

(三)移情易性法

移情易性法,又称转移法,指通过一定的方法和措施转移或改变人的情绪和注意力,以摆脱不良情绪的方法。

有些人患病后,往往将注意力集中在疾病上面,整天围绕着疾病胡思乱想,甚至陷入苦闷烦恼和忧愁之中。对于这类患者,可分散患者对疾病的注意力,使思想焦点从病所转移于他处;或改变周围环境,使患者避免接触不良的刺激因素,从而减轻对自身疾病的关注程度。例如,琴棋书画移情法,运动移情法等可陶冶患者情操,引导患者进入一种优雅的境界,从而克服紧张、烦闷之感,气血平和,促使患者早日康复。交友揽胜、种花垂钓等方法均可让患者把注意力从疾病转移到其他方面上去。在护理工作中,应根据患者自身的素质、爱好、环境等决定具体的方法。

(四)宣泄解郁法

宣泄解郁法是让患者把抑郁于胸中的不良情绪诉说、发泄出去,从而尽快恢复正常情志活动,维系愉悦平和心境的方法。

中医学认为,“郁则发之”,排解不良情绪最简单的方法就是使之发泄,发泄可使人压抑和忧郁的情感得到表达和疏导,情释开怀。发泄的方式较多,如哭、大笑、谈心、倾诉等。通过发泄,达到自我调节的作用。对于精神状态抑郁和压抑的患者,应顺从其意志和情绪,满足其合理的要求,允许甚至引导其向医护人员哭诉倾泻苦衷,但不宜哭诉过久、过重,以免伤身。

(五)暗示疗法

暗示疗法是指护理人员运用语言、情绪、行为等,暗示患者疾病不严重或可以治愈,从而减轻或消除患者的精神负担,增强战胜疾病的信心。

考点:情志护理的方法。

三、预防七情致病的方法

(一)谨防七情过激

情志活动是人体生理功能的一个组成部分,和调的情志,一般不会致病,而且有益于人体的生理活动,情志只是在过激时才会成为致病因素而危害人体。所以中医学十分重视情志变化这个重要的环节,认为调和情志,避免七情过激,就能预防和治疗七情致病。

(二)保持乐观的情绪

乐观的情绪能促进人体生理功能,有益于健康,所以要用乐观的情绪来克服不利于人体健康的消极情绪。可以通过锻炼、陶冶,逐渐培养乐观的性格。同时,在遇到烦恼之事时,要能正确对待,妥善处理。

第4节 饮食调护

引言:同学们有这样的经历吗?在炎热的夏天,我们都喜欢吃西瓜,喝冰水,觉得很解暑;在寒冷

的冬天，则喜欢吃火锅，喝热汤，觉得很暖和。相反，冷饮吃多了，我们会觉得胃很凉，甚至会拉肚子；而火锅吃多了，可能会上火，口舌生出小泡，你知道这是什么原因吗？

情境案例 9-3

患者，男，40岁。左侧牙龈肿痛5日，加重1日。5日前牙龈红肿疼痛，继而溃烂，伴有口臭，渴喜冷饮，胃中有灼热感，舌红苔黄，脉滑数。患者平素喜食辛辣之品。

一、饮食调护的概念

（一）概念

饮食调护是指在治疗疾病的过程中，根据中医学辨证施治（护）的原则，通过营养膳食方面的护理帮助治疗、预防疾病的一种方法。饮食为后天之源，人体通过摄取食物，吸收水谷精微进而营养全身，维持人体正常的生命活动，充养人的形体和性情。中医学历来重视饮食护理，并积累了丰富的经验，逐渐形成了独特的饮食护理理论及方法。饮食不当会损害人体的生理功能，招致疾病的发生或病情恶化。因此，对未病之人进行饮食调护可以补益身体、预防疾病；对患者进行饮食调护则能调治疾病，缩短疗程。饮食护理能促使疾病早日康复，尤其是慢性疾病和重病恢复期的饮食调护，对疾病的康复更是具有举足轻重的作用。

考点：饮食调护的概念。

（二）食物的性味

祖国医学素有“药食同源”的说法，认为食物同样具有四气五味、升降浮沉的性能，只不过食物的性能比药物要温和，临床上将常用食物分为温性、热性、凉性、寒性、平性几种。饮食护理必须根据患者的体质和疾病的性质，选择不同性味的食物进行护理，才能对治疗疾病起到一定作用。下面介绍各类食物的主要功效及适应证。

1. 凉性食物　凉性食物，如豆腐、小麦、小米、薏米、绿豆、梨、甘蔗、莲子、茶叶、芹菜、菠菜、冰糖等。具有清热解毒，凉血通络，利尿消肿的作用。常用于热性病证的调护，如疮痈、中暑、温病、小便不利等。

2. 寒性食物　寒性食物，如苦瓜、冬瓜、丝瓜、西瓜、海带、萝卜、葫芦、柿子、莴笋、荸荠、蛇胆等。具有清热解毒，生津润燥，软坚散结，利水消肿的作用。常用于实热证的调护，如肺热咳嗽、热病、血热出血、肠燥便秘、淋证等。

3. 温性食物　温性食物，如牛肉、羊肉、公鸡肉、鸽肉、鲫鱼、糯米、桂圆肉、荔枝、花生、胡萝卜、红糖等。具有补中益气，健脾和胃，补肾填精，养心安神的作用。常用于寒性病证的调护，如脾胃虚弱、腰膝酸软、阳痿遗精、气血两虚等。

4. 平性食物　平性食物，如猪肉、牛奶、鸡蛋、蚕豆、莲子、黑木耳、山药、土豆、蘑菇、山药等。具有补中益气，健脾和胃，生津润燥，养血安神的作用。常用于各种疾病的恢复期，如久病虚弱、气血两虚、肺燥咳嗽、肠燥便秘、失眠等。

5. 热性食物　热性食物，如生姜、大蒜、葱、花椒、淡豆豉、茴香、薤白、桂枝、白酒、狗肉等。具有温中散寒，温肾壮阳，通络止痛的作用。常用于各种阴寒之证，如肾阳虚腰膝酸软、风寒湿痹、脘腹冷痛等。

情境案例 9-3　护理分析

该患者平素嗜食辛辣之品，牙龈红肿疼痛，继而溃烂，伴有口臭，渴喜冷饮，胃中有灼热感，舌红苔黄，脉滑数，一派实热征象，为牙痛（胃火炽盛），所以饮食上应多食寒性食物，尽量避免食用辛辣之品。

二、饮食的种类

食物中除干果和少量的蔬菜可直接食用外，一般都必须根据饮食的需要，加工烹调后才能食用。

食物的用法较多，主要有汤羹、汤剂、浸泡剂、饮料、鲜汁、酒剂、膏滋、蜜饯、糖果、粥食、散剂、菜肴、米面食品等。

（一）汤羹类

以水和食物一同煎煮或蒸、炖而成。可根据食物的滋味、性能加入适当的佐料，食用时除饮汤外，同时吃其中的食物。汤羹有汤和羹之分，羹是其中较稠厚的液体食品，所用的食物主要是有滋养补益作用的肉、蛋、鱼或海味、银耳、莲子等，汤羹主要有补益滋养或清润的功能，如山药羊肉汤能补益脾肾，鲤鱼枣汤能补脾养血，银耳羹能滋养肺胃之阴等。

（二）粥食类

一般以粳米、糯米、粟米、玉米、大麦、小麦等富含淀粉的粮食和某些果实、蔬菜或肉类，一同加水煮成，为半流质食品。若加入的食物有渣不宜同煮，可先煎熬取汁或绞取汁液，再与粮食同煮。粥食可加糖或盐等调味。粥因加用的原料多样，所以其配方有补、泻、温、热、寒、凉等多种不同的功效，如羊肉粥、地黄粥、芹菜粥、荷叶粥等。粥食有广泛的适用范围，许多疾病不论虚实、寒热大都可以找到相应的粥类配方。它是食疗应用较多的一个类型。

（三）米饭、面食类

米饭、面食类包括以粳米、糯米、小麦、豆类等富含淀粉的食物为主要原料，加入其他食物或药物而制成的各种米饭、糕点、小吃等。此类食物花样品种较多，有蒸食的米饭、粽子、包子等，也有煮食的面条、粉丝、汤圆等。

（四）糖果类

糖果类是以白糖、冰糖或红糖、饴糖等为主要原料，加水煎炼成半固体状，再掺入其他食物的汁液浸膏或粗粉，搅拌均匀后，继续煎至挑起呈丝状而不粘手为止，将糖倒在平滑的容器上，待稍冷时用刀分割成块状，供嚼食或噙含咽汁，如梨膏糖、薄荷糖、芝麻糖、胡桃糖等。

（五）膏滋类

膏滋类，又称煎膏。一般选取滋养补益性食物加水煎煮，取汁液浓缩至一定稠度，然后加入炼制过的蜂蜜或白糖、冰糖，再浓缩至呈半固体状。临用时以沸水化服。主要有滋养补虚、润燥生津、润肺止咳等功效，如桑椹膏、川贝雪梨膏。

（六）散剂类

散剂类是将食物晒干或烘干、炒焦，研磨而成的细粉末。所用食物多为富含淀粉、蛋白质的谷物、干果。亦可加入适宜的药物。用时以沸水调均食用或以温开水、米汤送下。

（七）菜肴类

菜肴类是指具有食疗作用的荤素菜肴的总称。其种类繁多，有炙、蒸、煎、烩、炒、烧、煮、炸、爆、炖、溜、渍、腌等多种。菜肴类一般都要加入调味佐料，由于所用食物和菜肴品种不同，因而吃法各异，作用也不尽相同。

（八）饮料类

古代常用的饮料类除汤饮外，还有酒浆、乳、茶、露、汁等。酒剂是将有药效的食物或药物加酒浸泡过滤后制成的，如《食鉴本草》中的猪肾酒；乳品则常用人乳和牛、羊、马等动物乳；茶类为单独用茶叶或与某些食物、药物混合制成，如《饮膳正要》中的枸杞茶，现代所制的减肥茶、降压茶等皆属此类；若将菜果草木花叶诸品含水之物，取其鲜品，蒸馏得水，则为露；汁则是新鲜多汁的植物果实、茎叶或块根，捣烂绞取汁液或压榨取汁制成。

知识拓展

孕产妇的饮食护理

妊娠期由于胎儿的需要，机体的阴血相对不足，宜食性味甘平、甘凉的补益之品，如鱼肉、乳类、蔬菜、水果等酸性开胃之品，忌食辛热、温燥之品，即所谓“产前宜凉”。哺乳期由于产后随着胎儿的娩出，气血受到不同程度的损伤，机体呈虚寒状态，同时多兼见瘀血内停，此时宜食有营养、易消化、补而不腻之物，如小米粥、大枣、骨头汤、鸡汤等，忌食寒凉、辛燥、酸性食物，即所谓“产后宜温”。

三、饮食调护的原则和要求

（一）饮食调护的原则

1. 三因制宜，灵活选食

（1）因人制宜：人体由于个体素质和生活习惯的不同，感受的病邪也不同，即使感受同一病邪，也会因体质的差异而表现出不同的证候，因而运用食疗时应因人因病，辨证施食。如对成年体质壮实的外感风寒患者，可选用发散作用较强的食疗方如姜糖饮、葱白粥等；对老年体虚而感风寒者，食疗时宜配补益食品，如人参桂枝粥、木耳粥等。体质属寒者，宜食热性食物；体质属热者，宜食凉性食物，忌热性食物及辛辣烟酒等；体质过敏的人，不宜吃海鲜腥发之物。总之，食物的寒热属性和配伍，与患者个体情况相宜才有益于健康，否则容易诱发疾病。饮食调护应根据不同的年龄、体质、个性等方面的差异，分别予以不同的调摄。

1）体胖者：多痰湿，饮食宜清淡，如多食青菜、水果等含纤维素多的食物，忌食肥甘厚腻、助湿生痰之物。

2）体瘦者：多阴虚内热，津亏血少，宜食滋阴生津、补血的食物，忌食辛辣、燥烈之品。

3）儿童：身体娇嫩，为稚阴稚阳之体，宜食性平和，易于消化，又能健脾开胃的食物，而且食物的品种宜多样化及粗细粮、荤素合理搭配，不可偏嗜，以免过胖或过瘦，忌食滋腻峻补之品。

4）青年人：气血旺盛，宜食营养丰富的血肉有情之品和五谷杂粮、新鲜果菜，忌暴饮暴食、寒热、饥饱无度。

5）老年人：脾胃功能虚弱，运化无力，气血容易亏损，宜食清淡、温热熟软之品，忌食生冷、黏硬、不易消化之品。

（2）因时制宜：由于春、夏、秋、冬四时气候的变化对人体的生理、病理有很大的影响，因此在选择饮食时，还要根据四季不同的气候特点，灵活选择不同性质、不同功效的食物进行调理。如春季宜选用辛凉疏散的食物，以防疫毒入侵；夏令宜用清凉饮料或清暑食品，以清解暑热；秋冬则宜用平补或温补的食品，以散寒扶正。各地寒温差异较大，南北生活习惯不同，故食疗方法还必须因地制宜，灵活选用食品。

知识拓展

饮食调护的“因时制宜”

春三月，人体肝气当令，所以饮食宜减酸宜甘，以免肝气生发太过。夏三月，气候暑热，人体消化功能下降，故宜吃清淡、易消化的食物，特别要注意多吃些营养丰富的蔬菜、水果等。秋三月，是胃肠道疾病的好发季节，此时尤应注意饮食卫生，以防病从口入。冬三月，阴盛阳衰，是素体虚弱者进补的较好时机。冬季进补的关键是食补，即以食物之性，补机体之虚，纠阴阳之偏。

（3）因地制宜：东南地区气温偏高，湿气重，宜食清淡、渗湿的食物；西北地区气温偏低，燥气盛，宜食温热、生津、润燥的食物。西南地区如成都、重庆等由于湿气较重，人们多食辣椒、花椒以除湿。

2. 审证求因，协调饮食　疾病的原因错综复杂，要做到合理调配饮食，必须审证求因。如泄泻一证，因有寒湿、湿热、食滞等不同，治疗时便有化湿、散寒、清热、消积之不同，治疗处方不同，食疗处方亦不相同。如寒湿泻宜服生姜红糖水，湿热泻可用马齿苋煎水去渣取汁，入粳米煮粥服用，伤食泻可食萝卜粥、麦芽汤等。因此，只有审证求因，协调配食，才能达到护病求本的目的。

（二）饮食调护的要求

饮食调护并非是无限度地补充营养，而是必须遵循一定的原则和法度，以达到恢复元气，祛除病邪，改善机体功能的目的，古人早就认识到各种食物所含有的营养成分不同，只有做到各种食物的合理调配，才能使人体得到均衡的营养，满足各种生理活动的需要。因此，除了掌握饮食原则外，还要做到以下几个方面。

1. 饮食有节　饮食有节是指饮食要有节制，即进食应定量、定时，过饥、过饱都能伤害脾胃的正常功能。《尚书》曰："食哉惟时"，意思是说，人们每餐进食应有较为固定的时间。这样才可以保证消化、吸收正常地进行，脾胃活动时能够协调配合、有张有弛。中医学认为，一日之中，机体阴阳有盛衰之变，白天阳旺，活动量大，故食量可稍多；而夜暮阳衰阴盛，即待寝息，以少食为宜。因此，古人有"早餐好，午餐饱，晚餐少"的恪训。饮食有节，定时定量，使脾胃运化功能处于常态，是保证身体健康的基本条件。

2. 谨和五味　食物有四性五味，各有归经，可影响和调节脏腑阴阳。五味对人体的作用各不相同，五味调和，有利于健康。五脏阴精的产生，来源于饮食五味，但藏精的五脏又可因饮食五味的太过而受到损害。因此，人们如能把五味调和适当，而又不失于太过，那么全身机体就会得到充分的营养来源；反之，如果长期偏食，就会引起机体阴阳平衡失调，从而导致疾病的发生。如过食肥甘厚味可助湿生痰、化热，或生痈疡等症状；偏食辛辣，可使胃肠积热，在上则口腔破溃，牙龈出血，在下则大便干燥或成痔疾之证。多食油煎炸的食物，易损伤脾胃阴液，使肠胃积热，发生口渴、口臭、嘈杂易饥、便秘等症状。

3. 饮食宜洁　饮食卫生包括饮食的新鲜及宜食熟食两方面。新鲜清洁的食物，可以补充机体所需要的营养，而腐烂变质的食物不可食用，否则易出现腹痛、泄泻、呕吐等中毒症状，重者可出现昏迷或死亡。大部分食物不宜生吃，而是需要经过烹调加热后变成熟食，方可食用。其目的在于使食物更容易被机体消化吸收，同时，也使食物在加热的过程中，得到清洁、消毒，去除一些致病因素。故饮食以熟食为主是饮食卫生的重要内容之一。

4. 饮食清淡　清淡饮食，一般指以五谷杂粮为主食，以豆类、蔬菜、瘦肉、植物油，以及适量的动物脂肪为副食的膳食。动物性食品是人体蛋白质和脂肪的主要来源，但也不是摄入越多越好。《素问·生气通天论》所说"膏粱之变，足生大疔"，说明肥甘厚味易引起痈疽疮疡等疾病。同时古代医家特别强调饮食不宜过咸，应少吃盐。现代医学证实，经常过食酒肉、油腻、煎炸、辛辣之品，过食盐等能诱发多种疾病。如膳食中脂肪摄入过高，会使血中脂蛋白、胆固醇增加，摄入过多的肥肉类食物和高盐饮食，容易形成动脉粥样硬化，从而导致高血压、冠心病、肥胖症等疾病。但需要指出的是，对于动物脂肪摄入的控制不能过少，否则可影响脂溶性维生素的摄入，如维生素 A、维生素 D、维生素 E 的吸收。

知识拓展

"三高人群"的饮食原则

"三高人群"主要指患有高血糖、高血脂、高血压的人群，三高人群的饮食原则为：主食要定量，不可多吃也不可少吃；蛋白质要充足，要保证优质蛋白质的摄入，如鱼类、瘦肉类、蛋类、大豆制品等；少吃含脂肪、胆固醇高的食物，如肥肉、动物内脏、油炸食品等；保证蔬菜充足新鲜；水果要适量，最好在两餐之间食用水果；要限制酒水饮料的摄入，每次不可超过 50g。

5. 良好的进食习惯　保持良好的进食习惯，能促进食物的消化与吸收，有利于身体的健康。

（1）进食宜缓：是指吃饭时应该从容和缓，细嚼慢咽。这样既有利于各种消化液的分泌，又能稳定情绪，避免急食暴食。

（2）进食宜专：是指进食时，应将头脑中的各种琐事尽量抛开，把注意力集中到饮食上来。《千金翼方》中指出“食不语”、“食勿大言”，可见，自古以来，人们早已认识到专心进食有利于消化的道理。

(3) 进食宜乐：是指进餐前后应保持良好的环境和愉快的心情。古人云“食后不可便怒，怒后不可便食”。愉悦的情绪可使肝气疏泄畅达，增加食欲，脾胃健旺。因此，进食时要使情绪舒畅乐观。

6. 注意食后护理　食后护理包括食后漱口、食后摩腹、食后散步。食后要注意口腔卫生。经常漱口可使口腔保持清洁，牙齿坚固，并能防止口臭、龋齿等疾病的发生。如《饮膳正要》说：“晚餐不可多食，食后嗽口，清旦刷牙，不如夜分刷牙，齿疾不生。”食后摩腹有利于腹腔血液循环，促进胃肠的消化功能。具体方法是：进食以后，自左而右，可连续作二三十次不等。同时饭后应散散步，可以帮助脾胃运化水谷精微，如果饱食即卧，易生百病。俗话说“饭后百步走，能活九十九”就是这个原因。

四、饮食(药膳)的临床调护

具体内容见表 9-1。

表 9-1　饮食(药膳)的临床调护

序号	名称	药膳	调护
1	解表类	以汤剂、粥食或茶疗为主。常用的有葱、姜、辣椒、豆豉等，用于风寒表证；菊花、金银花等，用于风热表证。①生姜粥：粳米 60g，生姜 5 片，加水煮成稀粥。用于感冒风寒轻证，有发汗解表、散寒通阳的作用。②桑菊薄荷茶：桑叶 10g，菊花 6g，薄荷 10g，金银花 10g，沸水泡后当茶饮。用于风热感冒、头痛、咽痛者	①温服，服后进热饮，卧床盖被以达发汗驱邪的目的。以微汗为宜，大汗则损伤正气，耗伤阴液。②避风寒，忌生冷食物。③饮食宜清淡，忌生冷、酸味食物
2	润下类	以汤剂、粥食、膏滋、鲜汁、茶饮为佳。常用的蔬菜有胡萝卜、菠菜、青菜、蒲公英、竹笋等富含纤维素的食物；果仁类有火麻仁、松子、花生、甜杏仁、胡桃仁等富含不饱和脂肪酸的食物；水果类有香蕉、罗汉果、桑椹等；其他如蜂蜜等。①煮香蕉：带皮香蕉 2 个，加水煮熟连皮吃。能润燥滑肠，通利大便，用于痔疮患者大便干结，便后出血，腹部手术后肠胀气等。②蜂蜜决明茶：生决明子 10～30g，蜂蜜适量。将决明子捣碎，加水煎煮 5 分钟，冲入蜂蜜，搅匀后当茶饮用。用于习惯性便秘	①一般宜空腹或睡前服用，得通则止。②服食后未达预期目标可辅以腹部按摩，刺激肠蠕动，以助排便。③服食后大便次数增多，有轻微腹痛，一般不需处理；如腹泻次数和量明显增多者，嘱卧床休息，适当饮糖盐水，以防虚脱。④服药期间，饮食宜清淡易消化
3	清热类	多制成汤剂、粥、饮、茶、散等。常用的有菠菜、黄花菜、竹笋、茄子、黄瓜、苦瓜、莲藕、小蓟、马齿苋，蕨菜、蒲公英、茶叶、苹果、绿豆、大麦等。①马齿苋绿豆粥：马齿苋 200g，绿豆 60g，加水适量，煮成稀粥，空腹食。用于痢疾便血，湿热腹泻。②苦瓜散：苦瓜 1 个去瓤，晒干，焙干研末，每次 5g，灯心草煎汤送服。或用鲜苦瓜汁，每次半杯。用于肝经有热，目赤肿痛	①对胃黏膜有一定刺激性，宜饭后服。②服食期间宜进清凉饮食，忌辛辣油腻。③脾胃虚寒者慎用，孕妇慎用或禁用
4	祛暑类	以鲜汁、饮料为佳；常用的有番茄、菠菜、藕、苦瓜、西瓜、黄瓜、梨子、苹果、芒果、甘蔗、绿茶、绿豆等。①西瓜汁：西瓜瓤 500g，绞汁饮用。用于暑热伤津，舌燥烦渴等。②绿豆汤：绿豆 100g，用冷水发开，加水 500g，煮至绿豆开花后加适量糖冷却后随时饮用，有清热解暑的功效	①中暑者若大汗淋漓，在食疗中还需要配合输液，补充电解质。②各类果汁饮用宜适度

续表

序号	名称	药膳	调护
5	温里类	常用的有大蒜、辣椒、红糖、酒、生姜、胡椒、小茴香、八角、桂皮等。①胡椒生姜汤:生姜30g,胡椒1g,研末,加水煎汤服,用于胃寒呕吐。②生姜红糖汤:生姜250g,绞汁,加红糖150g,小火同煎至糖完全溶化,每次半汤匙,温开水送服。用于肺寒咳嗽,胃寒呕逆	①服药期间防止风寒,注意保暖。②进温热饮食以加强药效,忌生冷寒凉之品。③温里类药膳多辛温香燥,易伤津液,阴虚津亏者慎用
6	补益类	分温补、清补、平补。温补用牛、羊、鸡等家禽及乌鱼、黄鱼、大豆、洋葱等,方法多用煎、烧、炒、蒸、煮;清补用净瘦猪肉、海参、鸭、甲鱼、萝卜、菠菜、冬瓜、藕、百合等,方法用蒸、煮,凉拌;平补如猪肉、鹅肉、鸡蛋、花生、土豆、莲子等。①蜂蜜蒸百合:百合120g,蜂蜜30g,拌匀,蒸至熟软,时时含服。用于肺阴不足,燥热干咳、咽喉干痛。②人参粥:人参3g,粳米100g,冰糖适量。加水煮至粥熟,加冰糖即可食用。适用于脾肺气虚所致的短气懒言,神疲乏力或津伤口渴。③莲肉糕:莲子肉、糯米各200g,炒香,茯苓100g,共研为细末,白糖适量,加水调和蒸熟压平,冷后切块即可。用于脾胃虚弱,饮食不化、大便稀溏等	①宜饭前或空腹食用以利于吸收。②脾胃虚弱消化不良者慎用或同用消导药。③外感期间勿用。④鼓励患者长期服用。忌油腻、辛辣、生冷及高纤维食物
7	安神类	常用的有黄花菜、百合、小麦、莲子、龙眼肉、大枣、猪心、牡蛎肉等。①百合粥:百合30g,糯米50g,冰糖适量。将百合糯米加水共煎,煮至粥熟,将冰糖加入,即可食用。用于精神恍惚,虚烦失眠。②甘麦大枣汤:大枣50g,小麦10g,甘草10g,加水煎汤服。用于妇女脏躁,悲伤欲哭,喜怒无常,心烦不安等	①宜睡前半小时服用,保持室内安静。②做好心理调护,避免睡前兴奋。③饮食宜清淡平和,忌辛辣、肥甘、酒、烟、茶、咖啡,晚饭不宜过饱
8	理气类	常用的有洋葱、薤白、萝卜、大头菜、刀豆、小茴香、八角、玫瑰花、杨梅、橙子、柚子等。①鲜韭汁:韭菜500g,绞汁,每次50ml,每日3次,可用红糖调味。用于胸痹,亦可用于噎膈、胃痛。②玫瑰花茶:玫瑰花6g,佛手10g,沸水浸泡当茶饮。用于肝胃不和,胁肋胀痛,胃脘胀痛,嗳气少食	①忌生冷寒凉,脾胃虚弱者应辅以饮食调护。②小茴香有回乳的作用,哺乳期慎用或禁用
9	消导类	常用的有韭菜、洋葱、大蒜、萝卜、麦芽、苹果、山楂、刺梨、生姜、醋、酱油等。①山楂麦芽茶:山楂10g,生麦芽10g,山楂与麦芽同置杯中,倒入开水,加盖泡30分钟,代茶饮用。用于伤食、食积证。②将1个晾干的鸡内金烤脆研末,每次1个,温开水吞服。用于肾结石,过食后消化不良	①宜饭后1~2小时服用。②饮食宜清淡、易消化、富含营养为宜,忌油煎、厚味、辛辣刺激的食品。③饭后适度运动,养成定时排便的习惯
10	化痰止咳平喘类	常用的有萝卜、生姜、竹笋、白果、百合、甜杏仁、梨子、枇杷、猪肺、蛤蚧、饴糖等。①艾煨白果:白果10g,煨熟去壳取仁,陈艾5g,捣绒,同适量米饭混合成团,将白果包于中央,外用菜叶包裹,放入火灰中煨香,取白果食之,每日2次,用于慢性支气管炎,哮喘属虚者。②百合炖肉:将百合洗净加入炖熟肉中,炖至百合软烂即可,食肉喝汤。用于肺燥咳嗽	①宜空腹食用。②饮食宜清淡、易消化,多饮水。③环境温湿度适宜,空气新鲜,忌烟酒。④鼓励并指导患者咳嗽排痰,适度的户外活动

续表

序号	名称	药膳	调护
11	固涩类	常用的有燕麦、五味子、山茱萸、杨梅、芡实、莲子、白果、樱桃、石榴、羊肉等。石榴汁：鲜(酸)石榴 1 个绞汁，1 次服用。用于痢疾、腹泻无湿热者	①饮食以富含营养、易消化为宜，忌生冷及刺激性食物。②观食疗效果如大便次数、量、色、质等。③饮食有节，不宜过饥过饱。④虚寒证者注意保暖

附　临床常见病证的辨证护理(表 9-2)

表 9-2　临床常见病证的辨证护理

病名	一般护理	辨证施护
感冒	观察体温变化、汗出情况及可能发生的心、肺、肾等并发症。病室安静通风，做好空气消毒；多饮水及新鲜水果、蔬菜。药物宜轻煎热服，药后加衣被以发汗	(1) 风寒证：病室温度宜偏暖；饮食可用姜葱等辛味发散的调味品 (2) 风热证：室温宜凉爽但避免直接吹风；饮食可选黄瓜、绿豆等清凉之品，多补充津液
哮喘	观察呼吸状况(包括呼吸的频率、节律、深浅，呼气与吸气的时间比例，喘息发作的时间)，哮喘发作有无诱因并设法消除诱发因素。病室要空气清新，室内禁止吸烟，居室周围应避免种植可能诱发哮喘发作的花草树木。起居有节防寒保暖。发作较甚时卧床休息。哮喘突然发作患者易感恐惧，反复不愈，又常悲观厌世，故要及时安慰，增强其信心。饮食以清淡少盐，营养丰富易消化，忌辛辣刺激、生冷、油腻为原则，禁食易诱发哮喘的食物。痰多且咯痰困难者要经常翻身拍背帮助排痰，必要时吸痰。可用针灸疗法平喘	(1) 风寒束肺证：居室宜向阳、温暖。饮食可予葱、姜等调味品 (2) 风热袭肺证：居室宜偏凉。可食丝瓜、冬瓜、萝卜等清凉之品。发热伴表证者不宜用物理降温 (3) 痰浊阻肺证：居室宜温暖，常食山药、柑橘、薏米等利湿化痰之品 (4) 肺虚证：居室宜温暖。可食百合、白果等 (5) 肾虚证：居室宜温暖。可常食核桃、木耳、黑芝麻食品
心悸	观察心悸发作的时间和持续时间，每日监测并记录脉象 2~4 次，注意心悸的诱发因素及面色、舌象的变化。病室安静，空气新鲜，注意休息，必要时卧床休息。及时进行心理疏导，解除顾虑。饮食有节，清淡易消化，少食多餐，不宜过饥过饱。汤药宜浓煎少量多次分服，使用中成药或西药应严格按时间、剂量给药，并观察药后反应。教会患者发作时的控制方法，如憋气法、引吐法、压迫眼球法等	(1) 心虚胆怯证：加强情志护理，避免精神刺激。生活环境宜安静，适当锻炼。多食高钾食物，如香蕉、油菜等 (2) 心血不足证：劳逸结合。避免思虑劳倦过度。饮食予营养丰富、补益心脾之品，如红枣、山药、蛋、鱼等 (3) 水气凌心证：饮食以少食多餐、化气行水为原则，无盐或低盐饮食，限制饮水量，记录出入量。长期卧床者做好皮肤护理，防止压疮的发生 (4) 心血瘀阻证：此型常伴心痛，宜卧床休息并密切观察病情，一旦发现心痛剧烈或面白、唇紫、汗出、肢冷，立即报告医生紧急抢救
胸痹	观察疼痛发生的部位、性质、发作情况，发现诱发因素并设法排除。病室应向阳，空气新鲜，室温可略高，注意保暖，预防感冒。轻者可适当活动，重者应卧床休息。及时消除紧张和悲观情绪。饮食宜清淡，以素食为主，不可过咸；忌烟酒；饮食有规律、定时定量、少食多餐，不宜过饱。保持大便通畅。胸痛发作时可给硝酸甘油舌下含服并注意观察药后反应	(1) 阴寒证：中药及饮食都应热服，忌生冷寒凉之品 (2) 痰浊证：不宜多进甜食，忌油腻 (3) 血瘀证：发作不重时可适当活动。汤剂宜温热服 (4) 气阴两虚证：以休息为主，饮食以补益之品，如红枣、莲子、黄芪等

续表

病名	一般护理	辨证施护
失眠	观察伴发症状,注意发现并设法消除诱因。创造安静、舒适、良好的环境以助睡眠。帮助患者养成良好的有规律的生活习惯。一般应鼓励患者多参加活动。发动患者家属及亲友做思想工作,及时排解患者的思想顾虑,保持心情舒畅。睡前用热水泡脚有助于睡眠。或采用气功、针灸、按摩等方法帮助入眠	(1) 肝郁化火证:居室宜偏凉。饮食宜清淡疏利,可食柑橘、萝卜等 (2) 阴虚火旺证:居室宜偏凉。饮食宜清淡凉润,如百合、银耳等 (3) 心胆气虚证:居室宜安静。可食茯苓、大枣、柏子仁粥
呕吐	观察呕吐物的性质、颜色、数量、气味及呕吐的频率;注意二便是否通畅和呕吐时的伴发症,留取呕吐物作检查。保持病室清洁,及时清理呕吐物及被污染的被服。卧床休息,尽量少搬动或打扰患者。消除紧张心理。饮食宜细软清淡,以半流食为好,严重者暂禁食;忌辛辣腥味食品。中药宜少量频服。呕吐量多时多饮水以防液亏	(1) 饮食停滞证:病室要通风,控制饮食,呕吐时不宜止吐,吐后不宜立即进食,可予山楂等消食化滞之品 (2) 痰饮内阻证:室温宜偏热。安静休息。饮食宜细软温热,以素食为主,不宜多饮水。可含生姜片或煎生姜汤服。汤药宜热服 (3) 肝气犯胃证:居室宜偏凉。患者多急躁,应及时疏导。饮食宜清淡疏利,可食柑橘、萝卜等 (4) 脾胃虚寒证:室温宜偏高。宜多休息。饮食宜细软,少食多餐,给半流质饮食或软饭,可多食山药、莲子等 (5) 胃阴不足证:居室宜凉爽。宜多休息。饮食宜细软多汁,少食多餐,可多进牛奶、豆浆等滋养胃阴之品
臌胀	观察患者腹部情况(包括腹大程度、腹壁皮肤的色泽、脉络显露情况、腹部软硬、有无压痛),出血倾向,精神状态,二便情况。每日记录出入量,隔日测腹围,每周测体重。注意休息,长期卧床者定期变换体位,加强皮肤护理,以防褥疮。安慰劝导患者,增强信心。饮食宜细软,营养丰富,少食多餐,限制饮水量,少盐或无盐饮食,忌粗糙食物,禁烟酒。注意利尿剂药后观察,及时补钾	(1) 湿热证:病室干燥凉爽。避免过劳。饮食宜偏凉滑利渗湿,如黄花菜、冬瓜、菠菜等 (2) 寒湿证:病室宜温暖干燥。无禁忌者,一般鼓励患者多活动。饮食宜温热忌生冷。中药温热服 (3) 血瘀证:室温宜偏高。适当活动。饮食可予行气活血之品,如萝卜、柑橘等 (4) 阳虚证:室温宜偏高,注意保暖,温热饮食,多食羊肉、山药、鸡蛋等补益之品 (5) 阴虚证:居室偏凉爽湿润。饮食宜偏凉,忌辛辣。多食润燥生津之品,如梨、藕等
头痛	外感头痛:观察体温与头痛的关系,注意有无喷射样呕吐。病室宜空气清新,适当活动,重者宜卧床休息。及时劝慰,消除急躁情绪。饮食以清淡、疏散为宜,禁食酸性食品。中药宜热服以助发汗 内伤头痛:观察头痛的性质,头痛的时间及全身表现;观察头痛进退与休息、情绪、饮食的关系。病室宜空气清新,重者宜卧床休息。避免精神刺激,耐心开导患者。饮食宜清淡、易消化、营养丰富。中药宜温服,服后休息1小时	1. 外感头痛 (1) 风寒证:居室宜温暖。可选辛味食品 (2) 风热证:居室宜凉爽,可选清凉食品 (3) 风湿证:居室宜温暖干燥,可选化湿食品 2. 内伤头痛 (1) 肝阳上亢证:居室宜凉爽通风。饮食宜凉润忌烟酒辛辣 (2) 痰浊证:居室宜干燥。多食健脾之品 (3) 血瘀证:可食行气活血之品,如萝卜、柑橘 (4) 血虚证:居室宜温暖。多食补益之品
腰痛	观察疼痛的程度、时间及有无规律;察伴发症状及其变化;注意影响腰痛的因素。病室整洁干燥,不宜卧软床;急性期不宜做伸腰、持重物等动作;慢性期可适当做腰部活动。及时稳定患者的焦躁情绪。饮食可随患者喜好配膳。除内服中药治疗外可配合针灸、按摩、理疗等疗法	(1) 寒湿证:居室宜温暖干燥;注意保暖。饮食宜温性食物,忌生冷。可酌量服用酒类以通络。中药宜温热服 (2) 湿热证:居室宜凉爽但避免直接吹风。饮食以清热疏利为主,忌生冷。中药宜温服或凉服 (3) 瘀血证:痛剧时休息,缓解后宜进行腰部活动。可予红花酒局部涂搽 (4) 肾虚证:居室宜温暖。适当锻炼增强体质。多食补肾活血食品,如猪肾、芝麻、黑豆等

续表

病名	一般护理	辨证施护
水肿	观察水肿的肿胀先后次序，水肿轻重。记录出入量，定时测记体重。病室宜温暖，空气清新；注意休息。加强病室消毒，加强皮肤、口腔护理，避免感染。消除忧虑悲观情绪。饮食以营养丰富、易消化为主，控制盐的摄入，严重者无盐饮食。根据每日排出尿量决定每日进水量；肾功能减退者少用高蛋白食品。中药宜少量多次温服。下肢水肿甚者可抬高下肢	(1) 阳水：病室宜干燥整洁。宜给滑利渗湿的食品。避免过劳及外感。表证未除时，不宜攻下。便秘者可食含粗纤维的食品 (2) 阴水：居室宜暖，注意保暖。饮食宜温热，忌生冷，可多食补中益气温阳之品。宜灸不宜针
痹证	注意观察疼痛的部位、性质和伴随症状。居室干燥。选择舒适的体位，疼痛剧烈应卧床休息，长期卧床者应注意更换卧位，将患肢保持在功能位。注意气候变化对病情的影响，及时加减衣被。加强情志护理，增强信心。饮食宜清淡有营养。疼痛缓解后及时进行功能锻炼	(1) 行痹：居室应温暖避风，注意保暖；寒冷及阴雨潮湿季节不宜进行室外活动。饮食宜温热，忌生冷。中药热服或温服 (2) 痛痹：居室宜温暖注意局部保暖。饮食宜温热。中药宜热服。可采用局部温热疗法 (3) 着痹：此型以湿邪为主。居室宜温暖干燥。鼓励患者多活动。食物及中药均应温热，并配燥湿之品 (4) 热痹：注意观察有无发热。居室宜凉爽，局部红肿热痛较甚时应休息。饮食宜清热疏利。中药宜温服或凉服。局部忌用温热疗法
血证	注意观察出血部位、出血量、血色、出血过程、出血先兆，出血后要注意观察是否继续或再次出血，血止后血虚的程度及引起出血的原发病的病情。病室宜安静，患者应严格控制会客，卧床休息，一般取平卧或去枕平卧位，咳血、吐血者将头偏向一侧以防窒息或吸入性肺炎。定时测量四大生命体征，观察舌象、脉象，尤其急性大出血患者在最初的 36 小时更应加强监测，每 15～30 分钟测量一次。及时解除患者因出血而产生的恐惧、紧张、忧虑、急躁等不良情绪	(1) 实热证：病室温度可稍低。饮食宜偏凉服；给予黄花菜、菠菜、冬瓜、雪梨、柑橘等清热凉血止血的蔬菜水果；给清热凉血止血的中草药煎水代茶饮。局部可行冷敷法以助止血 (2) 虚热证：饮食上需加强补益，特别是在血止后，要多给养阴生津、清热润燥的食品 (3) 气虚证：宜卧床休息。出血期间以平性食物为好，血止后着重补益，可给花生、大枣、山药、鸡蛋等

小结

本章重点介绍了中医护理的基本概念和生活起居护理、情志护理、饮食调护等内容。中医护理以中医基础理论为指导思想，在实际工作中，护理措施是工作重点，中医辨证护理的思想应融入生活起居护理、情志护理、饮食调护等护理措施中去实现，这就要求我们熟练掌握、灵活运用相关知识。

自 测 题

一、选择题

A_1 型题

1. 秋季起居方面应遵循
   A. 早睡晚起　B. 早睡早起
   C. 晚睡晚起　D. 晚睡早起
   E. 以上均不是
2. 春季养生应重在
   A. 养阳　B. 养血
   C. 养气　D. 养阴
   E. 阴阳并养
3. 根据患者的兴趣爱好，指导患者种花垂钓、琴棋书画，是应用了哪种情志护理方法
   A. 说理开导法　B. 宣泄解郁法
   C. 暗示疗法　D. 移情易性法
   E. 情志相胜法
4. 下列哪项属于饮食护理的原则
   A. “三因”制宜，灵活选食
   B. 说理开导
   C. 耐心细致
   D. 扶正祛邪

E. 预防为主

5. 下列哪项属于常用的润下类药膳

A. 香蕉粥　　B. 葱白粥

C. 西瓜汁　　D. 绿豆汤

E. 当归羊肉汤

6. 下列哪项不属于温性食物的主要功效

A. 清热解毒　　B. 补肾填精

C. 补中益气　　D. 健脾养胃

E. 养心安神

7. 体质肥胖的人多痰湿，饮食宜清淡，在日常饮食方面应该少食下列哪类食物

A. 蔬菜　　B. 火锅

C. 肉类　　D. 水果

E. 坚果

A_2 型题

8. 患者，男，18岁。高考结束后多次与同学聚餐，近日，脸上生出多个“小痘痘”，建议此患者应多食用下列哪些食物

A. 海带、萝卜、葫芦、柿子

B. 小米、薏米、绿豆、梨

C. 鲤鱼、鲫鱼、糯米、桂圆肉

D. 生姜、大蒜、葱、花椒

E. 猪肉、牛奶、鸡蛋、黑鱼

9. 患者，女，68岁。半个月前感冒，由于用药不及时，至今仍然咳嗽，建议此患者应多食用下列哪种药膳

A. 冰糖雪梨饮

B. 生姜粥

C. 马齿苋绿豆粥

D. 苦瓜散

E. 桑菊薄荷茶

A_3 型题

（10、11题共用题干）

患者，女，36岁。咳嗽10余年。咳痰黏稠，时见痰中带血丝，口干咽燥，午后潮热，形体消瘦，皮肤干燥，舌红而干，脉虚数。

10. 根据顺应四时调阴阳的原则，指导该患者应在何季节调理机体，有利于内外环境协调，疾病康复

A. 春季　　B. 秋冬

C. 长夏　　D. 四季

E. 夏季

11. 该患者病房安排最佳是

A. 病室凉爽舒适

B. 病室温度偏高

C. 病室光线强，密闭空间

D. 病室吵闹

E. 病室潮湿阴冷

二、临床情境化任务

《续名医类案》：一女思亡母过度，诸病缠身，百药不治，名医韩世良借此女平时信巫，便假托母亲因女儿之命相克而死，其母在阴间要报克命之仇。此女大怒：“我因母病，母反害我，我何思之！”遂不思，病果愈。

1. 想一想：什么原因导致女子患病？病在何脏？名医用何种情志护理方法将其治愈？

2. 谈一谈：情志护理对患者有何重要作用？尝试制订一份情志辨证护理方案。

（赵曲溪　杜艳丽）

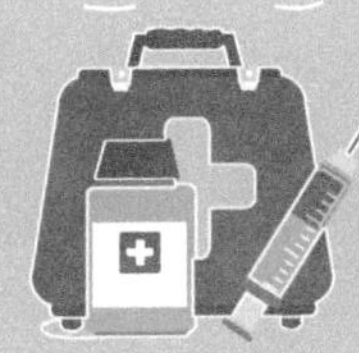

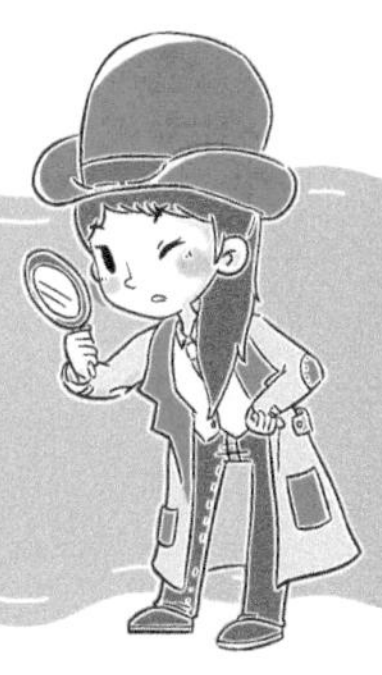

第 10 章 中医护理技术(针灸与推拿)

引言:现代医学之父希波克拉底说:用药无法治愈的用铁来治,用铁无法治愈的用火来治。铁是什么?火是什么?中医认为就是针和灸!针灸的神奇之处是只在经络腧穴上扎根针或用艾灸一下,不用服药就能治病,且适应证广、疗效明显、操作简便、副作用少。推拿更简便,只用一双手就可以治病。这两种非药物疗法,在崇尚自然疗法的今天,正越来越受到我国及世界各国人们的重视。你想探究神奇的针灸和推拿护理技术吗?

第 1 节 针灸护理技术

情境案例 10-1

患者,男,53 岁。右侧肩部疼痛活动受限 2 个月。近周来疼痛加重,穿衣不便。查局部无明显肿胀及肌肉萎缩,按之有僵硬感,手外展不能平肩,后伸尤感疼痛,有重坠感。

针灸护理技术是中国劳动人民和医药学家在长期与疾病的斗争中产生的系统理论和方法,是中医学的一个重要组成部分。千百年来备受广大劳动人民的欢迎,在我国的医疗、护理和康复保健事业中发挥了巨大的作用。

一、针刺护理技术(毫针)

毫针是针刺护理技术中最常用的一种针具,是针灸护理技术中最基本的操作技能,包括进针法、针刺角度与深度、行针法与得气、补泻法、留针与出针法等。

(一) 针具

毫针是临床治疗、护理应用最广泛的一种针具。目前普遍使用的是不锈钢针,因其具有较高的弹性和韧性,能耐热和防锈。其结构分为针尖、针身、针根、针柄和针尾五部分(图 10-1)。其规格有粗细、长短的不同,一般以长度为 25~75mm(1~3 寸)、直径为 0.24~0.38mm(34~28 号)者最为常用。

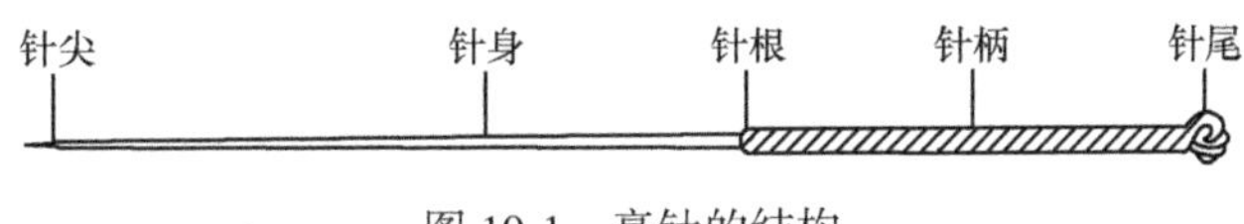

图 10-1 毫针的结构

(二) 针刺前的准备

1. 选择针具 根据针刺腧穴和患者体形等的不同,选择长短和粗细适宜的针具。

2. 选择体位 以患者舒适而能持久留针,医护人员便于准确取穴、方便施术为原则。常用仰卧位、俯卧位、侧卧位、仰靠坐位、俯伏坐位等,不可取站位,特别是对初次针刺、体质虚弱、精神紧张者更要注意,尽可能采取卧位,以避免发生晕针等异常情况。

3. 消毒 针刺前应进行严格的消毒,包括针具、施术者的手指和患者针刺腧穴处的皮肤。针具最好用高压蒸气消毒,现多采用一次性毫针;施术者的手指先清洗干净,再用 75% 的酒精棉球涂擦;针刺腧穴处的皮肤用聚维酮碘(碘伏)或 75% 的酒精棉球消毒,从中心向外绕圈擦拭两遍。消毒后,必须保持洁净,防止再污染。

考点:针刺前的准备。

(三) 进针法

进针时,一般用右手持针操作,称"刺手",用左手指端按压所刺部位或辅助针身,称"押手"。常用的进针方法有指切进针法、夹持进针法、提捏进针法、舒张进针法(表 10-1、图 10-2、图 10-3)。

表 10-1 常用的进针法

名称	操作方法	适应范围
指切进针法	左手食指切按在腧穴旁,右手持针紧靠指甲面刺入	短针
夹持进针法	左手拇、食指夹捏棉球,裹住针身,右手捻压针柄,将针刺入	长针
提捏进针法	左手拇、食指将针刺部位的皮肤捏起,右手持针从捏起部位的上端刺入	皮肉浅薄处
舒张进针法	左手拇、食指将针刺部位的皮肤向两侧撑开,使之绷紧,右手将针刺入	皮肤松弛或有皱纹处

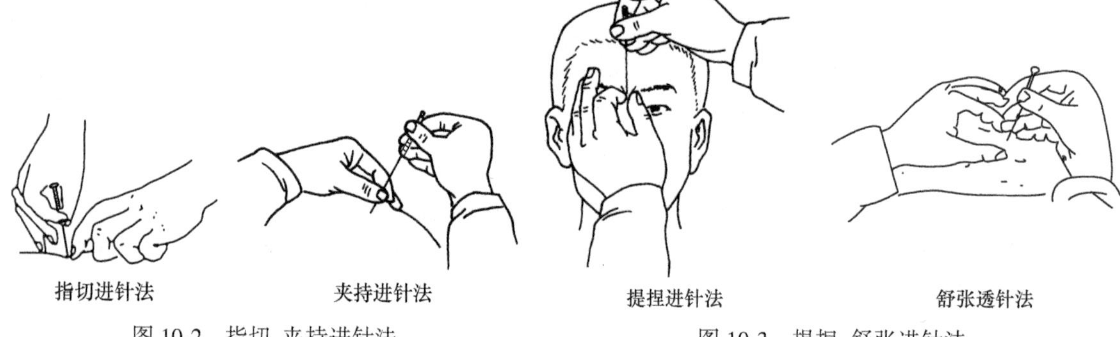

图 10-2 指切、夹持进针法　　图 10-3 提捏、舒张进针法

考点:常用的进针法。

(四) 针刺的角度和深度

1. 针刺的角度　针刺的角度指进针时针身与皮肤表面所形成的夹角,需根据腧穴所在部位的解剖特点和治疗、护理要求确定,分为直刺、斜刺和平刺三种(表 10-2、图 10-4)。

表 10-2 针刺的角度

角度	适应范围
直刺(90°)	大多数腧穴,尤其是肌肉丰厚的部位
斜刺(45°)	皮肉浅薄处或内有重要脏器的部位
平刺(15°)	皮肉特别浅薄的部位

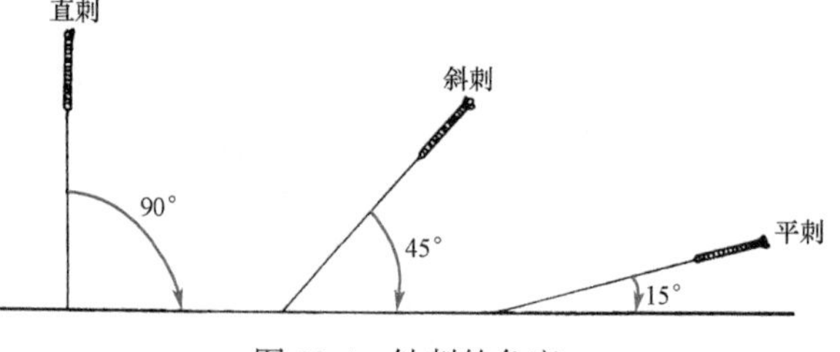

图 10-4 针刺的角度

2. 针刺的深度　针刺的深度指针身刺入腧穴内的长度。一般以既有针感而又不损伤内脏及重要组织为宜。具体深度应根据患者的年龄、体形、病情和腧穴的部位等来灵活确定。

考点:针刺的角度与深度。

(五) 行针与得气

1. 行针　行针是指进针后,为了使患者产生针感并发挥疗效而施行一定的手法。

行针手法有基本手法和辅助手法,行针的基本手法是提插法和捻转法,辅助手法有刮柄法、弹针法和震颤法等(表 10-3、图 10-5、图 10-6)。

表 10-3　行针手法

	名称	操作方法
基本手法	提插法	将针从浅层插入深层,再由深层退到浅层,如此反复上提下插
	捻转法	将针顺逆时针来回旋转捻动,反复多次
辅助手法	刮柄法	用拇指指腹抵住针尾,以食指或中指指甲由下而上轻轻刮动针柄
	弹针法	用手指轻弹针尾,使针身微微振动
	震颤法	以拇食中三指夹持针柄,小幅度、快频率地提插捻转,使针身发生轻微震颤

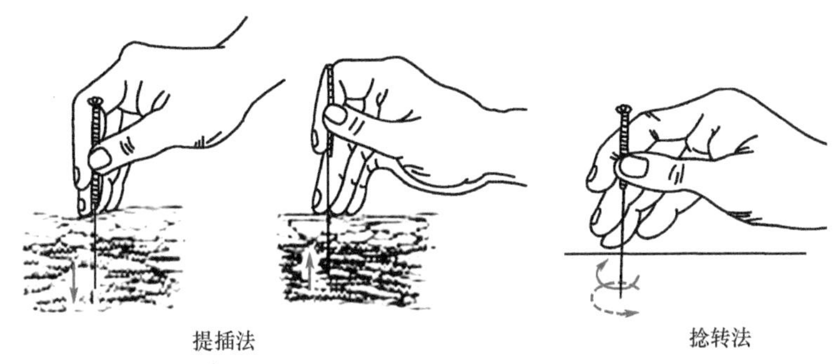

图 10-5　行针的基本手法

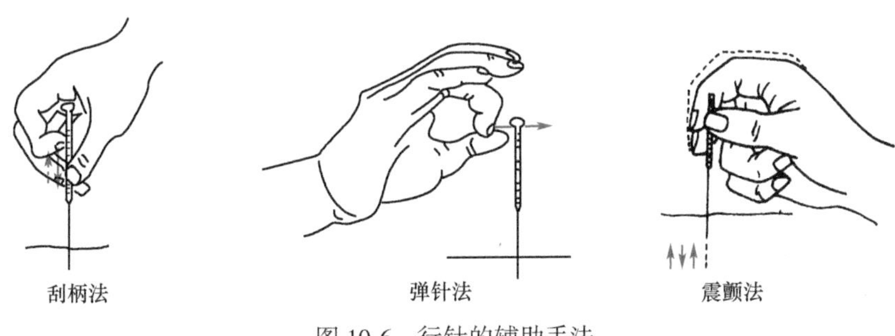

图 10-6　行针的辅助手法

2. 得气　得气是指针刺时患者产生酸、麻、胀、重等感应或这种感应的传导,施术者感觉针下沉紧。一般而言,得气迅速,疗效好,得气缓慢,疗效差。

考点:①行针与得气的概念;②行针的基本手法。

(六) 刺激强度与针刺补泻

针刺的刺激强度分强、中、弱三种。一般来说,强刺激有泻的作用,弱刺激有补的作用,中刺激相当于平补平泻。补泻效果的产生,主要取决于机体的功能状态、腧穴特性和针刺手法三个方面。如胃肠痉挛时,针刺可以解痉止痛;当胃肠弛缓时,针刺又可增强蠕动。又如针刺足三里、关元可以补虚,而针刺十宣、少商则为泻实。

常用的针刺补泻手法如下(表 10-4)。

表 10-4　常用的针刺补泻手法

名称	补法	泻法
捻转补泻	捻转幅度小，用力轻，频率慢，时间短	捻转幅度大，用力重，频率快，时间长
提插补泻	先浅后深，重插轻提，幅度小，频率慢	先深后浅，轻插重提，幅度大，频率快
疾徐补泻	进针慢，少捻转，出针快	进针快，多捻转，出针慢
开阖补泻	出针后按闭针孔	出针时不按闭针孔，或摇大针孔
呼吸补泻	呼气时进针，吸气时出针	呼气时出针，吸气时进针
平补平泻	进针后均匀地提插、捻转，得气后出针	

知识拓展

针刺补泻的反应研究

据研究，补法以升温反应为主，升温多在针刺局部及较近部位，泻法则以降温为主，降温涉及面较大，而在针刺局部反而略见升温现象。另从指甲微循环的变化来看，补法主要是促进微循环血流速度加快；泻法主要是促进肢端毛细血管收缩。

（七）留针与出针

留针，是指针刺后将毫针留置在腧穴上，并间歇行针等，以增强得气。留针与否和时间长短，应依据病情而定。一般病证只要针下得气，补泻操作完毕即可出针，或留针 15～30 分钟，对一些慢性、顽固性、疼痛性、痉挛性病证，可适当增加留针时间，以增强疗效。

不留针或留针时间到，即可出针。出针时，一般以左手拇食两指持消毒干棉球轻轻按住针孔周围，右手持针做轻微的小幅度捻转并慢慢提至皮下，然后拔出，可用消毒干棉球按压针孔，防止出血，并检查针数，以防漏拔。出针后可让患者休息片刻再离开，以防晕针等。

（八）异常情况的护理与预防

1. 晕针

（1）现象：患者出现表情淡漠，头晕目眩，面色苍白，恶心，多汗，心慌，四肢发冷，甚至神志昏迷，唇甲青紫，脉微欲绝。

（2）护理：立即停止进针，将毫针全部取出；平卧，头稍低，保暖；给服热开水或糖水，静卧片刻即可恢复。昏迷者，针刺或掐人中、中冲；灸关元、气海、百会等，仍不苏醒，应采用其他急救措施。

（3）预防：对精神紧张的患者应做好解释工作；体弱者慎针；过饥、过饱、大汗、大泻、大失血者不针；患者体位要舒适耐久，施术者手法不宜过重；针刺过程中注意与患者沟通，随时观察其神色变化和询问其感觉。

2. 滞针

（1）现象：针身在腧穴内，提插、捻转及出针均感困难，患者感觉局部疼痛。

（2）护理：若患者精神紧张，局部肌肉过度收缩，可延长留针时间，或于滞针腧穴附近进行循按或加刺一针，以缓解肌肉紧张；若行针不当或单向捻转所致者，可向相反方向将针捻回，小幅度捻转，慢慢退出。

（3）预防：对精神紧张者要做好解释工作，消除畏针心理；捻转时角度不宜过大，更不能单向捻转。

3. 弯针

（1）现象：针身弯曲，针柄改变了进针时的角度和方向，提插、捻转、出针均困难且患者感到疼痛。

（2）护理：出现弯针后，不得再行提插、捻转等手法。应根据针身弯曲的方向，顺着弯曲的方向将针缓缓退出；若因体位改变，则应先让患者恢复原来的体位，再行退针，切忌强行拔针。

(3) 预防:施术者手法要熟练,指力要轻巧;患者体位要舒适,勿随意移动,并防止外物碰撞。

4. 断针

(1) 现象:行针或出针后,发现针身折断,残端留在患者体内。

(2) 护理:嘱患者切勿改变原有体位,以防断端向肌肉深层陷入。若断端外露,可用手指或镊子取出;若断端与皮肤相平,可挤压针孔两旁使断端外露,再取出;若断针完全陷入皮下或肌肉深层,则应在 X 线下定位,手术取出。

(3) 预防:选择质量好的针具;不要将针身全部刺入;行针勿过猛;妥善处理弯针与滞针。

5. 血肿

(1) 现象:出针后,局部肿胀疼痛。

(2) 护理:轻微的皮下出血或局部小块青紫,一般不必处理。若出血量较多,局部肿胀疼痛较剧,青紫面积较大或出血在重要肝器的深部者,宜先冷敷或加压止血,1 日后再热敷并轻轻揉按局部,以消散瘀血。

(3) 预防:要熟悉解剖位置,避开血管,出针后按压针孔。

考点:异常情况的护理与预防。

附 1　三棱针护理技术

三棱针多用不锈钢制成,针柄呈圆柱状,针身至针尖呈三角锥形。用三棱针刺破腧穴皮肤或脉络,使其出血,有疏经通络、活血化瘀、开窍醒神、清热泻火、消肿止痛等功效,主要适用于各种实证、热证和痛证等。

1. 操作方法

三棱针的操作方法有点刺法、散刺法和挑刺法三种。

(1) 点刺法:用针迅速刺入,随即退出的方法。多用于指、趾末端腧穴。针刺前,先将三棱针和针刺部位严格消毒,并在针刺部位上下推按,使局部充血。然后右手持针,拇食二指挟持针,对准所刺部位迅速刺入 1~2 分深,立即出针,令其自然出血,或轻轻挤压针孔周围以助出血,最后用消毒棉球擦净血迹。多用于高热、惊厥、昏迷、中暑、喉蛾、急性腰扭伤等。

(2) 散刺法:即在病灶周围进行多点点刺的方法。根据病变部位的大小,可刺 10~20 下,由病变部位的外缘环形向中心点刺。多用于丹毒、痈疮、外伤性瘀血疼痛等。

(3) 挑刺法:用三棱针刺入治疗、护理部位皮肤,再将其筋膜纤维挑断的方法。针挑前先用左手按压施术部位的两侧,将其皮肤固定,右手持针,将腧穴或反应点的表皮挑破,深入皮下,将针身倾斜并轻轻地挑起,挑断部分纤维组织,然后消毒局部,覆盖敷料。常用于目赤肿痛、丹毒、痔疮等。

2. 护理与注意事项

(1) 局部皮肤和针具要严格消毒,以免感染。

(2) 下肢静脉曲张者,应选取边缘较小的静脉,注意控制出血;切勿刺伤深部大动脉。

(3) 施术中要密切观察患者的反应,及时处理。

(4) 虚证、产后及有自发出血倾向或损伤后出血不止者,不宜使用。

附 2　耳针护理技术

耳针护理技术是用针刺或灸等方法刺激耳郭上的腧穴,以治疗、护理全身疾病的一种方法。

1. 操作方法

(1) 根据病情,在耳壳相应部位用探测仪或压棍测定反应点(一般局部可见变色、凹陷、小丘疹或压痛明显者),并做标记。

(2) 用棉签蘸 75% 的乙醇消毒内壳针刺部位皮肤。

(3) 以无菌镊子夹取揿针的针圈,将针尖对准腧穴或反应点垂直揿入,用小块胶布固定针圈。若用王不留行药籽,可将药籽放入小块胶布中间,以镊子夹取胶布,将药籽对准腧穴,压紧即可。

(4) 固定后以手指压迫腧穴处,以疼痛明显为宜,留针期每日按压 3~4 次。

2. 适应证　耳针的适应证很广,凡针灸适应的病证均可酌情应用。常用于各种痛证、消化系统病证、高血压、神经衰弱、落枕、扭伤、痛经、产后宫缩痛、鼻炎、睑腺炎、急性结膜炎、荨麻疹、输液或输血反应、带状疱疹、晕车、晕船、减肥、戒烟等。

3. 护理与注意事项

(1) 耳壳结构菲薄,末梢血管不丰富,感染后较难愈合,故应注意无菌操作。

(2) 留针期间,避免洗涤针处,若留针处出现剧痛或发热不适时,应及时取出并局部予以消炎处理。

(3) 留针时间一般 3~7 日,夏季出汗较多,可减少留针时间,以免感染。

(4) 外耳患有溃疡、湿疹、冻疮破溃诸症时,暂不宜针刺。

(5) 有习惯性流产的孕妇禁用耳针。孕妇孕 40 日至 3 个月内不宜针刺。5 个月后需治疗者,可轻刺激,但不宜用子宫、卵巢、内分泌等穴。

(6) 严重心脏病、严重贫血、年老体弱、过度疲劳等患者,慎用或不用,并要防止晕针。

二、灸法护理技术

灸法护理技术是借艾火的热力给腧穴以温热刺激,以达到治病、护理和保健的一种方法。主要以艾绒作为灸料,具有温经通络、行气活血、祛湿逐寒、消肿散结、回阳固脱及强壮保健等作用。

考点:灸法护理技术的概念。

知识拓展

神奇的艾草

艾草因其气味芳香,性温易燃,火力缓和,穿透力强,又能温经通络,因而成为灸法的最好材料。施灸用的艾,首先要求采用嫩的艾叶,以春季采集为佳,放置的时间要久,即陈艾为佳。药王孙思邈认为"凡用艾叶,须用陈久者,治令细软,谓之熟艾。若生艾,灸火则易伤人肌肤"。

(一) 种类与操作方法

1. 艾炷灸

(1) 直接灸:将大小适宜的艾炷直接放在腧穴上,点燃施灸(图 10-7)。直接灸又分为瘢痕灸(化脓灸)和无瘢痕灸(非化脓灸)。点燃灸炷后,当燃烧剩下 2/5 左右,患者微感灼痛时,即换艾炷再灸,一般灸 3~5 壮,以局部皮肤充血起红晕为度,灸后不会化脓,也不留瘢痕,称无瘢痕灸;施灸时,每壮灸炷必须燃尽,然后除去灰烬,换艾炷再灸,一般灸 7~9 壮,灸后局部会化脓,愈后留有瘢痕,称瘢痕灸。

(2) 间接灸:艾炷和皮肤之间放上生姜、蒜片、食盐或附子饼等进行施灸,称间接灸(图 10-8)。分隔姜灸、隔蒜灸、隔盐灸和隔附子饼灸等。

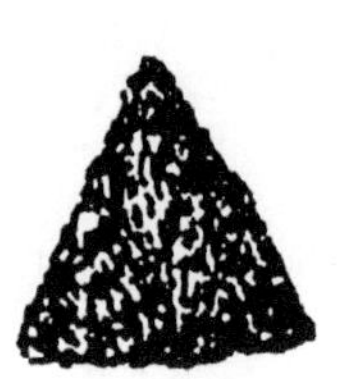
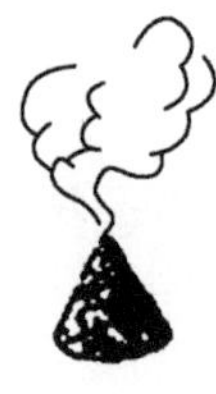
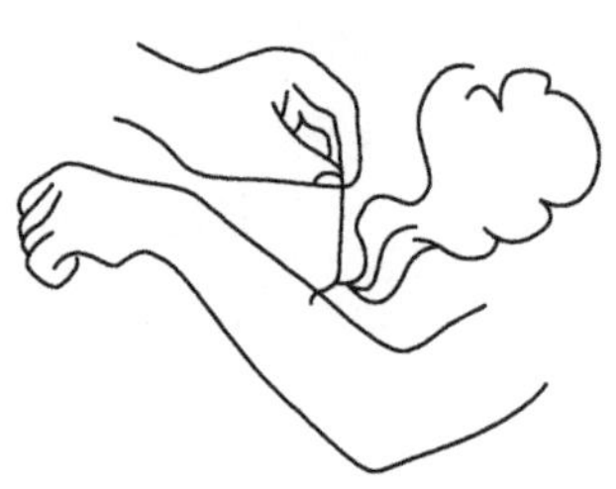

图 10-7　直接灸

2. 艾条灸　将艾条一端点燃,在距腧穴 2~3cm 处进行熏灸,每穴灸 3~5 分钟,灸至皮肤起红晕为度(图 10-9)。分温和灸、回旋灸和雀啄灸等。

3. 温针灸　温针灸是将针刺与艾灸结合使用的一种方法,适用于既需要留针,又需要施灸的患者。在针刺得气后留针时,将艾绒捏在针柄上或将一段约 2cm 长的艾条插在针柄上,点燃后使热力通过针身传入体内,有针刺和艾灸的双重作用,多用于治疗寒湿痹痛、痿证等(图 10-10)。

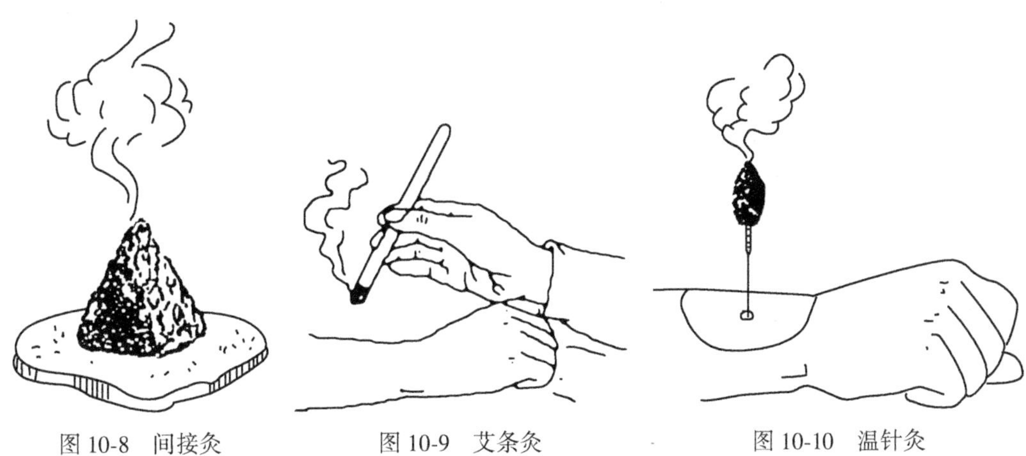

图 10-8　间接灸　　图 10-9　艾条灸　　图 10-10　温针灸

考点:艾柱灸、艾条灸、温针灸的操作方法。

4. 其他灸法　其他灸法包括灯火灸、天灸(药物发泡疗法,如三伏灸)等。

(二) 灸法的作用与适应证

灸法具有温经通络,行气活血,祛湿逐寒,消肿散结,回阳固脱和强壮保健等作用。适用于寒证、虚证,对慢性虚弱性和风寒湿邪为患的病证尤为适宜,如虚脱、产后血晕、久泄、久痢、遗尿、崩漏、脱肛、阴挺、外感表证、寒性呕吐、泄泻、腹痛、遗精、阳痿、早泄、哮喘、痹证、疮疡久溃不敛等。一般热证、阴虚等不宜用灸法,但少数热证如痈疮初起等也可用灸法。

(三) 护理与注意事项

(1) 临床操作一般先灸上部、背部,后灸下部、腹部;先灸头身,后灸四肢。但在特殊情况下,可灵活运用,酌情而施。

(2) 心尖搏动处、大血管处、孕妇下腹部及腰骶部、睾丸、乳头、阴部禁灸;对颜面五官部位,不宜采用直接灸;关节活动处不能瘢痕灸。

(3) 施灸后,局部皮肤出现微红灼热,属正常现象,无需处理。如因施灸引起局部出现小水泡,注意不要擦破,任其自然吸收。如水泡较大,可用消毒毫针刺破,放出水液,或用注射器抽出水液,再涂以聚维酮碘,并以纱布覆盖。化脓灸者,灸疮化脓期间,要注意休息,保持局部清洁,防止污染,可用敷料保护灸疮,待其自然愈合。如并发感染,灸疮脓液呈黄绿色或有渗血现象,可用消炎药膏或玉红膏涂敷。

(4) 施灸时,应注意安全,防止艾绒脱落,烧坏皮肤或衣物。对昏迷、反应迟钝或局部感觉障碍者,注意防止烫伤。

知识拓展

中国历史上第一位女施灸家

晋代,广东南海太守鲍靓的女儿鲍姑是一代女名医,其夫葛洪是晋代著名的炼丹家,著有《肘后备急方》等医学名著。由于长期的耳濡目染和家庭影响,给她行医治病创造了良好的条件。鲍姑行医采药,医术精良,一丝不苟,擅长艾灸,她采用广州越秀山下生长的红脚艾作艾绒进行灸疗治病,因此,后人称此艾为"鲍姑艾"。鲍姑死后,岭南人民为纪念她对医学的贡献,尊称她为"鲍仙姑",在广州越秀山下三元宫内修建了鲍姑祠。

附 拔罐护理技术

拔罐护理技术是以玻璃罐、陶罐、竹罐、抽气罐等为工具，利用燃烧等方法排除罐内空气，形成负压，使之吸附于施术部位，产生温热刺激并使局部皮肤充血或瘀血的一种疗法。

1. 操作方法

（1）选择肌肉较为丰满、平整处，暴露拔罐部位，如走罐则涂上凡士林油膏。

（2）用血管钳夹取干湿适中的95%的酒精棉球，点燃。

（3）左手持罐，罐口向下，将点燃的酒精棉球在罐内闪一下即退出，然后迅速将罐扣在施术部位。

（4）留置10~15分钟，待罐内皮肤隆起并呈红或紫色后即可起罐。

（5）起罐时，一手扶住罐体，一手按压罐口皮肤，使空气进入罐内，罐即可松脱。

（6）拔罐后，除留罐外，可在火罐吸住后，立即拔下，反复多次，称闪罐；若待火罐吸住后，一手扶住罐体，用力上下或左右往返推动，称走罐，用于面积较大的部位；若患处皮肤消毒后，先用梅花针叩打或用三棱针点刺出血，再行拔罐，留置10分钟左右后再起罐，并消毒皮肤，称刺血拔罐。

2. 适应证　拔罐法具有温经通络、祛湿逐寒、行气活血、消肿止痛等作用，适用于风寒湿痹、胃痛、腹痛、咳嗽、腰背痛、痛经、软组织损伤、毒蛇咬伤、痈疮等。

3. 护理与注意事项

（1）拔罐时应使患者保持舒适位置，拔罐部位须平整，肌肉较丰满。骨骼突出、毛发较多处不宜拔罐。

（2）根据拔罐的部位，选择大小适宜的罐。拔罐动作需轻、快、准、稳，勿烧烤罐口，以免烫伤皮肤。

（3）留罐期间，应为患者加盖衣被以免受凉，并观察罐内皮色的变化，既要防止吸力不够，罐体脱落，又要避免因拔罐时间过长、吸力过大而出现大水泡。

（4）拔出脓、血者，应用消毒棉球擦净，可覆盖无菌纱布，若局部出现较大水泡，则以无菌针头刺破水泡，抽出渗出液，涂以聚维酮碘，必要时覆盖无菌纱布，防止感染。

（5）眼、耳、口、鼻等五官孔窍处，前后阴，心尖搏动处，静脉曲张等处禁止拔罐。

（6）高热抽搐、癫狂、严重心脏病、接触性传染病、骨折急性期、严重水肿、皮肤高度过敏、溃疡、大血管的部位及孕妇的腹部、腰骶部，禁止拔罐。

三、临床常见病证的针灸（护理）

临床常见病证的针灸护理如下（表10-5）。

表10-5　临床常见病证的针灸（护理）

病证	针灸（护理）
晕厥	人中、中冲、合谷、足三里。四肢发冷加灸百会、气海
高热	大椎、曲池、合谷、少商。神昏加人中、十宣；烦躁加印堂、神门
哮喘	实证取膻中、列缺、尺泽、定喘；虚证取肺俞、肾俞、足三里、气海。痰多加丰隆，胸闷加内关，喘甚加天突、定喘
咳嗽	外感咳嗽取列缺、肺俞；内伤咳嗽取肺俞、尺泽。发热加大椎、外关，咽喉肿痛加少商放血，痰多加足三里、丰隆
头痛	外感头痛取风池、外关。巅顶痛加百会、行间，前头痛加上星、合谷，侧头痛加太阳，后头痛加昆仑
胃痛	中脘、足三里、内关。脾胃虚弱加脾俞、胃俞，肝气犯胃加阳陵泉、太冲
呕吐	中脘、足三里、内关。虚寒呕吐加灸胃俞、气海
腰痛	肾俞、委中、阿是穴。寒湿加腰阳关，肾虚加命门，急性腰扭伤加人中、后溪
面瘫	风池、地仓、颊车、阳白、四白、合谷、足三里

续表

病证	针灸(护理)
不寐	神门、三阴交。心肾不交加心俞、肾俞,脾胃不和加胃俞、足三里
疳积	四缝、足三里、中脘。虫积加百虫窝
痛经	实证取中极、三阴交;虚证取命门、肾俞、关元。经前 1 周开始治疗,每日 1 次,至月经来为止
胎位不正	松开腰带,屈膝位,艾条灸至阴
近视	睛明、攒竹、鱼腰、光明、阳白
牙痛	下关、颊车、合谷、牙痛穴
中风	半身不遂取百会、风池、太冲、三阴交。上肢加肩髃、曲池、合谷;下肢加肾俞、环跳、足三里、阳陵泉。口眼歪斜取地仓、颊车、合谷、内庭。神志昏迷之实证取人中、十宣、太冲、劳宫,虚证取关元、神阙(用艾炷隔盐灸)
痹证	上肢取大椎、肩髃、曲池、尺泽、内关、合谷;下肢取肾俞、环跳、犊鼻、阳陵泉、足三里、委中、三阴交

情境案例 10-1　护理分析

该患者诊断为肩关节周围炎(风寒湿痹)。针灸取患侧大椎、肩髃、肩贞、肩髎、肩前、尺泽、内关、合谷、曲池、条口等穴为主,用毫针刺法,因属寒证,可配合灸法。同时可配合手爬墙、弯腰晃肩、吊单杠等自我功能锻炼,以增强疗效。

护考链接

1. 一般针刺护理体位的选择,有条件最好采用　A. 坐位　B. 卧位　C. 仰靠坐位　D. 站位　E. 俯伏坐位

点评:卧位有利于缓解患者紧张的情绪,放松肌肉,避免针刺异常的发生,所以答案为 B。

2. 至阴穴用于矫正胎位,宜采用　A. 化脓灸　B. 艾条悬灸　C. 温针灸　D. 隔盐灸　E. 非化脓灸

点评:临床报道艾条悬灸对胎位不正疗效好,痛苦小,所以答案为 B。

第 2 节　推拿护理技术

情境案例 10-2

患者,男,51 岁。因中风右侧肢体偏瘫 3 个月住院,整日卧床,右侧偏瘫肢体肌肉萎缩,关节僵硬。

推拿护理技术,是运用手法等来防治和护理疾病的一种疗法,亦称“按摩”。它是以中医理论为指导,结合现代医学知识,在体表上进行手法操作的方法。有舒筋活络、理筋整复、松解粘连、活血化瘀、疏通经络、调整脏腑功能等作用。具有简、便、验、廉和副作用少等自然疗法的优点,属于中医疗法之一。

考点:推拿护理技术的基本概念。

一、推拿手法

推拿手法,是运用手等部位,按照各种特定的技术要求,在体表上进行操作的方法,是推拿防治和护理疾病的主要手段。

(一) 手法的基本要求

推拿需要用力,但主要靠手法技巧,而不是有力就可以了。技巧,是指有一定的规范和技术要求,不讲究技巧的简单动作不能称之为“手法”。

手法的基本要求包括:①持久,是指手法能按要求持续一定的时间,以保持动作和力量的连贯性;②有力,是指手法必须具备一定的力量,否则起不到应有的作用,但不同的手法,不同的部位、体质、病情等其力量是不一样的,而是要根据具体情况进行变化,原则是既有效又无不良反应;③均匀,是指手

法的速度和力量要均匀，不能时快时慢，时轻时重；④柔和，是指手法动作灵活，力量缓和，变换自然，而不是软弱无力，不能用暴力或蛮力；⑤深透，是指手法的作用能透达肌肉、筋骨或脏腑，这是手法的总要求，只要手法达到持久、有力、均匀、柔和，作用就能深透。

考点：推拿手法的基本要求。

知识拓展

推拿力量多大为好

有些人认为推拿力度越大效果越好，其实不然，力度过大往往有害。当然，力量过轻也起不到应有的作用。那么多大的力量合适呢？原则是既有效又无不良反应。如何把握呢？一般以被推拿者感觉轻微酸痛又可以忍受时为合适，如果感觉疼痛明显甚至难以忍受，说明力量过大，这样容易造成损伤甚至产生严重的后果。

（二）常用的推拿护理手法

推拿手法，按照其动作形态不同，可分为摆动类、摩擦类、振动类、挤压类、叩击类和运动关节类等六类手法。现将常用的推拿护理手法简述如下。

1. 滚法

（1）操作：手指微屈，用掌背尺侧或掌指关节接触体表，通过肘关节的屈伸，带动前臂旋转和腕关节屈伸，使掌背在体表来回滚动。要领是上肢要放松，肘关节微屈，着力处紧贴体表，腕关节屈伸幅度大（120°左右），频率为（120～160）次/分。特点是面积大，力量大，感觉柔和舒适（图 10-11）。

（2）应用：常用于肩背、腰臀及四肢等肌肉丰厚处，有舒筋活络、活血化瘀等作用。

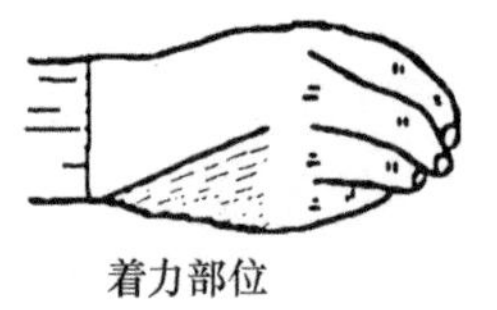

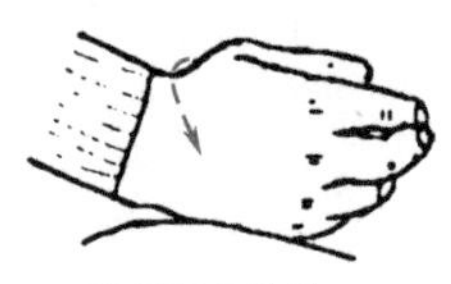

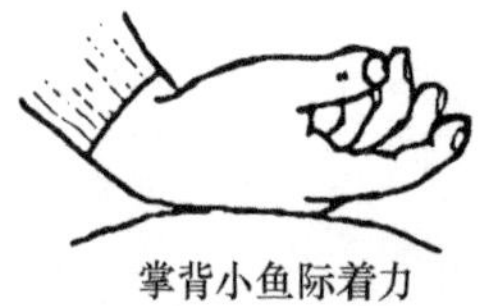

图 10-11　滚法

2. 揉法

（1）操作：用指面、掌面或前臂等部位着力，在皮下做轻柔缓和的环旋转动。分为指揉法、掌揉法和前臂揉法等，掌揉法又分为掌根揉法和大鱼际揉法。要领是用力轻柔，紧贴皮肤，带动皮下组织，而不在皮肤上摩擦。揉法的特点是力量轻柔，因而常与按法结合使用，称为按揉法，这样既有力又柔和，可达到刚柔相济的优点（图 10-12）。

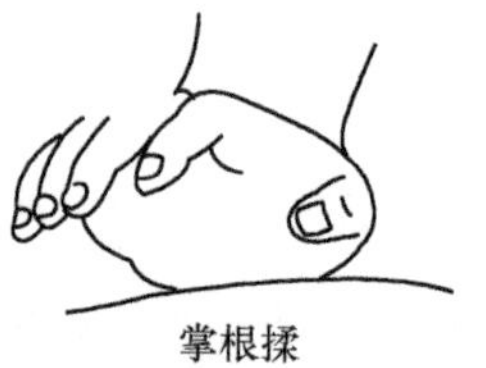

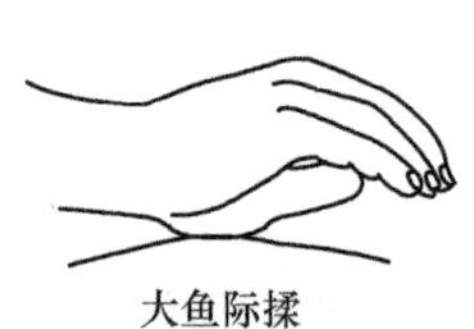

图 10-12　揉法

（2）应用：可用于全身各部。指揉法常用于腧穴等；大鱼际揉法常用于头面、胸腹等；掌根揉法、前臂揉法常用于腰背、四肢等肌肉丰厚处，有舒筋活络、活血化瘀、健脾和胃、消积导滞等作用。

情境案例 10-2　护理分析

该患者整日卧床，右侧偏瘫肢体肌肉萎缩，关节僵硬。可用常用的推拿护理手法舒筋活络，活血化瘀，滑利关节，防治肌肉进一步萎缩，使关节保持灵活，促进早日康复。

3. 摩法

（1）操作：用指面或掌面着力，在皮肤上做轻柔缓和的环旋转动，分为指摩法和掌摩法。要领是在皮肤上转动摩擦，而不带动皮下组织，这是与揉法的主要区别（图 10-13）。

（2）应用：常用于面部、腹部等，有舒筋活络、调和气血、健脾和胃、消积导滞等作用。常用于美容、保健推拿。

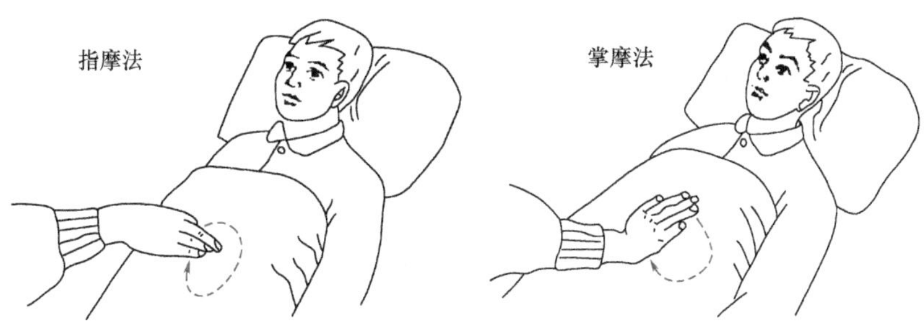

图 10-13　摩法

4. 擦法

(1) 操作:用掌面、大鱼际或小鱼际着力,在体表上做直线往返摩擦,并产生一定的热量,分为掌擦法、大鱼际擦法和小鱼际擦法。要领是紧贴体表,来回路线要直,距离要长,速度保持均匀,不要过快或过慢,向下的压力不要太大。擦法操作时常使用油类介质,以保护皮肤,并可提高疗效。擦后局部一般不宜再用其他手法,以免皮肤破损,但可热敷(图 10-14)。

(2) 应用:常用于腰背、四肢等,有温经通络、行气活血、消肿止痛、健脾和胃、温肾壮阳等作用。

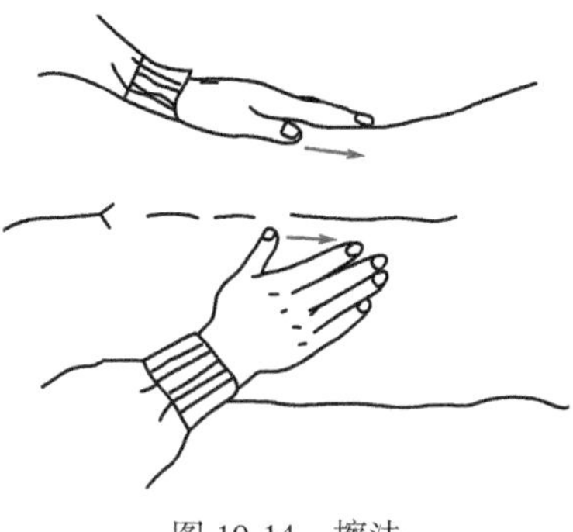

图 10-14　擦法

知识拓展

推拿介质

推拿介质,是指在推拿处的皮肤上使用一些物质,以保护皮肤和增强疗效,有膏剂、油剂、粉剂、水剂和酊剂五类,常用的有按摩膏、芝麻油、滑石粉、清水、红花油等。

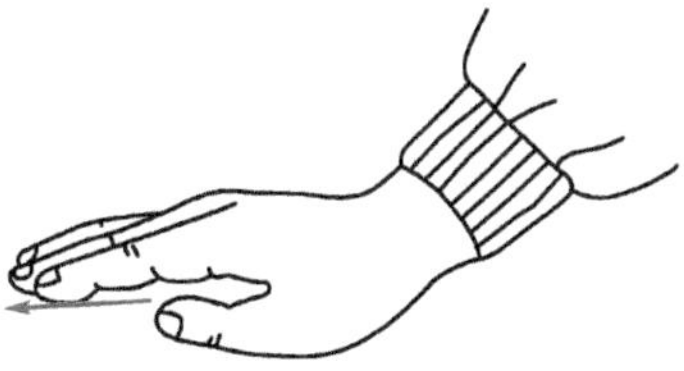

5. 推法

(1) 操作:用指面、掌面、指间关节背侧或肘尖着力,用力下压,做单方向的直线向前移动,分为指推法、掌推法、拳推法和肘推法等。要领是用力要稳,力量较重,速度缓慢。可使用介质,以保护皮肤(图 10-15)。

(2) 应用:常用于腰背、四肢等部位,有舒筋活络、理顺筋脉、活血化瘀等作用。

图 10-15　推法

6. 搓法

(1) 操作:用双手掌面对称挟住肢体一定部位,相对用力,做方向相反的快速来回搓揉,并上下往返移动。要领是挟肢体的力量不要过大,搓动要快,移动要慢。常作为推拿的结束手法之一(图 10-16)。

(2) 应用:常用于四肢,尤其上肢多用,有舒筋活络、调和气血等作用。

7. 抖法

(1) 操作:用双手或单手握住肢体远端,稍用力,做小幅度、快速的上下连续抖动,使关节有松动感。要领是牵引肢体的力量不要过大,抖动的幅度要小,频率要快(图 10-17)。

(2) 应用:常用于四肢,尤其上肢多用,有舒筋活络、松解粘连、滑利关节等作用。

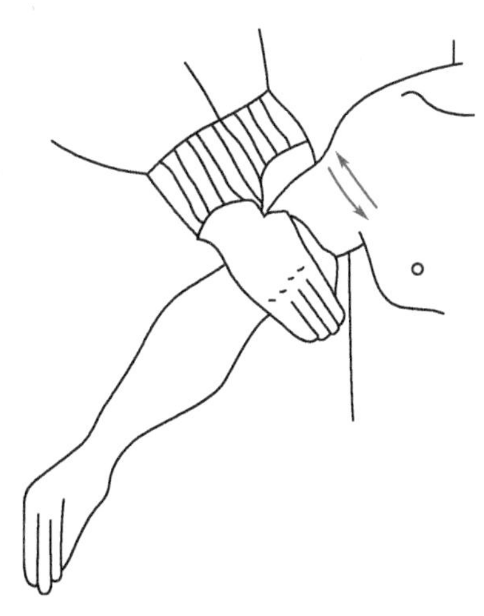

图 10-16　搓法

8. 按法

(1) 操作:用指、掌或肘等放在某一部位或腧穴上,逐渐用力下压,分为指按法、掌按法和肘按法(亦称压法)等。要领是按压方向要垂直,力量由轻到重,稳而持续。常与揉法合用(图 10-18)。

(2) 应用:指按法常用于腧穴等面积较小的部位;掌按法常用于腰背、四肢部等面积较大的部位,有舒筋活络、通经止痛、矫正畸形等作用。

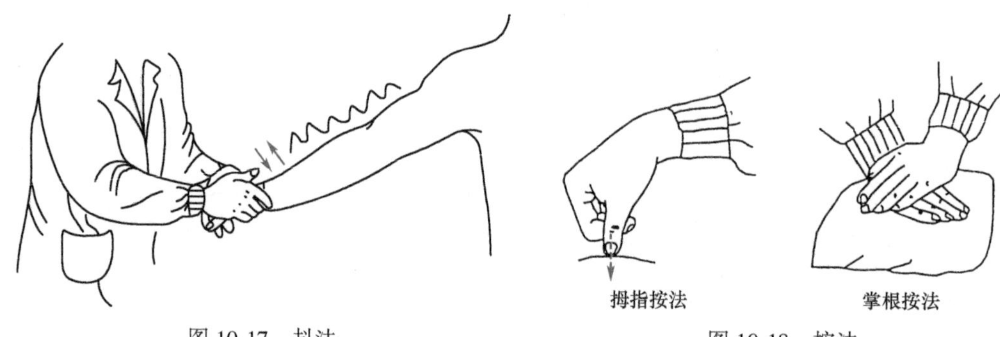

图 10-17　抖法　　图 10-18　按法

9. 点法

(1) 操作:用拇指端或屈曲的指间关节按压腧穴等,分为拇指端点法、屈拇指点法和屈食指点法等。要领同按法。特点是面积小,因而刺激强(图 10-19)。

(2) 应用:常用于腧穴,有疏通经络、开窍止痛等作用。

10. 掐法

(1) 操作:用拇指指甲按压腧穴。要领同按法。特点是面积极小,因而刺激极强(图 10-20)。

(2) 应用:常用于水沟(人中)、十宣等腧穴,用于神志不清的急救,有开窍醒神等作用;掐四缝,可用于治疗小儿疳积等。

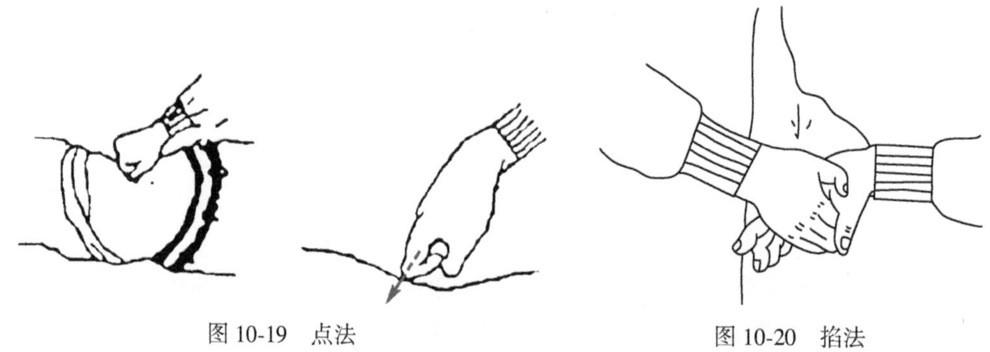

图 10-19　点法　　图 10-20　掐法

11. 拿法

(1) 操作:用拇指与其余手指相对,捏住某一部位或腧穴,逐渐用力内收并向上提起,分为三指拿法和五指拿法等。要领是腕部放松,用指面着力,而不能用指端,用力轻重交替,动作连贯不断。因拿法刺激较强,常与揉法结合使用,称为拿揉法,以缓和刺激,刚柔相济(图 10-21)。

(2) 应用:常用于颈项、肩部和四肢等,有舒筋活络、通经止痛、提神醒脑等作用。

12. 拨法

(1) 操作:用拇指面或掌根等按压至有酸胀感后,再做与肌肉或韧带等成垂直方向的来回拨动,亦称弹拨法,分为拇指拨法、掌根拨法等。要领是速度要缓慢,用力要柔和深沉(图 10-22)。

(2) 应用:常用于颈项、肩部、腰背及四肢等肌肉痉挛或软组织粘连处,有舒筋活络、解痉止痛、松解粘连等作用。

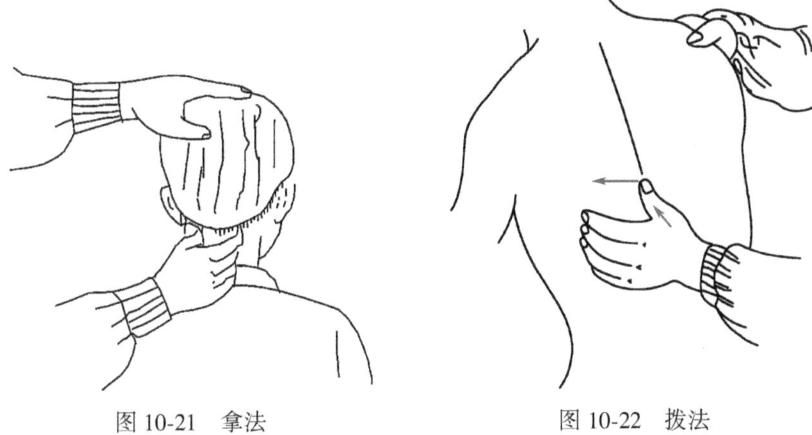

图 10-21　拿法　　　　图 10-22　拨法

13. 拍法

(1) 操作:五指并拢,微屈成虚掌,有节奏地拍打体表,并发出清脆的响声。要领是用力适当,动作轻快而有节奏(图 10-23)。

(2) 应用:常用于腰背、四肢等,有舒筋活络、调和气血等作用。

14. 叩法

(1) 操作:双手握空拳,用拳眼或拳面交替击打体表,为空拳叩法;或双手相合,五指略分开,用小指侧击打体表,为合掌叩法。要领是用力适当,动作轻快而有节奏,可有响声(图 10-24)。

(2) 应用:常用于肩部、腰背及四肢等,有舒筋活络、调和气血等作用。

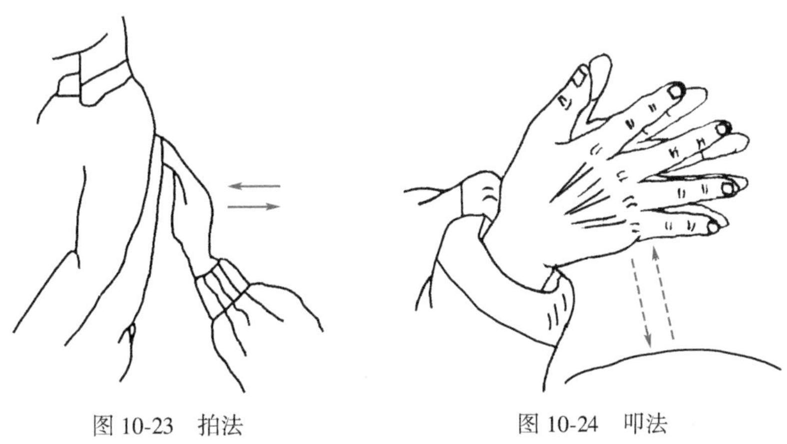

图 10-23　拍法　　　　图 10-24　叩法

15. 摇法

(1) 操作:两手分别握住(扶住)关节的近端和远端,以被摇关节为支点,使关节远端做缓和的环旋转动,分为摇颈法、摇腰法、摇肩法、摇腕法、摇髋法和摇踝法等。要领是动作缓和,用力要稳,幅度由小到大,且在生理范围内(图 10-25)。

(2) 应用:常用于颈、腰及四肢关节,有舒筋活络、松解粘连、滑利关节等作用。

16. 拔伸法

(1) 操作:两手分别握住(扶住)关节的近端和远端,两手向相反方向用力,对关节进行对抗牵拉,有颈部拔伸法、腰部拔伸法、肩关节拔伸法、腕关节拔伸法、踝关节拔伸法等。要领是动作缓和,用力要稳,不可用突发暴力,力量由小到大,逐渐增加,持续牵拉(图 10-26)。

(2) 应用:常用于颈、腰及四肢关节,有舒筋活络、理顺筋脉、松解粘连、滑利关节等作用。

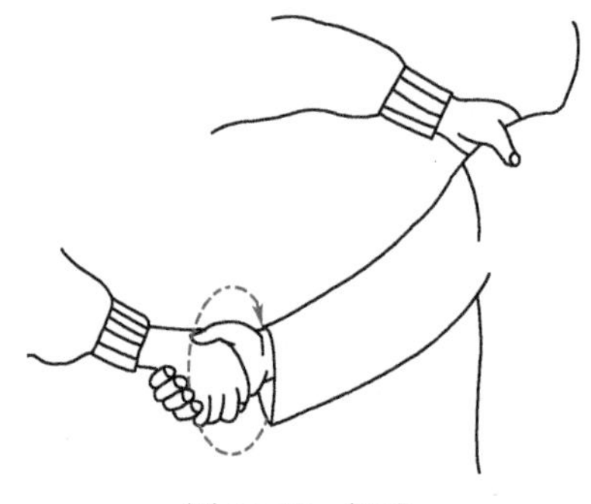

图 10-25　摇法

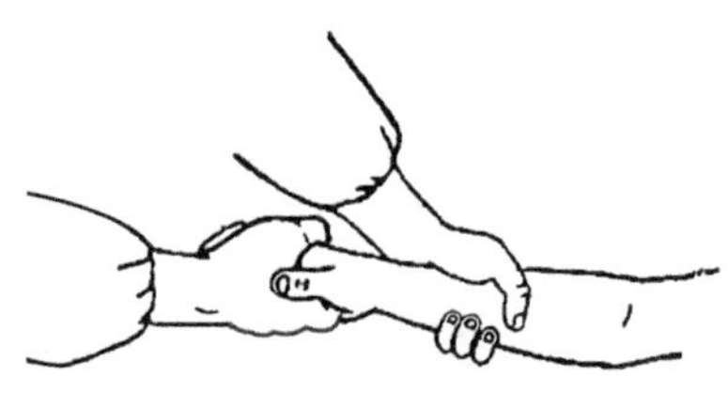

图 10-26　拔伸法

17. 屈伸法

(1) 操作:两手分别握住(扶住)关节的近端和远端,对关节进行被动屈伸活动。要领是动作缓和,用力要稳,不可使用暴力、蛮力,幅度由小到大,且在生理范围内(图 10-27)。

(2) 应用:常用于颈部及四肢关节,有滑利关节、理顺筋脉、松解粘连等作用。

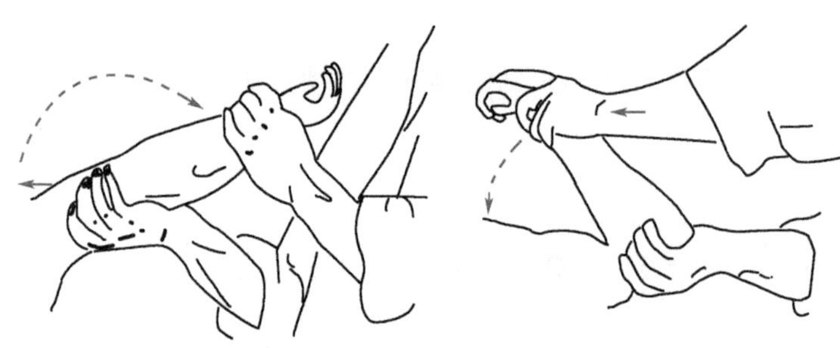

图 10-27　屈伸法

考点:常用的推拿护理手法。

情境案例 10-2　推拿护理

先在患者右侧偏瘫肢体肌肉处用滚法、拿揉法操作约 5 分钟,再点按患侧肩髃、曲池、外关、合谷、环跳、风市、委中、足三里、阳陵泉、昆仑等腧穴各半分钟,用屈伸法活动肘、膝关节各 10 次,最后用摇法和拔伸法对两侧肩、腕、髋、踝等关节顺、逆时针各操作 5 次。这样,可以舒筋活络,活血化瘀,滑利关节,松解粘连,防止肌肉进一步萎缩,使关节保持灵活,促进早日康复。

二、推拿护理与注意事项

(1) 操作者修剪指甲,洗手,并将手表、首饰等有碍操作的物品摘掉。

(2) 集中精神,态度和蔼,耐心解释,取得合作。

(3) 根据受术者的年龄、性别、病情等,选择适当的体位和手法。

(4) 推拿力度适宜,并随时观察和调整。

(5) 推拿时间一般每次 15~30 分钟。

(6) 推拿时,注意遮盖不需暴露的部位,以防着凉。

(7) 在腰部、腹部施术前,应先嘱患者排尿。

(8) 床单等物品使用后应更换,以防交叉感染。

(9) 饱食、饥饿、极度疲劳、剧烈运动后、醉酒等不宜立即推拿。

(10) 推拿禁忌证:严重心脏病,出血性疾病,癌症,急性传染病,开放性软组织损伤,皮肤破损,妇女妊娠期、月经期的腹部、腰骶部等。

三、临床常见病证的推拿(护理)

临床常见病证的推拿(护理)如下(表 10-6)。

表 10-6　临床常见病证的推拿(护理)

病证	推拿(护理)
落枕	①先点按天宗穴 2 分钟,嘱患者配合缓慢转动头部;②待疼痛减轻后,滚、拿揉项肩部;③点按阿是穴、落枕、风池、肩井、外关、后溪等腧穴;④拔伸、屈伸颈椎;⑤顺、逆时针摇颈各数次;⑥擦项肩部,透热为度
颈肩部肌肉劳损	①滚、拿揉项肩部;②点按阿是穴、风池、肩井、天宗、手三里、外关等腧穴;③拔伸、屈伸颈椎;④顺、逆时针摇颈各数次;⑤擦项肩部,透热为度
腰肌劳损	①滚、按揉腰部两侧,往返数遍;②点按阿是穴、肾俞、大肠俞、委中、腰痛等腧穴;③掌直擦腰部两侧,横擦腰部、骶部,透热为度;④叩、拍腰部两侧,皮肤微红为度
头痛	①双拇指交替推印堂至神庭穴;②分推(抹)印堂至太阳穴;③点按印堂、攒竹、太阳、风池、百会、合谷、外关等腧穴;④五指拿头顶至风池,三指拿项部、肩井
失眠	①头部操作同头痛;②顺时针摩腹;③点按安眠穴、内关、神门、足三里、三阴交、心俞、脾俞等腧穴;④掌直擦背部督脉、膀胱经,横擦腰部,擦涌泉穴,透热为度;⑤捏脊 3~5 遍
便秘	①顺时针摩腹;②点按中脘、天枢、支沟、足三里、上巨虚、大肠俞等腧穴;③掌直擦背部督脉、膀胱经,横擦腰部、骶部,透热为度
偏瘫	①滚、拿揉患侧上下肢;②点按患侧肩髃、曲池、手三里、外关、合谷、环跳、风市、阳陵泉、足三里、解溪、昆仑等腧穴;③顺、逆时针摇、屈伸四肢关节各数次;④掌擦患侧上下肢,透热为度
昏厥	①先用拇指指甲重掐水沟穴(人中)、十宣等腧穴;②苏醒后再针对原因处理
痛经	①顺时针摩小腹;②点按气海、中极、膈俞、合谷、血海、三阴交等腧穴;③掌直擦背部督脉、膀胱经,横擦腰部、骶部,透热为度
疳积	①顺时针摩腹;②揉脐(神阙);③点按足三里;④捏脊 3~5 遍,并按揉脾俞、胃俞等腧穴;⑤掐四缝各 10 次

知识拓展

捏脊疗法

捏脊,又称"捏积",俗称"蚂蚁上树",用拇指与食中指相对,或用拇指与食指相对,从长强(龟尾)穴开始,双手交替捏起脊柱两侧皮肤,向上至大椎穴止,反复 3~5 遍,并可捏三下提一下,以加强刺激,增强疗效(图 10-28)。

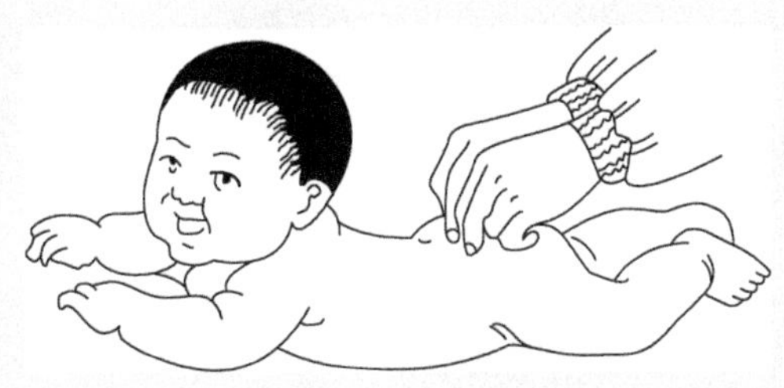

图 10-28　捏脊法

捏脊有疏通经络、行气活血、调和阴阳、健脾和胃、调整脏腑功能等作用,多用于小儿疳积、消化不良等,也可用于成人失眠、月经不调等疾病的调理。小儿捏脊保健,还可以促进生长发育,增强抵抗力。

小结

1. 针灸护理技术最常用的是毫针护理技术和艾灸护理技术,毫针护理技术是用毫针刺激腧穴;艾灸护理技术是以艾绒作为灸料,借艾火的热力给腧穴以温热刺激,以疏通经络、行气活血、调和阴阳、扶正祛邪等,达到防治、护理和康复保健的目的。

2. 推拿护理技术是通过手法对体表一定部位或腧穴进行的刺激,以舒筋活络、松解粘连、活血化瘀、滑利关节,或疏通经络、调理气血、调整脏腑功能等,从而达到治疗、护理和康复保健的目的。

3. 针灸推拿护理技术具有适应证广、操作简便、安全经济、疗效显著、副作用少等优点。

自测题

一、A 型题

A_1 型题

1. 断针最容易发生的部位是
   A. 针尖　B. 针身　C. 针根
   D. 针柄　E. 针尾
2. 发生晕针时，应首先
   A. 测血压　B. 饮温开水
   C. 灸足三里　D. 送急救室
   E. 全部出针
3. 有关得气的说法，错误的是
   A. 得气缓慢，疗效差
   B. 不得气，则无效
   C. 得气迅速，疗效好
   D. 得气时医者针下有沉紧感
   E. 得气时，患者觉针下酸、麻、胀等
4. 有关晕针的处理，错误的是
   A. 重者可针刺人中、内关，灸百会、气海
   B. 立即停止进针
   C. 迅速出针
   D. 轻者静卧片刻，给予温开水或糖水之后可恢复
   E. 患者平卧，头稍高位
5. 有关留针与出针的说法，错误的是
   A. 一般可留针 30 分钟左右
   B. 老人、小儿、体弱者不宜久留针
   C. 出针要快
   D. 出针后患者应休息片刻，不宜剧烈运动
   E. 对疼痛性疾病应增加留针时间
6. 以下哪项不是灸法的适应证
   A. 气虚证　B. 实寒证
   C. 阴证　D. 阴虚火旺之证
   E. 阳虚证
7. 下列何穴适用于瘢痕灸
   A. 迎香　B. 委中　C. 素髎
   D. 印堂　E. 足三里
8. 下列手法中，常使用介质的是
   A. 搓法　B. 揉法　C. 滚法
   D. 擦法　E. 按法
9. 擦法的运动形式是
   A. 直线单向　B. 直线往返　C. 环形
   D. 弧形　E. 不定
10. 推法的应用范围是
    A. 头面部　B. 胸腹部　C. 四肢部
    D. 腰背部　E. 全身各部
11. 下列手法中，最常用于上肢部的手法是
    A. 搓法　B. 抹法　C. 擦法
    D. 摩法　E. 推法
12. 有“以指代针”，常用于腧穴的手法是
    A. 推法　B. 点法　C. 揉法
    D. 按法　E. 抖法
13. 拿法操作时，着力部位是
    A. 鱼际　B. 指端　C. 指面
    D. 掌心　E. 掌根
14. 下列除哪项外皆可用拿法
    A. 颈项部　B. 头部　C. 四肢部
    D. 胸胁部　E. 肩部

A_2 型题

15. 患者，男，36 岁。突然昏仆，牙关紧闭，两手握拳，面赤气粗，脉弦滑数，针灸取穴为
    A. 水沟、太冲、劳宫
    B. 百会、心俞、风池
    C. 三阴交、合谷、风池
    D. 关元、足三里、神厥
    E. 地仓、百会
16. 患者，女，26 岁。产后排乳不畅，5 日后右侧乳房胀痛，有灼热感，触之肿硬。除针刺治疗，还可用
    A. 艾柱灸　B. 隔姜灸　C. 拔火罐
    D. 艾条灸　E. 以上都不是

二、临床情境化任务

试对亲朋好友落枕或失眠者进行针灸推拿（护理）。

（张钧伟　李位昌）

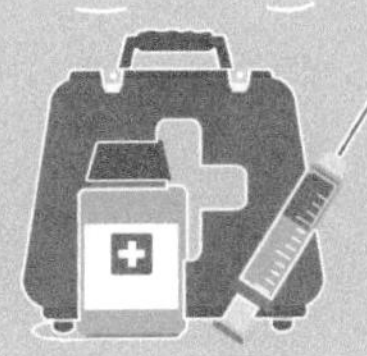

主要参考文献

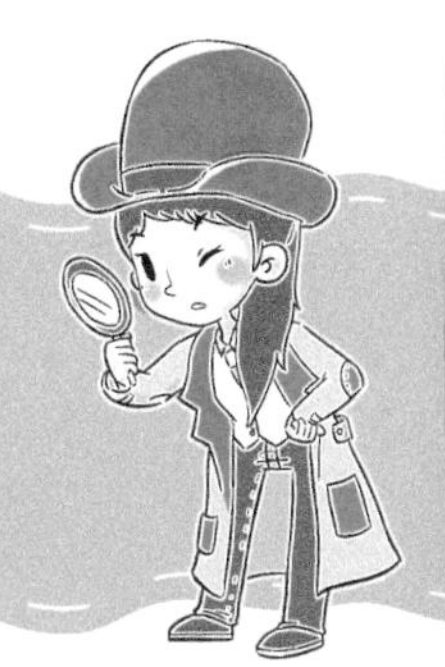

柴瑞霁 . 1999. 中医基本常识 . 北京 : 人民卫生出版社

陈文松 . 2011. 中医护理学 . 第 2 版 . 北京 : 人民卫生出版社

段富津 . 1995. 方剂学 . 上海 : 上海科学技术出版社

郭靠山 . 2005. 中医学基础 . 北京 : 科学出版社

郭霞珍 . 2009. 中医基础理论专论 . 北京 : 人民卫生出版社

郭翔 . 2014. 推拿学 . 第 3 版 . 北京 : 人民卫生出版社

江瀛乐 . 1988. 腧穴学 . 南京 : 江苏科学技术出版社

李正安 . 2012. 中医护理基础 . 第 3 版 . 北京 : 科学出版社

廖福义 . 2002. 中医学基础 . 北京 : 人民卫生出版社

刘德军 . 2006. 中药方剂学 . 北京 : 中国中医药出版社

刘桂瑛 , 马秋平 . 2010. 中医护理学 . 北京 : 科学出版社

刘全生 . 2010. 中医学基础 . 第 2 版 . 北京 : 人民卫生出版社

陆付耳 , 刘沛霖 . 2003. 基础中医学 . 北京 : 科学出版社

潘年松 . 2009. 中医学 . 第 4 版 . 北京 : 人民卫生出版社

全国护士执业资格考试用书编写专家委员会 . 2011. 2011 全国护士执业资格考试指导 . 北京 : 人民卫生出版社

全国护士执业资格考试用书编写专家委员会 . 2014. 2014 全国护士执业资格考试指导 . 北京 : 人民卫生出版社

申惠鹏 . 2008. 中医护理 . 北京 : 人民卫生出版社

孙广仁 . 2007. 中医基础理论 . 第 2 版 . 北京 : 中国中医药出版社

汪志诚 , 伍利民 . 2004. 中医学基础 . 北京 : 科学出版社

王德敬 . 2005. 经络腧穴学 . 北京 : 人民卫生出版社

王德燕 . 2010. 中医药学概论 . 北京 : 科学出版社

王洪图 . 2000. 内经选读 . 上海 : 上海科学技术出版社

温茂兴 . 2003. 中医学概论 . 北京 : 高等教育出版社

伍利民 , 巨守仁 , 蒋琪 . 2008. 中医学基础 . 第 2 版 . 北京 : 科学出版社

伍利民 , 吴恒 . 2012. 中医学基础 . 第 3 版 . 北京 : 科学出版社

印会河 , 童瑶 . 2010. 中医基础理论 . 北京 : 人民卫生出版社

印会河 . 1984. 中医基础理论 . 上海 : 上海科学技术出版社

俞大方 , 曹仁发 , 吴金榜 . 1985. 中医推拿学 . 北京 : 人民卫生出版社

张清河 . 2002. 中药学 . 北京 : 学苑出版社

赵体浩 . 2002. 方剂学 . 北京 : 学苑出版社

甄志亚 . 2008. 中国医学史 . 第 2 版 . 北京 : 人民卫生出版社

周萍 . 1998. 中医基本常识与针灸学 . 合肥 : 安徽科学技术出版社

周琦 . 2007. 中医护理基础 . 第 2 版 . 北京 : 科学出版社

朱文峰 . 2011. 中医诊断学 . 北京 : 中国中医药出版社

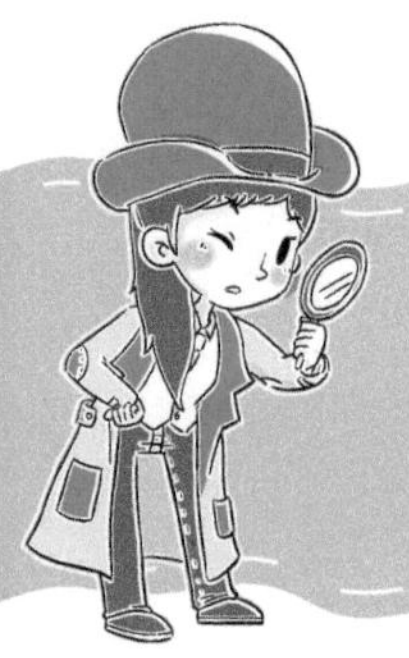

实训指导

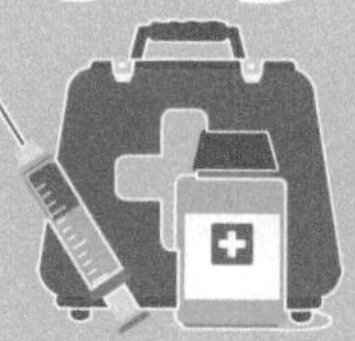

(一) 舌诊、脉诊技能实训指导(第6章 第1节中舌诊和脉诊)

1. 实训内容

(1) 正常舌象、脉象,以及舌诊、脉诊操作方法的基本要求。

(2) 常见的异常舌象、病脉。

2. 目的要求

(1) 掌握正确的舌诊、脉诊方法。

(2) 熟悉正常舌象、脉象。

(3) 了解常见的异常舌象、病脉。

3. 实训方法

(1) 集中观看舌诊、脉诊微课视频。

(2) 按实验小组开展活动。在带教老师的指导下,同学之间互相望舌、诊脉,加深对正常舌象、脉象的印象。

(3) 带教老师在学生中寻找典型舌象、脉象,供同学们观看、体会和学习。

(4) 实训小结,教师点评。

4. 实训学时　实训学时为2学时。

5. 舌诊、脉诊实训操作评分标准

程序	考评主要内容	分值	评分标准	扣分	得分
考前准备13分	(1) 仪表端庄,着装整洁	5	衣、帽、口罩不整洁各扣1分;不严肃认真、不亲切各扣1分		
	(2) 用物准备:无菌压舌板、消毒棉签、手电筒、脉诊等	8	少一件或一件不符合要求扣2分,无菌物品与非无菌物品混放一件扣2分		
舌诊实训操作流程75分	(1) 检查用物	8	漏一项扣2分		
	(2) 选择合适的自然光线	8	不正确扣5分		
	(3) 协助患者取舒适体位	8	体位不舒适扣5分		
	(4) 正确告知患者自然伸出舌头/将手平放在脉枕上	8	告知不正确扣5分		
	(5) 迅速正确观察舌象/中指定关,并正确进行脉诊	15	方法、顺序不对扣5分		
	(6) 描述舌象、脉象	20	一处描述不正确扣5分		
	(7) 询问患者伸舌后、诊脉后是否有不适感	8	未询问扣5分		
考后评价12分	(1) 按要求处理所用物品	6	一处不符合要求扣2分(无菌物品与非无菌物品混放一件扣2分)		
	(2) 全过程动作熟练、规范,符合操作原则	6	一处不符合要求酌情扣3分		

(二) 针灸护理技能实训指导[第10章 第1节 一、针刺护理技术(毫针)]

1. 实训内容

(1) 毫针操作的基本要求。

(2) 常用毫针手法。

2. 目的要求

(1) 掌握毫针的基本要求。

(2) 熟悉常用的毫针手法。

(3) 了解毫针对常见病、多发病的护理。

3. 实训方法

(1) 集中观看毫针护理操作微视频。

(3) 集中示范常用毫针手法。

(3) 按实验小组开展活动。在带教老师的指导下,同学之间互相进行针灸练习,加深对常见毫针手法的印象。

(4) 实训小结,教师点评。

4. 实训学时　实训学时为2学时。

5. 针灸护理技术(毫针)实训操作评分标准

程序	考评主要内容	分值	评分标准	扣分	得分
考前准备10分	(1) 仪表庄,着装整洁	5	衣、帽、口罩不整洁各扣1分;不严肃认真、不亲切各扣1分		
	(2) 用物准备:无菌小镊子、治疗盘,无菌针盒(内装针具、纱布若干)、消毒棉签(或棉球)、消毒剂等	5	少一件或一件不符合要求扣2分,无菌物品与非无菌物品混放一件扣2分		
针刺操作流程75分	(1) 检查用物(针具等)	6	漏一项扣1分		
	(2) 协助患者取舒适体位	6	体位不舒适扣3分		
	(3) 腧穴定位	10	定位不准扣3分		
	(4) 正确消毒	6	未正确消毒扣3分		
	(5) 正确持取针具	6	方法不对扣3分		
	(6) 进针	9	一处不符合要求扣1分		
	(7) 行针	8	方法不对扣3分		
	(8) 留针观察(询问针刺感受)	6	一处不符合要求扣2分		
	(9) 出针	6	方法不对扣3分		
	(10) 按压针孔	6	方法不对扣3分		
	(11) 询问患者对毫针操作感受	6	未询问扣3分		
考后评价15分	(1) 按要求处理所用物品	5	一处不符合要求扣2分(无菌物品与非无菌物品混放一件扣2分)		
	(2) 正确指导患者:告知患者留意针孔是否有出血情况,如有出血,或感到头晕、胸闷、恶心等,应及时通知医护人员	5	未指导扣5分,指导不全一处扣2分		
	(3) 全过程动作熟练、规范,符合操作原则	5	一处不符合要求酌情扣2分		

（三）推拿护理技能实训指导（第10章 第2节 推拿护理技术）

1. 实训内容

（1）推拿护理技术手法的基本要求。

（2）常用推拿护理技术手法的操作。

2. 目的要求

（1）掌握推拿护理技术手法的基本要求。

（2）熟悉常用推拿护理技术手法的操作。

（3）了解推拿护理技术对常见病、多发病的护理方法。

3. 实训方法

（1）集中观看推拿护理技术微视频。

（2）集中示范常用推拿护理技术手法。

（3）分小组练习：在带教老师的指导下，同学之间互相进行推拿护理技术手法练习，加深对常用推拿护理技术手法操作和要领的印象。

（4）实训小结，教师点评。

4. 实训学时　实训学时为1学时。

5. 推拿护理技术实训操作评分标准

程序	考评主要内容	分值	评分标准	扣分	得分
考前准备10分	（1）仪表端庄，着装整洁	5	衣、帽、口罩不整洁各扣1分		
	（2）抽签（17种手法抽考3种）	5	不严肃认真、不亲切各扣2分		
	（3）用物准备：枕头、枕巾、床单等	5	少一件或一件不符合要求扣2分		
推拿操作流程75分	（1）检查用物	5	漏一项扣2分		
	（2）根据抽签项目，协助患者选取舒适体位（含3种手法的体位）	10	体位不舒适扣2分		
	（3）选择推拿护理部位（含3种手法的部位）	10	选择不合适扣5分		
	（4）预热	5	未预热扣6分		
	（5）推拿护理技术操作（3种手法）	20	方法不对，每项扣5分		
	（6）边推拿边询问患者对推拿的感受	10	未询问扣6分		
	（7）收功	5	未收功扣6分		
	（8）询问患者对推拿护理技术操作的感受	5	未询问扣3分		
考后评价15分	（1）按要求处理所用物品	5	一处不符合要求扣2分		
	（2）正确指导患者：告知患者留意推拿后反应，如有不适，应及时通知医护人员	5	未指导扣5分，指导不全一处扣2分		
	（3）全过程动作熟练、规范，符合操作原则	5	一处不符合要求酌情扣2分		

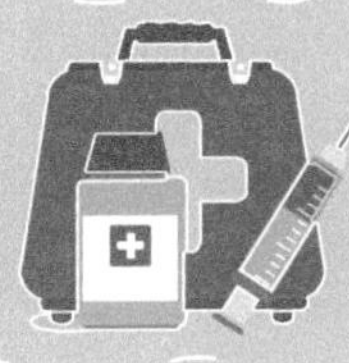

《中医护理基础》教学大纲

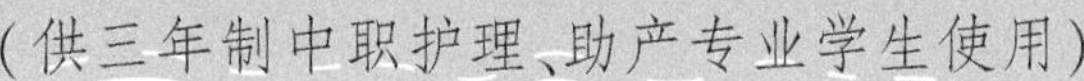

（供三年制中职护理、助产专业学生使用）

（42 学时）

一、课程性质与任务

《中医护理基础》是中等卫生职业教育三年制护理和助产专业一门重要的专业选修课程。本课程的主要内容是中医的发展简史、中医的基本理论、中医护理的基本原则、常用中医护理技术操作及常见病证的护理等。其任务是使学生了解本门课程的基本理论知识和基本操作技能，理解中医防治、护理疾病的特点，树立辨证论治（施护）思想，为今后护士执业考试、临床实践奠定基础。

二、课程教学目标

（一）知识教学目标

（1）理解中医学基础理论知识。

（2）了解常用中药与方剂的基本知识。

（3）了解临床常见病证中医护理的基本知识。

（4）了解中医护理技术针灸、推拿等的基本知识。

（二）能力培养目标

（1）了解中医护理技术针灸、推拿等的基本操作方法和基本技能，并会操作。

（2）能够进行基本的中医护理保健宣教工作。

（三）思想教育目标

（1）培养辩证唯物论的世界观，热爱祖国医学，树立实事求是的科学态度。

（2）激发学生学习中医护理基础的兴趣，正确理解中医与现代医学相结合的优势。

三、教学内容和要求

教学内容	教学要求			教学活动参考
	了解	理解	掌握	
第1章　绪论				
第1节　中医学发展简史				
一、中医学的起源和形成——远古至秦汉时期	√			
二、中医学的全面发展——魏晋至明清时期	√			
三、中医护理学的发展、作用和地位		√		
第2节　中医学的基本特点				
一、整体观念				
（一）人体是一个有机的整体			√	
（二）人与自然界的统一性			√	
（三）人与社会环境的统一性			√	
二、辨证论治（施护）				
（一）辨证			√	
（二）论治（施护）			√	
第2章　阴阳五行学说				
第1节　阴阳学说				
一、阴阳的基本概念			√	
二、阴阳学说的基本内容				
（一）相互对立		√		

续表

教学内容	教学要求			教学活动参考
	了解	理解	掌握	
(二)相互依存		√		
(三)相互消长		√		
(四)相互转化		√		
三、阴阳学说在中医学中的应用				
(一)说明人体的组织结构	√			
(二)说明人体的生理功能	√			
(三)说明人体的病理变化	√			
(四)指导疾病的诊断	√			
(五)指导疾病的治疗与护理	√			
第2节 五行学说				
一、五行的基本概念			√	
(一)五行的概念			√	
(二)五行的特性			√	
(三)对事物属性的五行分类			√	
二、五行学说的基本内容				
(一)五行的相生相克		√		
(二)五行的相乘相侮		√		
三、五行学说在中医学中的应用				
(一)说明五脏的生理功能及其相互关系	√			
(二)阐释脏腑病变的相互影响	√			
(三)指导疾病的诊断、治疗及护理	√			
第3章 脏象				
第1节 脏腑				
一、五脏				
(一)心			√	
附 心包	√			
(二)肝			√	
(三)脾			√	
(四)肺			√	
(五)肾			√	
二、六腑				
(一)胆		√		

教学内容	教学要求			教学活动参考
	了解	理解	掌握	
(二)胃		√		
(三)小肠		√		
(四)大肠		√		
(五)膀胱		√		
(六)三焦		√		
附 奇恒之府	√			
三、脏腑之间的关系				
(一)脏与脏之间的关系		√		
(二)脏与腑之间的关系		√		
(三)腑与腑之间的关系	√			
第2节 (精)气、血、津液				
一、气				
(一)气的概念		√		
(二)气的生成		√		
(三)气的分类		√		
(四)气的生理功能	√			
二、血				
(一)血的生成		√		
(二)血的功能	√			
(三)血的循行		√		
三、津液				
(一)津液的来源		√		
(二)津液的生成、输布和排泄		√		
(三)津液的功能	√			
四、气、血、津液之间的关系				
(一)气与血的关系		√		
(二)气与津液的关系		√		
(三)血与津液的关系		√		
第4章 经络与腧穴				
第1节 经络				
一、经络的概念		√		
二、经络的组成	√			
三、十二经脉的命名,走向、交接、分布规律,表里关系和流注次序				
(一)十二经脉的命名		√		
(二)十二经脉的走向、交接规律		√		

续表

教学内容	教学要求			教学活动参考
	了解	理解	掌握	
(三)十二经脉的分布规律		√		
(四)十二经脉的表里关系		√		
(五)十二经脉的流注次序		√		
四、经络的生理功能				
(一)沟通内外,联络脏腑、肢节		√		
(二)运行气血,濡养周身		√		
(三)抗御外邪,保卫机体		√		
第2节　腧穴				
一、腧穴的主治作用				
(一)近治作用	√			
(二)远治作用	√			
(三)特殊作用	√			
二、腧穴的定位方法				
(一)体表标志定位法		√		
(二)骨度折量法		√		
(三)手指同身寸法		√		
(四)简便取穴法		√		
三、常用腧穴				
(一)十四经常用腧穴		√		
(二)常用经外奇穴	√			
第5章　病因病机				
第1节　病因				
一、外感病因				
(一)六淫			√	
(二)疫疠		√		
二、七情				
(一)七情的概念			√	
(二)七情的致病特点			√	
三、其他因素				
(一)饮食失宜	√			
(二)劳逸失度	√			
(三)病理产物性病因				
1. 痰饮		√		
2. 瘀血	√			
第2节　病机				
一、正邪盛衰				
(一)邪正相争与发病	√			
(二)邪正盛衰与疾病的虚实变化	√			
(三)邪正盛衰与疾病的转归	√			
二、阴阳失调				
(一)阴阳偏盛	√			
(二)阴阳偏衰	√			
第6章　诊法与辨证				
第1节　诊法(四诊)				
一、望诊				
(一)全身望诊	√			
(二)局部望诊	√			
(三)望排泄物	√			
(四)望小儿指纹	√			
(五)望舌				
1. 舌与脏腑经络的关系	√			
2. 舌诊的方法及注意事项	√			
3. 舌诊的内容				
(1)望舌质		√		
(2)望舌苔		√		
二、闻诊				
(一)听声音	√			
(二)嗅气味	√			
三、问诊				
(一)问寒热		√		
(二)问汗		√		
(三)问疼痛	√			
(四)问饮食口味		√		
(五)问二便		√		
(六)问睡眠	√			
(七)问经带	√			
(八)问小儿	√			
四、切诊				
(一)脉诊				
1. 脉诊的部位和方法			√	
2. 正常脉象		√		

续表

教学内容	教学要求			教学活动参考
	了解	理解	掌握	
3. 常见病脉与主病		√		
4. 相兼脉与主病	√			
(二)按诊				
1. 按脘腹	√			
2. 按肌肤	√			
3. 按手足	√			
第2节　辨证				
一、八纲辨证				
(一)表里辨证		√		
(二)寒热辨证		√		
(三)虚实辨证		√		
(四)阴阳辨证		√		
二、脏腑辨证				
(一)心与小肠病辨证		√		
(二)肺与大肠病辨证		√		
(三)脾与胃病辨证		√		
(四)肝与胆病辨证		√		
(五)肾与膀胱病辨证		√		
(六)脏腑兼病辨证	√			
三、卫气营血辨证		√		
第7章　中医养生与防治(护理)原则				
第1节　中医养生				
一、养生的基本原则				
(一)顺应自然		√		
(二)形神共养		√		
(三)起居有常		√		
(四)饮食有节		√		
(五)劳逸有度		√		
(六)慎避外邪		√		
二、养生的主要方法				
(一)顺时养生		√		
(二)调神养生		√		
(三)惜精养生		√		
(四)饮食养生		√		
(五)运动养生		√		
(六)中药养生		√		
(七)针灸推拿养生		√		
第2节　防治(护理)原则				
一、早治(护)防变				
(一)未病先防		√		
(二)既病防变		√		
二、治病求本				
(一)治标与治本		√		
(二)正治与反治		√		
(三)病治异同		√		
三、扶正祛邪				
(一)扶正		√		
(二)祛邪		√		
(三)攻补兼施		√		
四、调整阴阳				
(一)损其有余		√		
(二)补其不足		√		
(三)补损兼用		√		
五、调理气血				
(一)调气		√		
(二)调血		√		
(三)气血双调		√		
六、调治脏腑				
(一)调理脏腑阴阳气血		√		
(二)顺应脏腑的生理功能		√		
(三)协调脏腑之间的关系		√		
七、三因制宜				
(一)因时制宜		√		
(二)因地制宜		√		
(三)因人制宜		√		
第3节　治疗(护理)方法		√		
第8章　中药与方剂				
第1节　中药基本知识				
一、中药的性能		√		
二、中药的用法		√		
三、常用中药				
(一)常用中药的分类		√		

续表

教学内容	教学要求			教学活动参考
	了解	理解	掌握	
(二)常用中药			√	
(三)常用中成药			√	
第2节　方剂基本知识				
一、方剂的组成原则		√		
二、方剂的变化规律				
1. 药味加减		√		
2. 配伍变化		√		
3. 药量变化		√		
4. 剂型更换		√		
三、常用剂型		√		
四、常用方剂				
(一)常用方剂分类	√			
(二)常用的方剂	√			
第9章　中医基础护理				
第1节　中医护理的基本概念				
一、整体护理		√		
二、辨证施护		√		
第2节　生活起居护理				
一、顺应四时调阴阳				
(一)春夏养阳		√		
(二)秋冬养阴		√		
二、环境适宜避外邪				
(一)病室安排		√		
(二)病室安静、通风		√		
(三)病室的温、湿度		√		
(四)病室整洁,光线适宜		√		
三、起居有常适劳逸				
(一)因人施护		√		
(二)睡眠		√		
(三)适当活动		√		
第3节　情志护理				
一、情志护理的原则				
(一)关爱尊重,耐心细致			√	
(二)详审三因,辨证施护			√	
(三)静养心神,自我调摄			√	
(四)鼓励支持,调畅情志			√	
二、情志护理的方法				
(一)说理开导法			√	
(二)情志相胜法			√	
(三)移情易性法			√	
(四)宣泄解郁法			√	
(五)暗示疗法			√	
三、预防七情致病的方法				
(一)谨防七情过激		√		
(二)保持乐观的情绪		√		
第4节　饮食调护				
一、饮食调护的概念				
(一)概念	√			
(二)食物的性味	√			
二、饮食的种类		√		
三、饮食调护的原则和要求				
(一)饮食调护的原则		√		
(二)饮食调护的要求		√		
四、饮食(药膳)的临床调护		√		
附　临床常见病证的辨证护理		√		
第10章　中医护理技术(针灸与推拿)				
第1节　针灸护理技术				
一、针刺护理技术(毫针)				
(一)针具		√		
(二)针刺前的准备		√		
(三)进针法		√		
(四)针刺的角度和深度		√		
(五)行针与得气		√		
(六)刺激强度与针刺补泻		√		
(七)留针与出针		√		
(八)异常情况的护理与预防		√		
附1 三棱针护理技术	√			
附2 耳针护理技术	√			
二、灸法护理技术				
(一)种类与操作方法	√			
(二)灸法的作用与适应证	√			

续表

教学内容	教学要求			教学活动参考	教学内容	教学要求			教学活动参考
	了解	理解	掌握			了解	理解	掌握	
(三)护理与注意事项		√			(一)手法的基本要求		√		
附　拔罐护理技术		√			(二)常用的推拿护理手法		√		
三、临床常见病证的针灸(护理)			√		二、推拿护理与注意事项	√			
第2节　推拿护理技术					三、临床常见病证的推拿(护理)			√	
一、推拿手法		√							

四、实　　训

序号	单元项目(对应理论模块序号)	教学内容	教学要求		
			会	掌握	熟练
	实训(一) 第6章　诊法与辨证 第1节　诊法 一、望诊				
1	(五)望舌技能训练	望舌	√		
	四、切诊				
2	(一)脉诊技能训练	切脉	√		
	实训(二) 第10章　中医护理技术(针灸与推拿护理技术)				
3	第1节　针灸技能训练	针灸	√		
4	第2节　推拿技能训练	推拿		√	

五、学时分配建议(42学时)

序号	教学内容	理论	实践	机动	合计
1	绪论	2			2
2	阴阳五行学说	3			3
3	脏象	6			6
4	经络与腧穴	3			3
5	病因病机	4			4
6	诊法与辨证	4	2		6
7	中医养生与防治(护理)原则	3			3
8	中药与方剂	3			3
9	中医基础护理	4			4
10	中医护理技术(针灸与推拿)				
	针灸护理技术	2	2		4
	推拿护理技术	2	1		3
机动				1	1
合计		36	5	1	42

六、说　明

（1）本大纲主要供中等卫生职业教育三年制护理和助产专业教学选用，总学时为42学时，其中理论36学时，实践5学时，机动1学时。

（2）教学组织应多采用教具、模型、实物和多媒体技术，同时注意教育理念和教学方法的改革。

（3）通过课堂提问、作业、案例讨论、平时测验、实验报告和期末考试等方式对学生的认知、能力和态度进行综合考核。对在学习和应用上有创新的学生应特别给予鼓励。

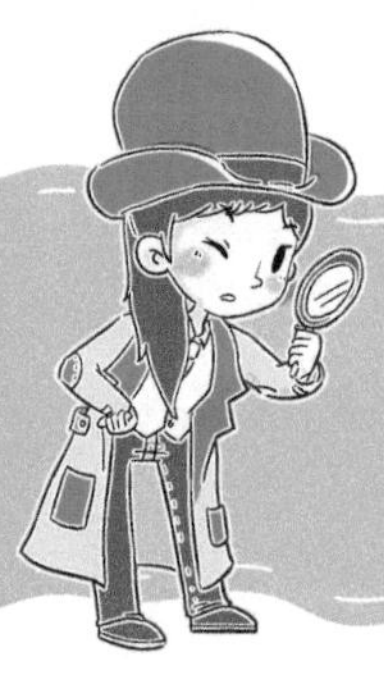

自测题选择题参考答案

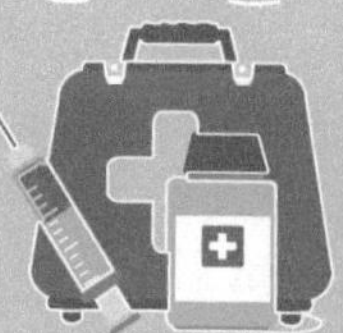

第 1 章　1. A　2. B　3. C　4. D　5. D　6. A　7. D　8. E

第 2 章　1. C　2. E　3. B　4. D　5. D　6. C　7. B　8. B　9. A　10. C　11. D　12. A

第 3 章　1. A　2. B　3. B　4. A　5. B　6. A　7. B　8. C　9. D　10. C　11. C　12. D　13. C　14. A　15. D

第 4 章　1. B　2. A　3. D　4. A　5. D　6. C　7. B　8. C　9. B　10. D　11. A

第 5 章　1. E　2. D　3. C　4. D　5. A　6. C　7. E　8. C　9. A　10. A　11. D　12. B　13. C　14. C　15. D　16. A

第 6 章　1. D　2. A　3. B　4. A　5. B　6. D　7. C　8. B　9. A　10. B　11. B　12. E　13. B　14. B　15. B　16. C　17. A

第 7 章　1. B　2. A　3. A　4. D　5. A　6. C　7. C　8. C　9. C　10. A　11. C　12. A　13. C

第 8 章　1. E　2. A　3. D　4. C　5. C　6. B　7. D　8. C　9. A　10. A　11. A　12. E　13. D

第 9 章　1. B　2. A　3. D　4. A　5. A　6. A　7. C　8. B　9. A　10. B　11. A

第 10 章　1. C　2. A　3. B　4. E　5. C　6. D　7. E　8. D　9. B　10. E　11. A　12. B　13. C　14. D　15. A　16. B